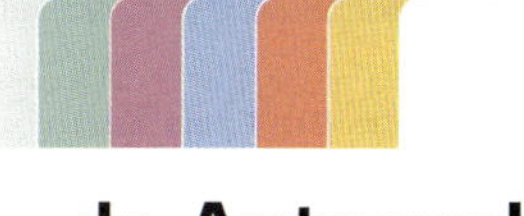

EVA | **Anatomía**®

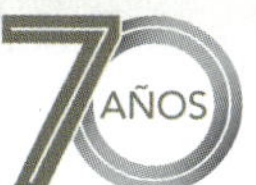

EDITORIAL MÉDICA
panamericana

Desde 1953 formando Profesionales de la Salud

Buenos Aires - Bogotá - Madrid - México
www.medicapanamericana.com

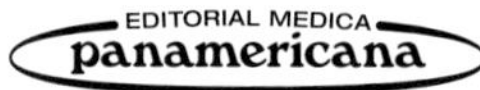

Visite nuestra página web
http://www.medicapanamericana.com

ARGENTINA
Maipú, 1300, piso 3 (C1006ACT)
Ciudad Autónoma de Buenos Aires, Argentina
Tel.: (54-11) 5031-6919
e-mail: cinfo@medicapanamericana.com

COLOMBIA
Carrera 7a A Nº 69-19 - Bogotá DC- Colombia.
Tel.: (57-1) 235-4068
e-mail: infomp@medicapanamericana.com.co

ESPAÑA
Sauceda, 10, 5ª planta - 28050 Madrid, España
Tel.: (34-91) 131-78-00
e-mail: info@medicapanamericana.es

MÉXICO
Av. Miguel de Cervantes Saavedra, n.º 233, piso 8, oficina 801
Col. Granada, Alcaldía Miguel Hidalgo
C.P. 11520, Ciudad de México, México
Tel.: (5255) 5250 0664
e-mail: infomp@medicapanamericana.com.mx

ISBN: 978-84-1106-357-9

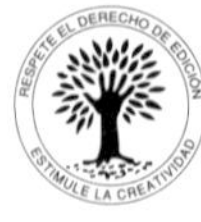

© 2025, EDITORIAL MÉDICA PANAMERICANA, S. A.
Sauceda 10, 5.ª planta - 28050 Madrid, España
Depósito Legal: M-16197-2024
Impreso en España

ÍNDICE

III. MIEMBRO SUPERIOR

IV. CABEZA

Índice

V. CUELLO

VI. MIEMBRO INFERIOR

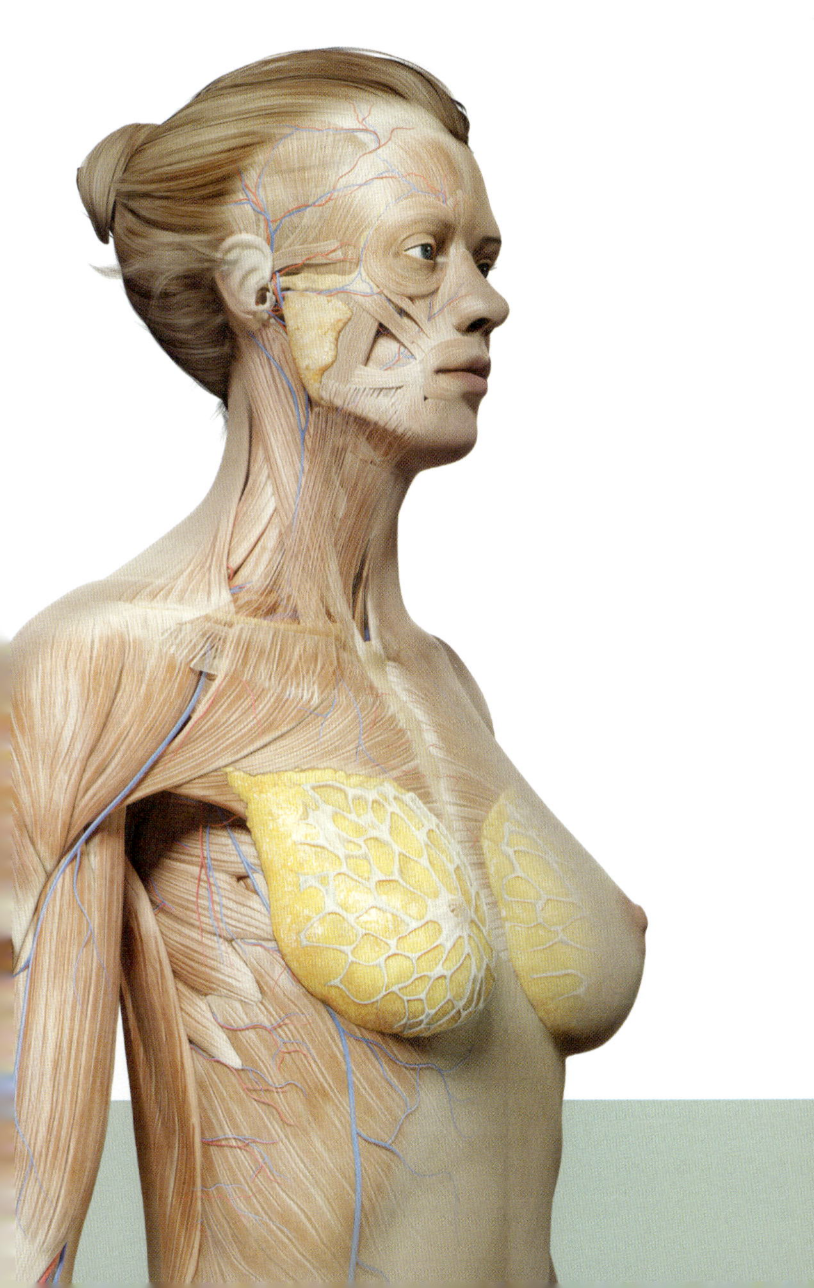

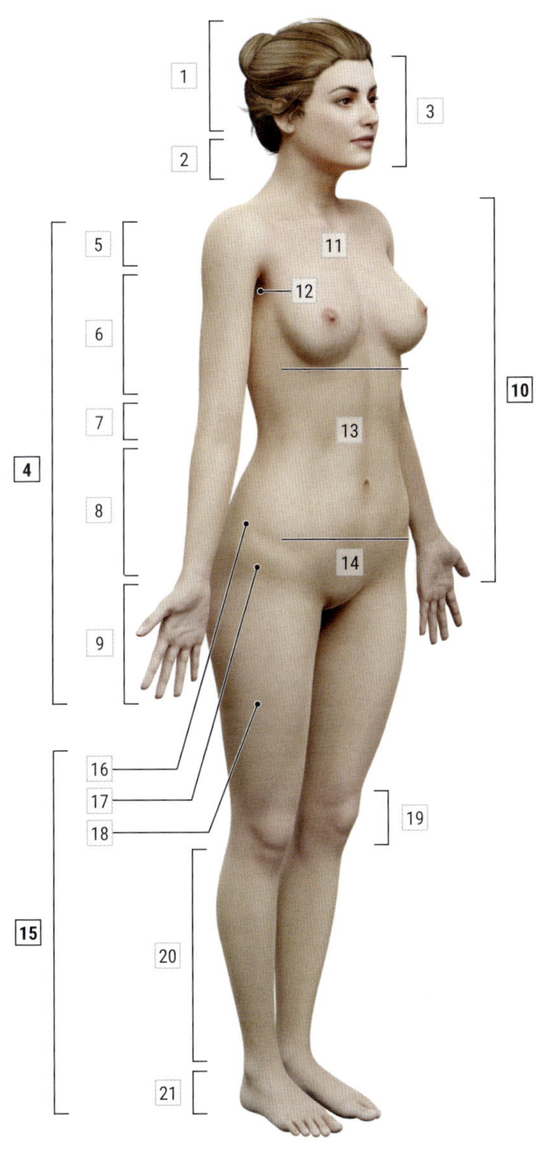

¿Cómo se llama la posición de referencia que vemos en la imagen?

Partes del cuerpo humano.

1	Cabeza
2	Cuello
3	Cara
4	Miembro superior
5	Cintura escapular
6	Brazo
7	Codo
8	Antebrazo
9	Mano
10	Tronco (espalda en la parte posterior)
11	Tórax/pecho
12	Axila
13	Abdomen
14	Pelvis
15	Miembro inferior
16	Cintura pélvica
17	Cadera
18	Muslo
19	Rodilla
20	Pierna
21	Pie

✓ La posición anatómica.

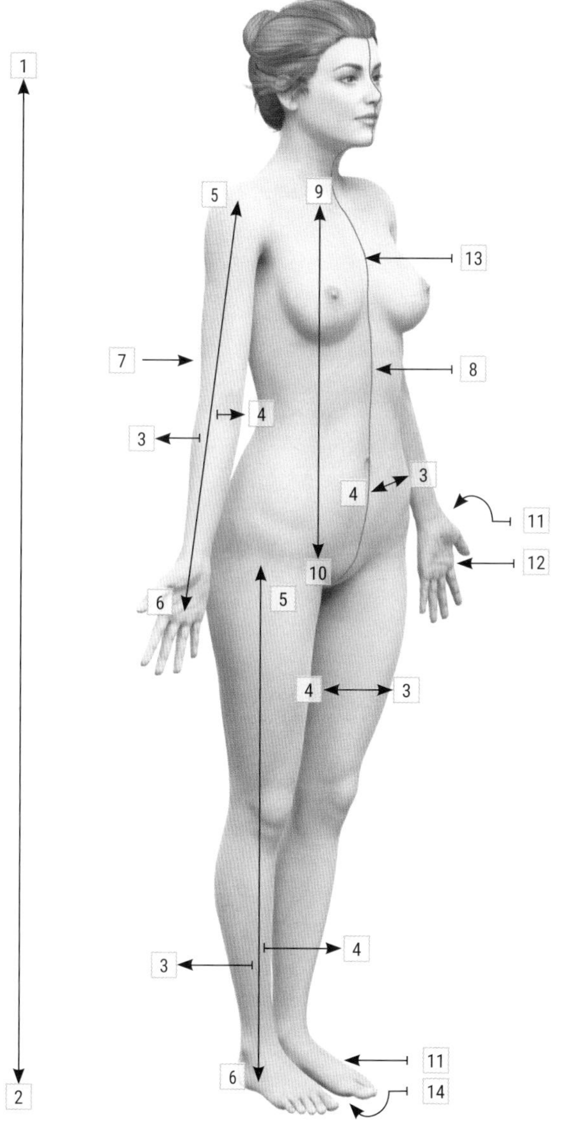

Direcciones generales y términos de posición.

1	Superior
2	Inferior
3	Lateral
4	Medial
5	Proximal
6	Distal
7	Posterior
8	Anterior
9	Craneal
10	Caudal
11	Dorsal
12	Palmar
13	Línea media anterior
14	Plantar

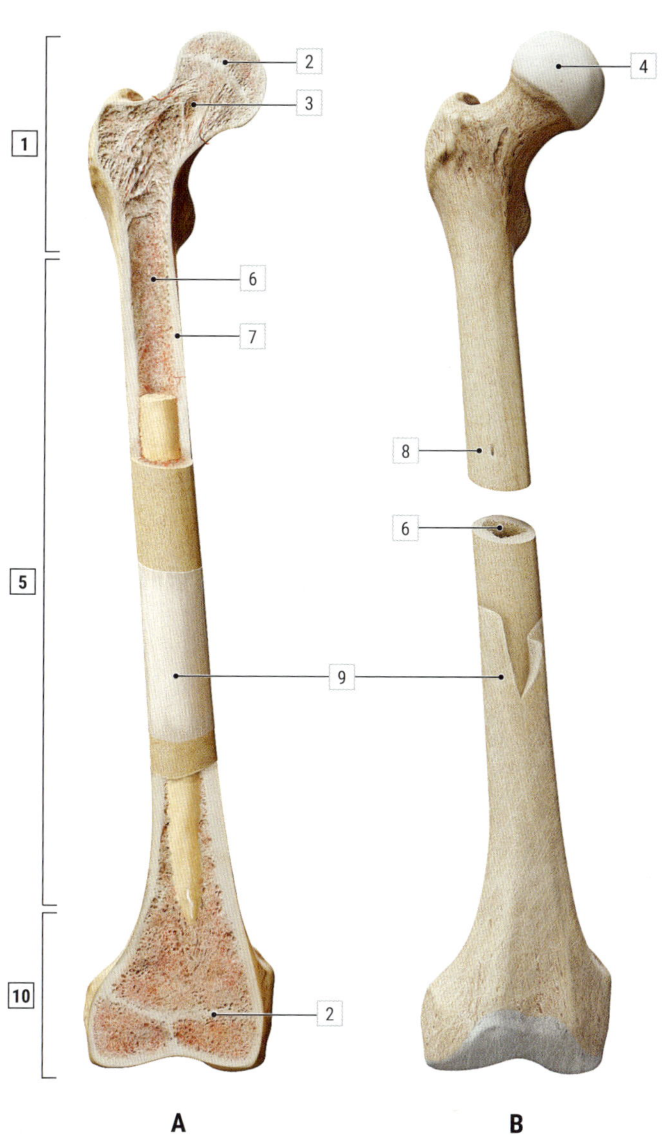

¿Qué tipos de huesos (clasificación) hay?

Partes de un hueso largo.

A. Fémur con secciones coronales.
B. Fémur al que se le ha extraído un fragmento de la diáfisis.

1 Epífisis proximal

2 Línea epifisaria

3 Hueso esponjoso

4 Cartílago articular

5 Diáfasis

6 Cavidad medular

7 Hueso compacto

8 Foramen nutricio

9 Periostio

10 Epífisis distal

Los huesos, por su morfología, se clasifican en largos, planos, cortos e irregulares.

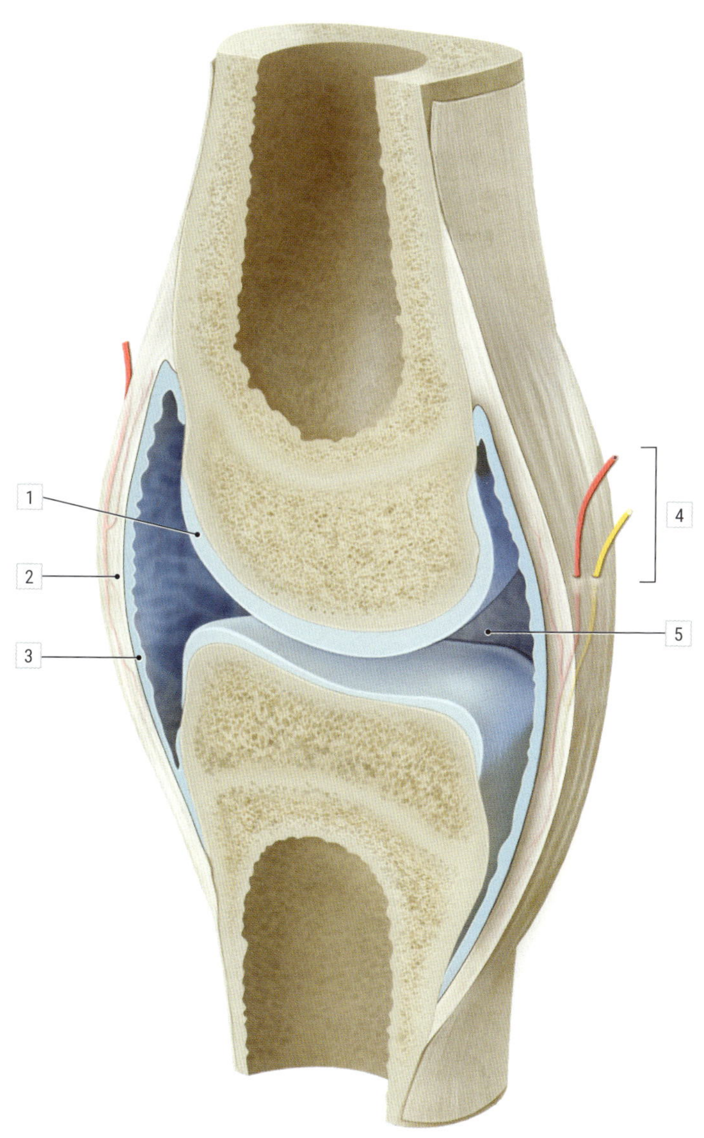

? ¿Qué tipos de (clasificación) articulaciones hay según el tipo de
unión?

Articulación sinovial tipo
Corte sagital.

1 Carilla articular (cartílago hialino)
2 Cápsula articular (membrana fibrosa)
3 Cápsula articular (membrana sinovial)
4 Vasos y nervios articulares
5 Cavidad articular con líquido sinovial

Óseas, fibrosas, cartilaginosas y sinoviales.

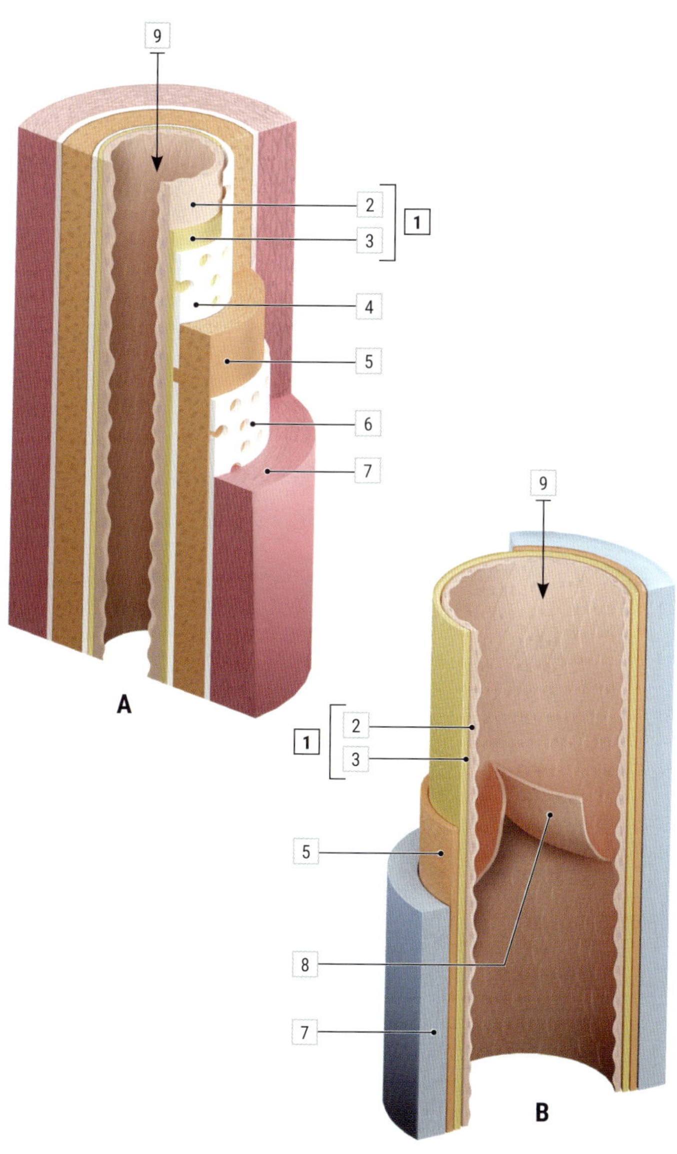

? ¿Cuál es la dirección de la sangre en las arterias y en las venas?

Constitución de la pared de los vasos sanguíneos.
A. Arteria.
B. Vena.

1	Túnica íntima
2	Endotelio
3	Capa subendotelial
4	Membrana elástica interna
5	Túnica media
6	Membrana elástica externa
7	Túnica externa
8	Válvula
9	Luz del vaso

Las arterias conducen la sangre desde el corazón a los tejidos y las venas desde los tejidos al corazón.

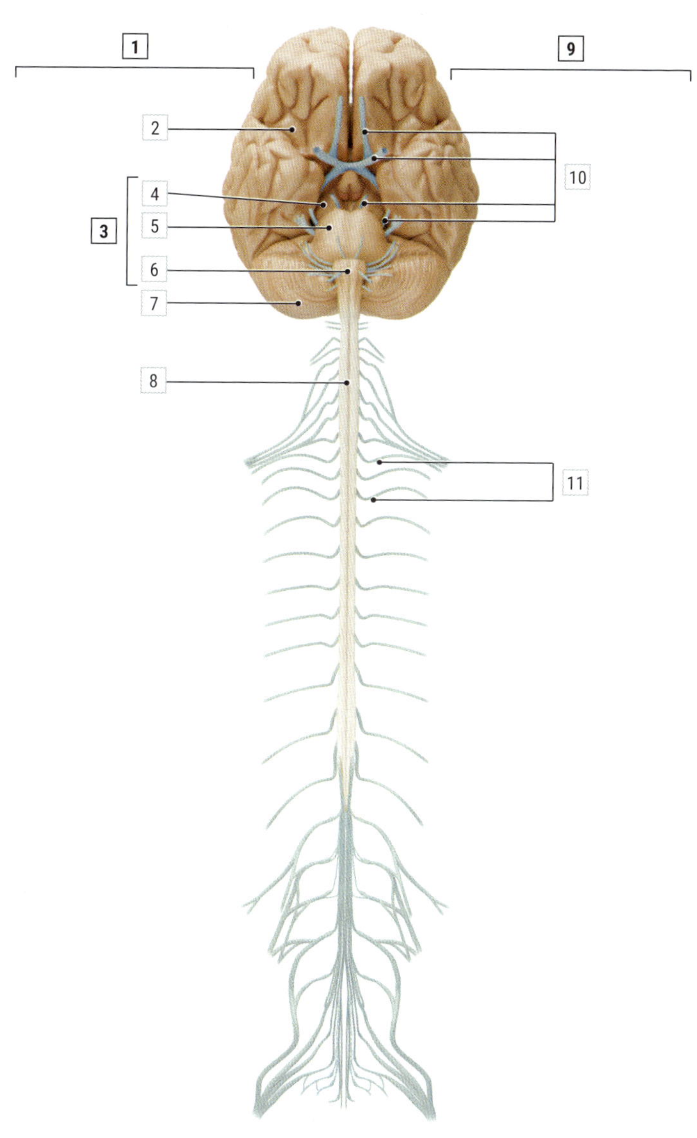

Funcionalmente, ¿qué divisiones tiene el sistema nervioso?

Vista general del sistema nervioso central y periférico.

1	Sistema nervioso central
2	Cerebro (hemisferio)
3	Tronco del encéfalo
4	Mesencéfalo
5	Puente
6	Bulbo raquídeo
7	Cerebelo
8	Médula espinal
9	Sistema nervioso periférico
10	Nervios craneales
11	Nervios espinales

Sistema nervioso somático y sistema nervioso autónomo. Este último tiene una parte simpática y una parasimpática.

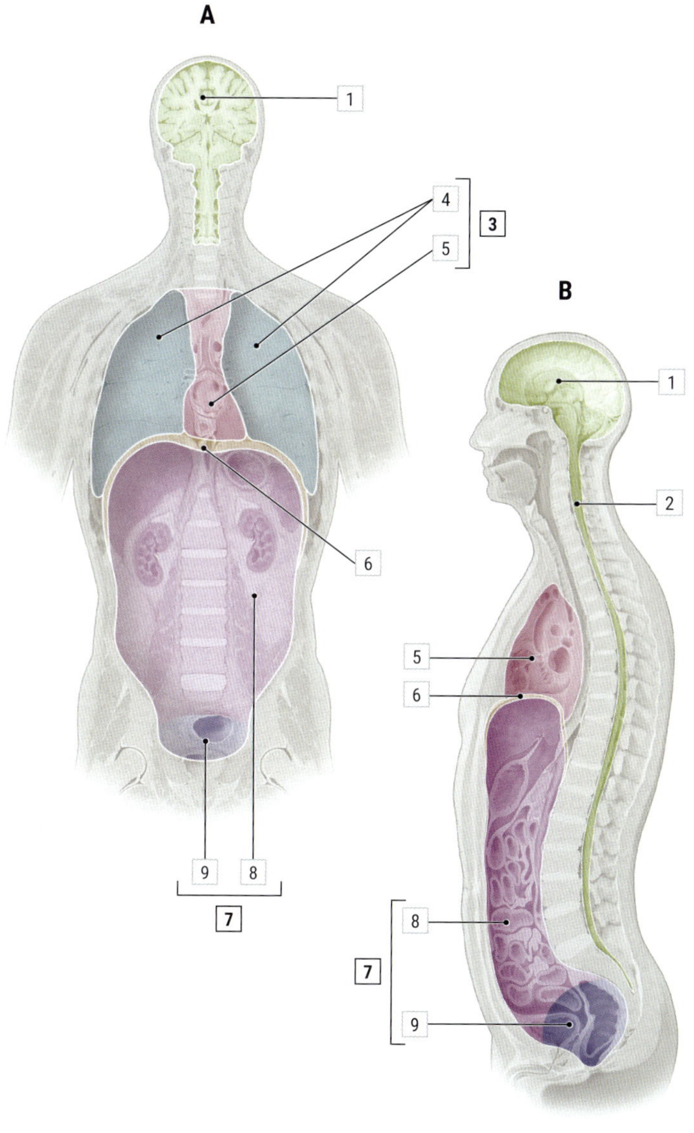

A

B

¿Qué músculo separa la cavidad torácica de la abdominal?

Cavidades corporales.
A. Corte frontal.
B. Corte sagital.

1	Cavidad craneal
2	Conducto vertebral
3	Cavidad torácica
4	Cavidades pleurales
5	Mediastino
6	Diafragma
7	Cavidad abdominopélvica
8	Cavidad abdominal
9	Cavidad pélvica

✓ El diafragma.

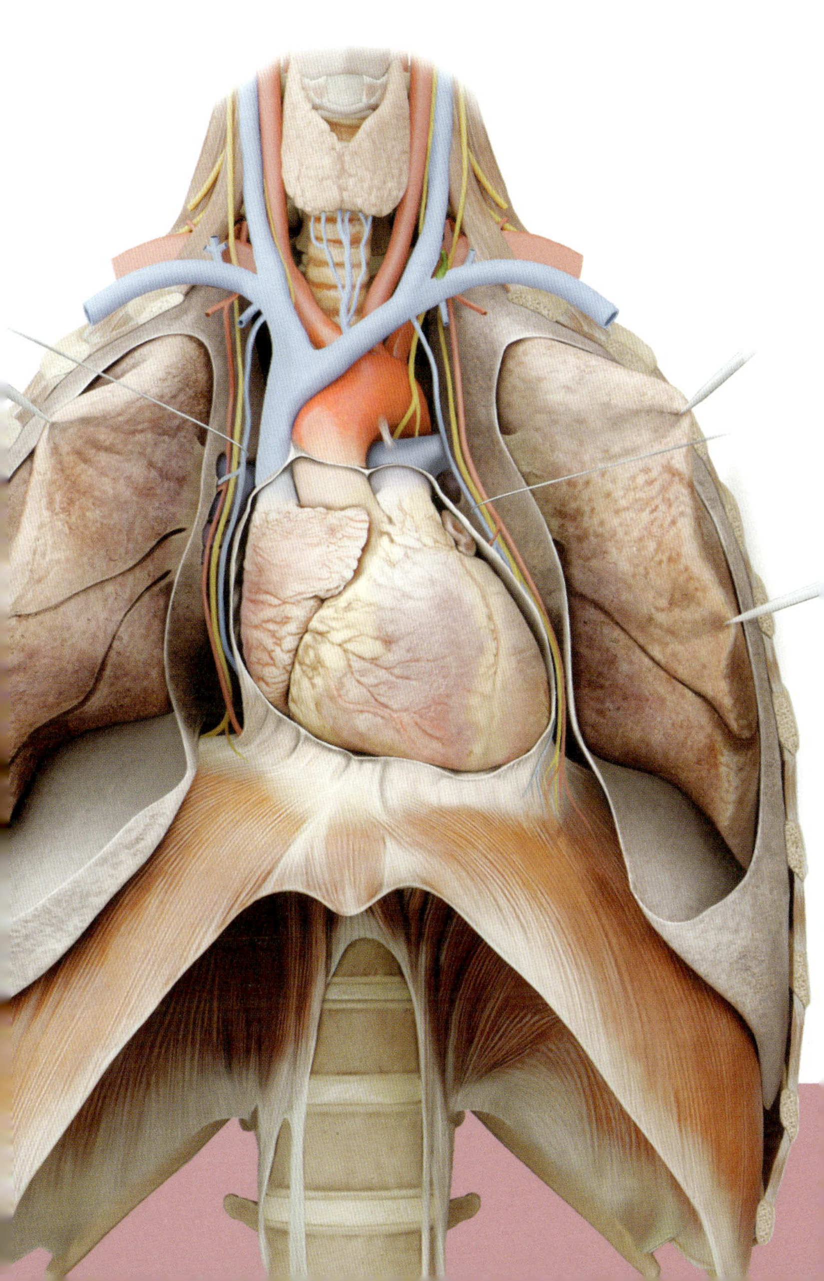

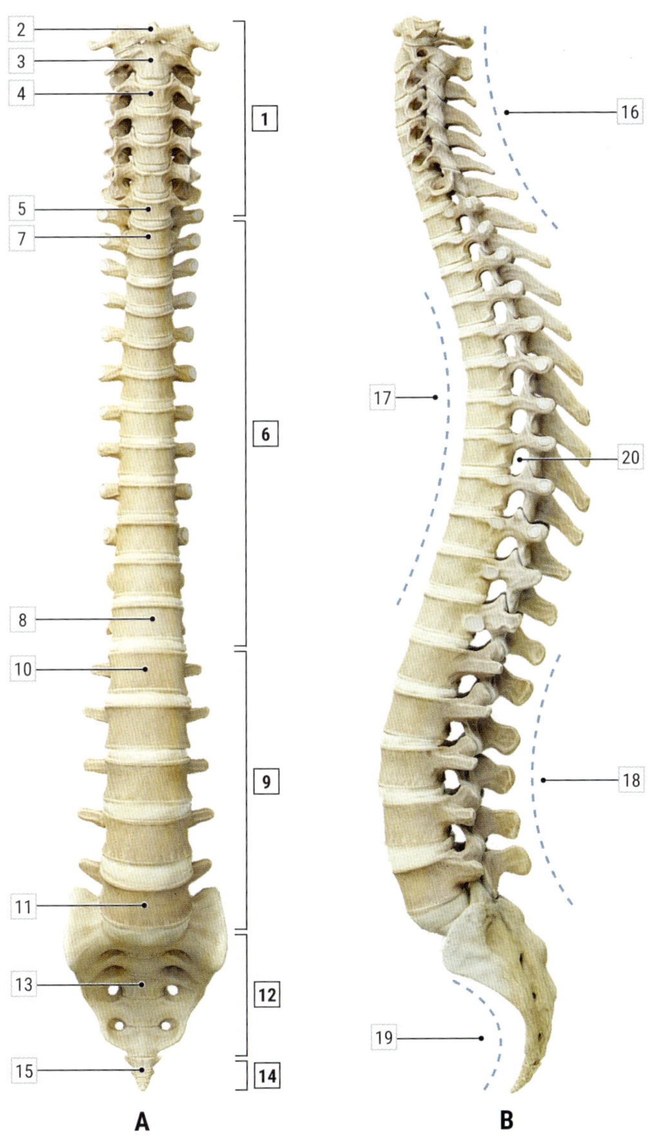

¿Cuántas vértebras hay en cada región?

Columna vertebral.

A. Vista anterior.
B. Vista lateral.

1 Vértebras cervicales
2 Atlas (C I)
3 Axis (C II)
4 C III
5 C VII
6 Vértebras torácicas
7 T I
8 T XII
9 Vértebras lumbares
10 L I
11 L V
12 Vértebras sacras
13 H. sacro
14 Vértebras coccígeas
15 Cóccix
16 Lordosis cervical
17 Cifosis torácica
18 Lordosis lumbar
19 Cifosis sacra
20 Foramen intervertebral

7 cervicales, 12 torácicas, 5 lumbares, 5 sacras y 3-5 coccígeas.

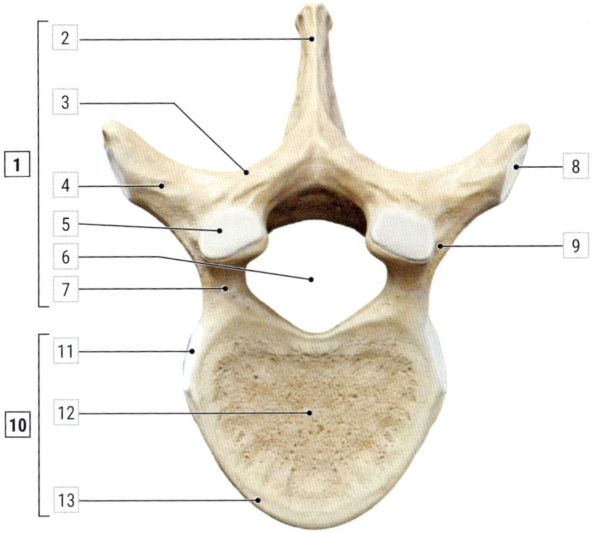

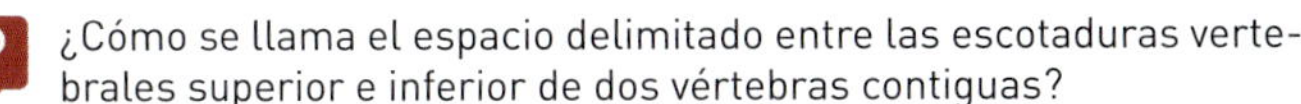

A

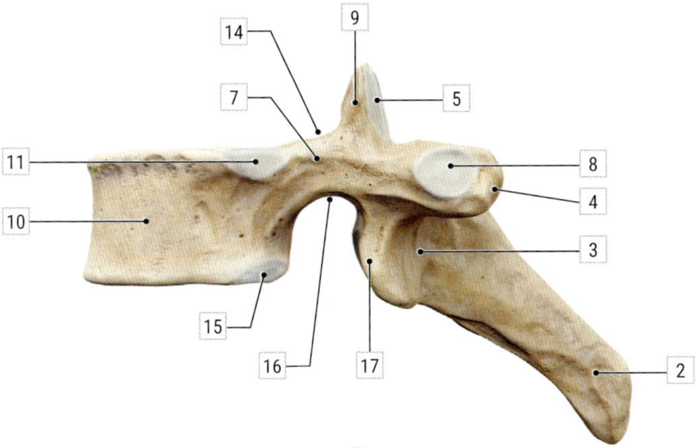

B

¿Cómo se llama el espacio delimitado entre las escotaduras vertebrales superior e inferior de dos vértebras contiguas?

Vértebra torácica (T VII).
A. Vista superior.
B. Vista lateral.

1	Arco vertebral
2	Apóf. espinosa
3	Lámina
4	Apóf. transversa
5	Carilla articular superior
6	Foramen vertebral
7	Pedículo
8	Fosita costal de la Apóf. transversa
9	Apóf. articular superior
10	Cuerpo vertebral
11	Fosita costal superior
12	Cara intervertebral
13	Epífisis anular
14	Escotadura vertebral superior
15	Fosita costal inferior
16	Escotadura vertebral inferior
17	Apóf. articular inferior

☑ Foramen intervertebral.

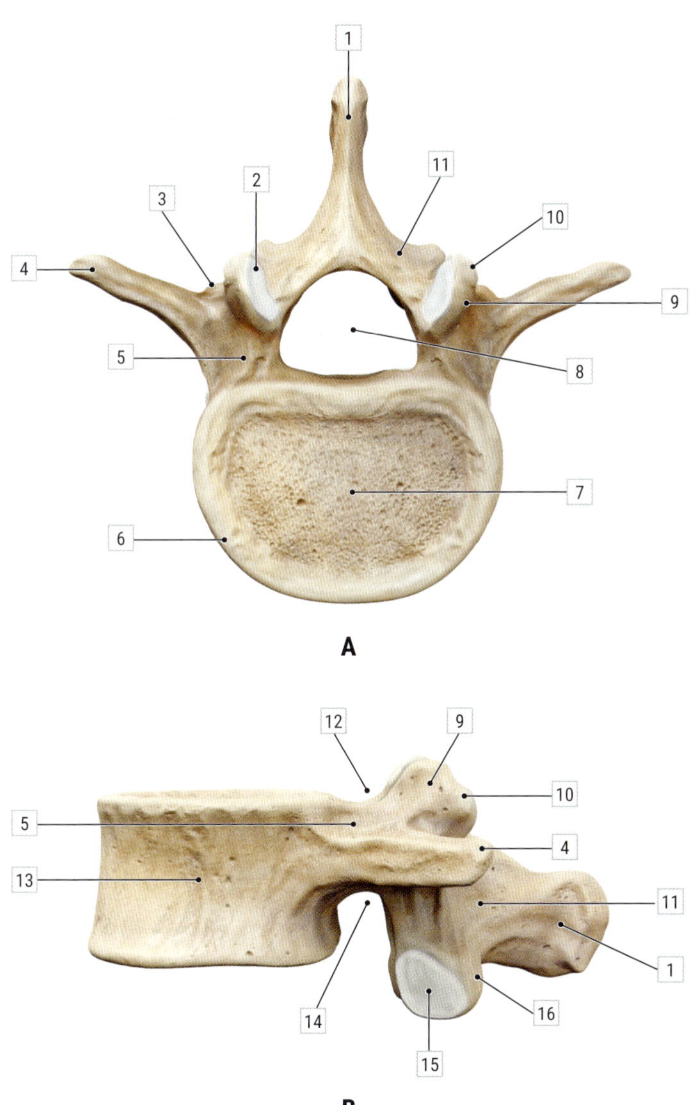

En las vértebras lumbares no existen apófisis transversas como en las vértebras más craneales; ¿en qué estructura se han convertido a nivel lumbar?

Vértebra lumbar (L III).
A. Vista superior.
B. Vista lateral.

1	Apóf. espinosa
2	Carilla articular superior
3	Apóf. accesoria
4	Apóf. costal
5	Arco vertebral (pedículo)
6	Cuerpo vertebral (epífisis anular)
7	Cuerpo vertebral (cara intervertebral)
8	Foramen vertebral
9	Apóf. articular superior
10	Apóf. mamilar
11	Arco vertebral (lámina)
12	Escotadura vertebral superior
13	Cuerpo vertebral
14	Escotadura vertebral inferior
15	Carilla articular inferior
16	Apóf. articular inferior

En la apófisis accesoria.

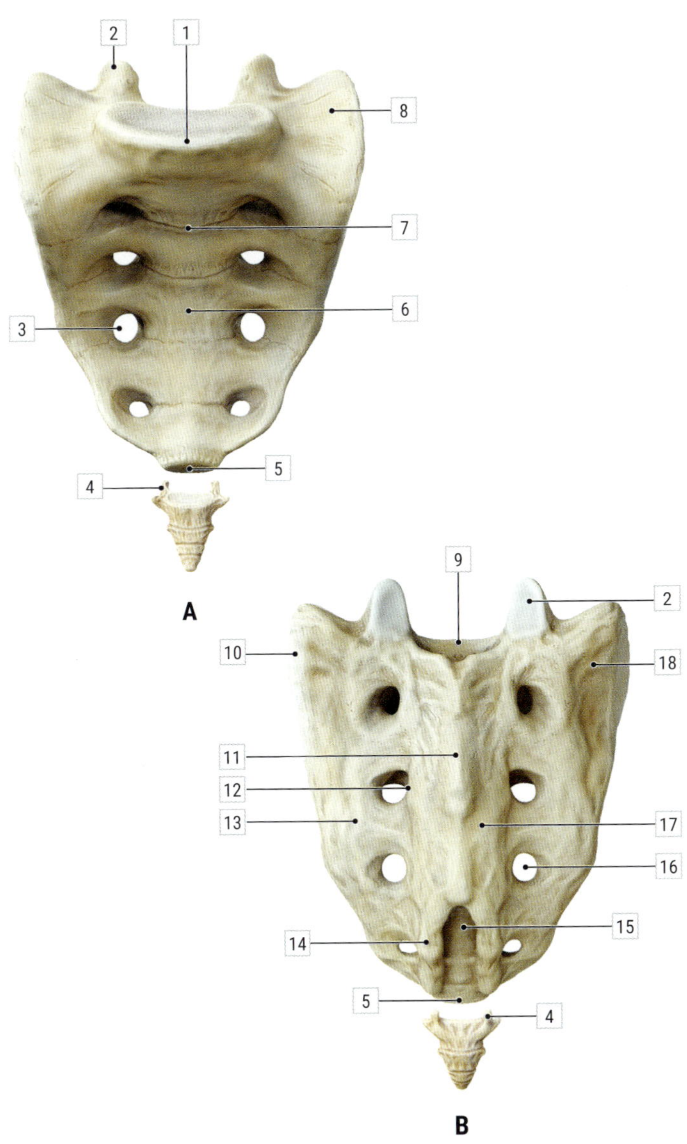

¿Qué estructuras fusionadas forman la cresta sacra media?

Huesos sacro y cóccix.
A. Vista anterior.
B. Vista posterior.

1	Promontorio
2	Apóf. articular superior
3	Foramen sacro anterior
4	Asta del cóccix
5	Vértice
6	Cara pélvica
7	Línea transversal
8	Porción lateral (ala)
9	Base
10	Carilla auricular
11	Cresta sacra media
12	Cresta sacra intermedia
13	Cresta sacra lateral
14	Asta del sacro
15	Hiato sacro
16	Foramen sacro posterior
17	Cara dorsal
18	Tuberosidad sacra

 Las apófisis espinosas de las vértebras lumbares.

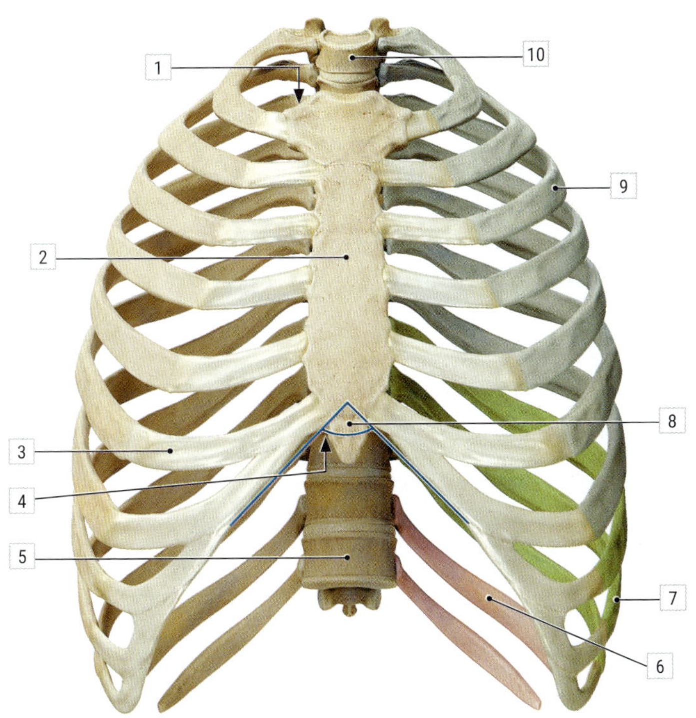

¿Por qué las costillas I-VII reciben el nombre de «verdaderas» y las costillas VIII-XII el de «falsas»?

Esqueleto del tórax (caja torácica).
Vista anterior.

1	Orificio torácico superior
2	Esternón
3	Cartílago costal
4	Orificio torácico inferior
5	T XII
6	Costillas falsas flotantes (XI-XII)
7	Costillas falsas (VIII-XII)
8	Ángulo infraesternal
9	Costillas verdaderas (I-VII)
10	T I

Porque las costillas I-VII se articulan directamente con el esternón y las VIII-XII no.

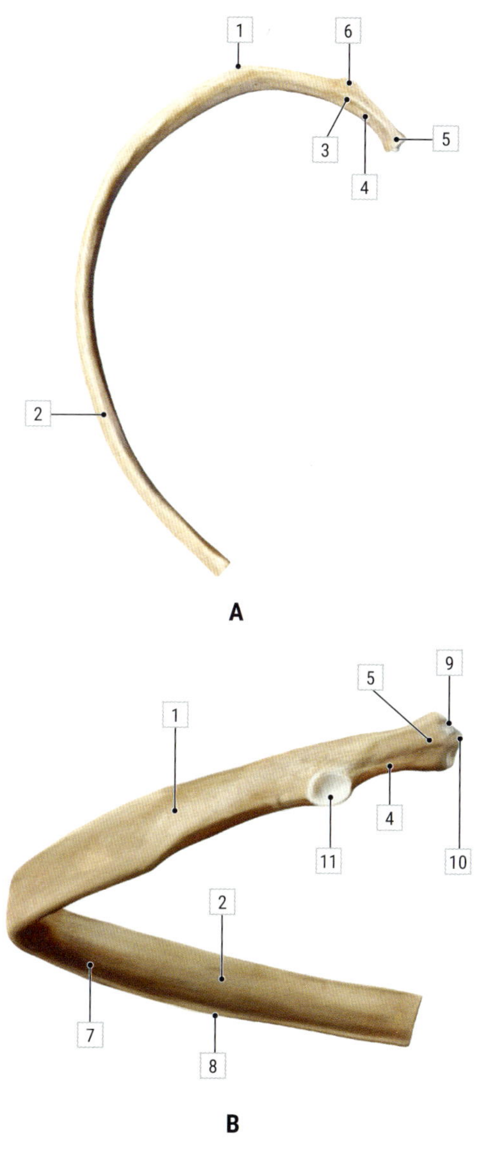

? ¿Con qué huesos se articulan las cabezas de las costillas?

Ejemplo de costilla típica, costilla VII.
A. Vista superior.
B. Vista posterior.

1 Ángulo

2 Cuerpo

3 Cresta del cuello de la costilla

4 Cuello

5 Cabeza

6 Tubérculo

7 Surco

8 Cresta de la costilla

9 Carilla articular de la cabeza de la costilla

10 Cresta de la cabeza de la costilla

11 Carilla articular del cuerpo de la costilla

Con las vértebras torácicas.

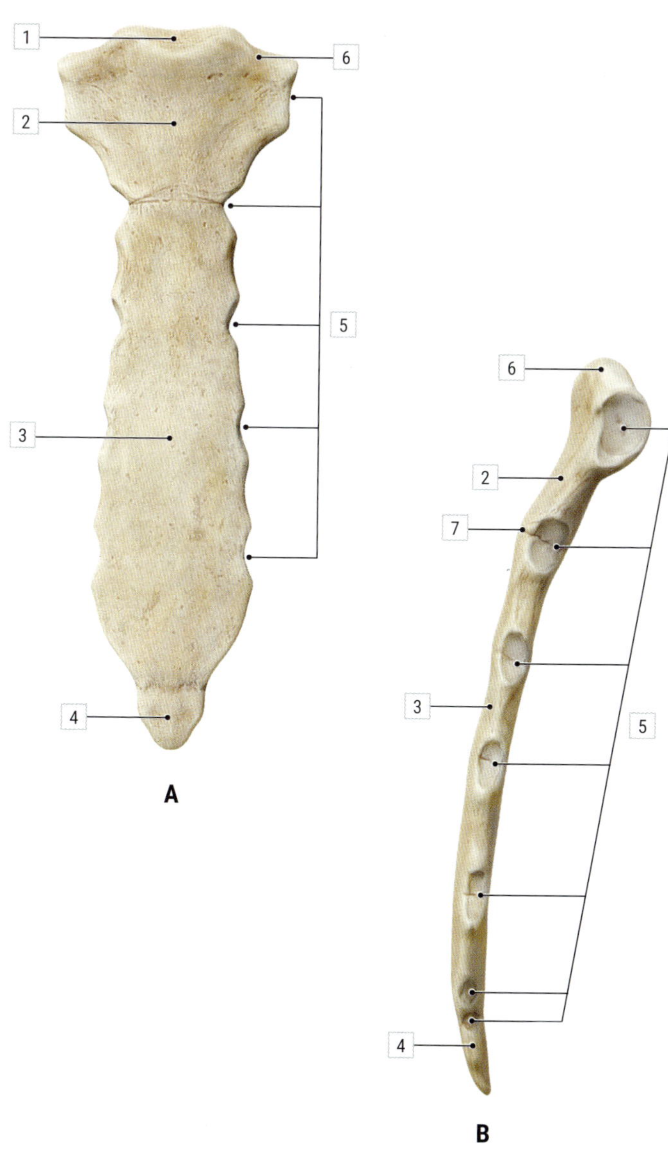

Además de las costillas, ¿con qué otro hueso se articula el esternón?

Esternón.
A. Vista anterior.
B. Vista lateral.

1 Escotadura yugular

2 Manubrio

3 Cuerpo

4 Apóf. xifoides

5 Escotaduras costales

6 Escotadura clavicular

7 Ángulo

✓ Con la clavícula.

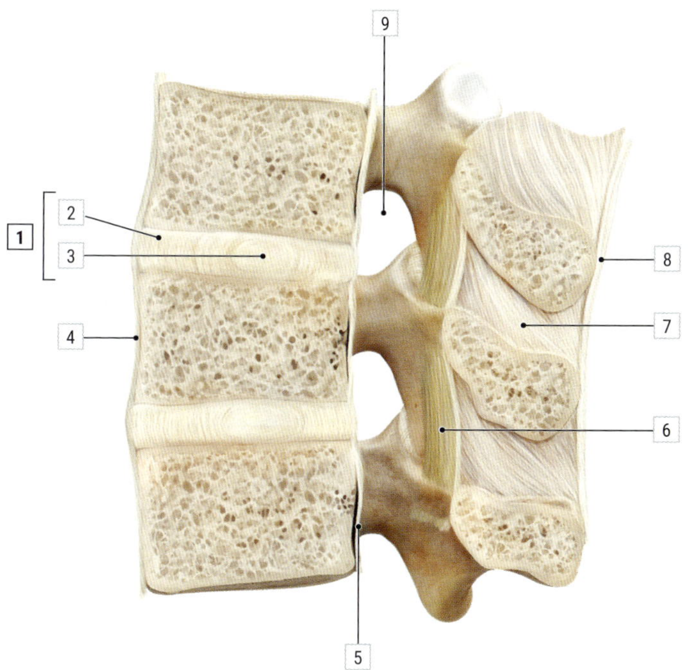

¿Qué tipo de articulación es la que se forma a través del disco intervertebral?

Sección sagital de las articulaciones de la columna vertebral
a nivel lumbar.

1	Disco intervertebral
2	Anillo fibroso
3	Núcleo pulposo
4	Lig. longitudinal anterior
5	Lig. longitudinal posterior
6	Lig. amarillo
7	Lig. interespinoso
8	Lig. supraespinoso
9	Foramen intervertebral

✓ La sínfisis.

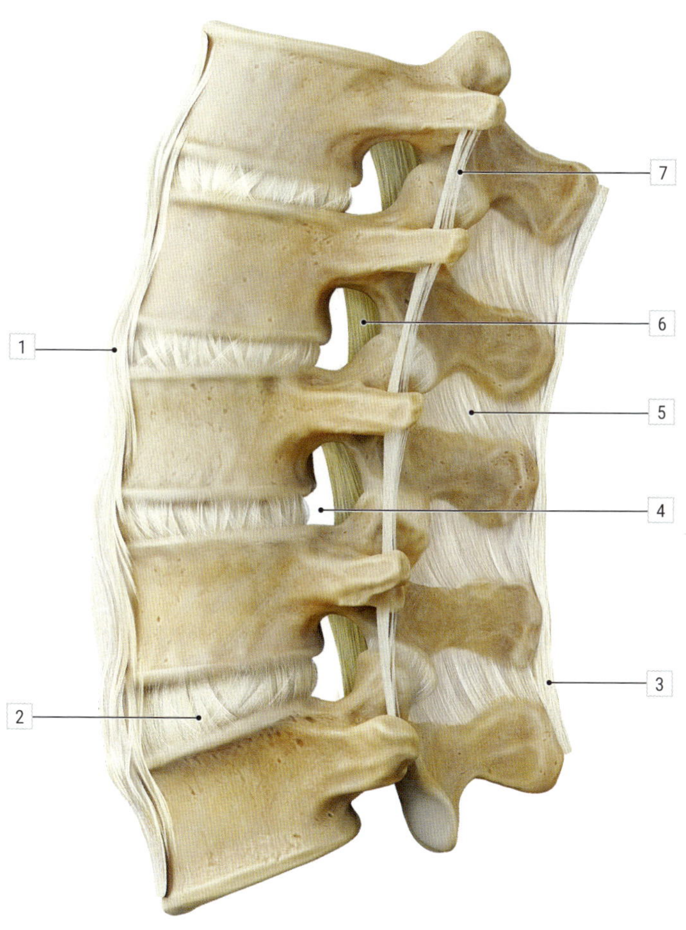

¿Qué estructuras unen los ligamentos amarillos?

Vista lateral de las articulaciones de la columna vertebral a nivel lumbar.

1	Lig. longitudinal anterior
2	Disco intervertebral
3	Lig. supraespinoso
4	Foramen intervertebral
5	Lig. interespinoso
6	Lig. amarillo
7	Lig. intertransverso

Las láminas de los arcos vertebrales.

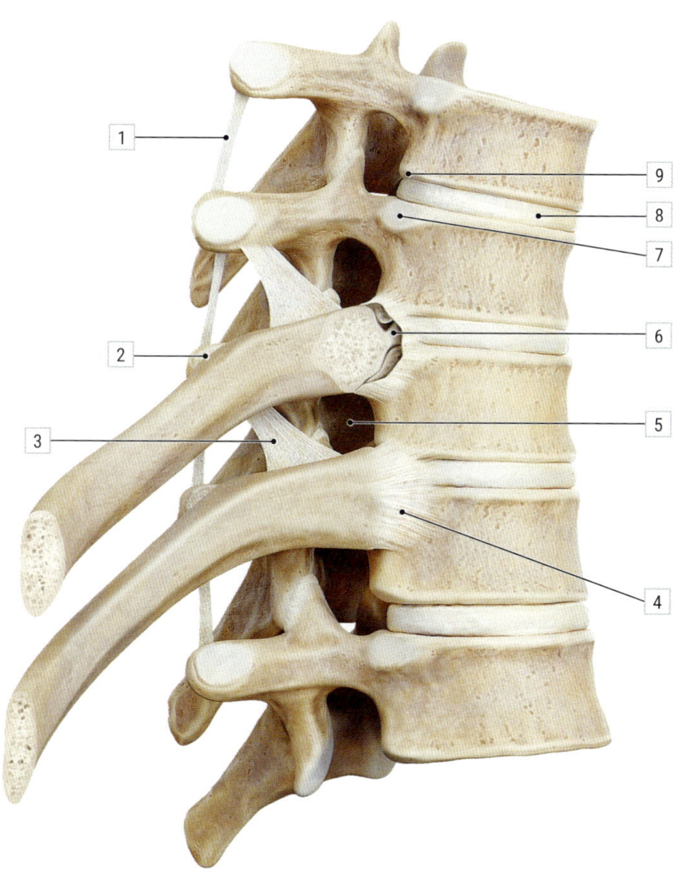

¿Qué tipo de articulaciones son las costovertebrales?

Articulaciones costovertebrales.
Vista anterolateral a nivel de las costillas VI y VII.

1	Lig. intertransverso
2	Art. costotransversa
3	Lig. costotransverso superior
4	Art. de la cabeza de la costilla/ Lig. radiado de la cabeza de la costilla
5	Foramen interverterbral
6	Art. de la cabeza de la costilla/ Lig. intraarticular de la cabeza de la costilla
7	Fosita costal superior
8	Disco intervertebral
9	Fosita costal inferior

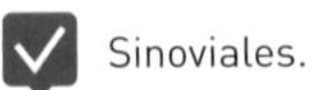
Sinoviales.

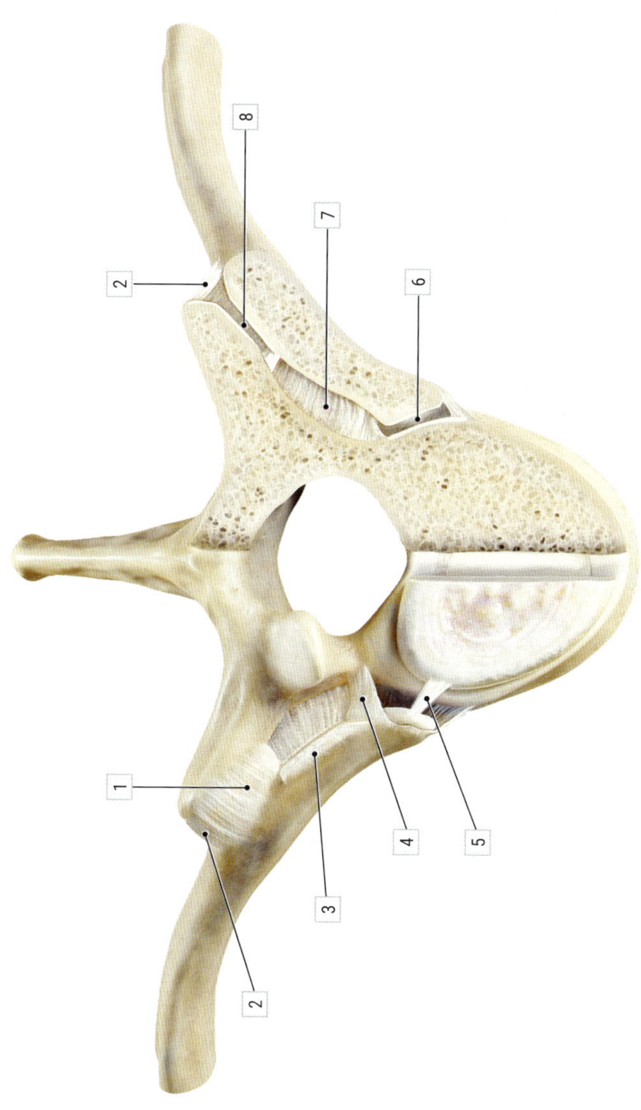

¿Con qué dos vértebras se suele articular la cabeza de la costilla?

Articulaciones costovertebrales.
Vista superior a nivel de la costilla VII.

1	Art. costotransversa (cápsula articular)
2	Lig. costotransverso lateral
3	Lig. costotransverso superior (seccionado)
4	Art. de la cabeza de la costilla (cápsula articular)
5	Lig. intraarticular de la cabeza de la costilla
6	Art. de la cabeza de la costilla
7	Lig. costotransverso
8	Art. costotransversa

✔ Con los cuerpos (fositas costales) de la vértebra del mismo nivel y la superior.

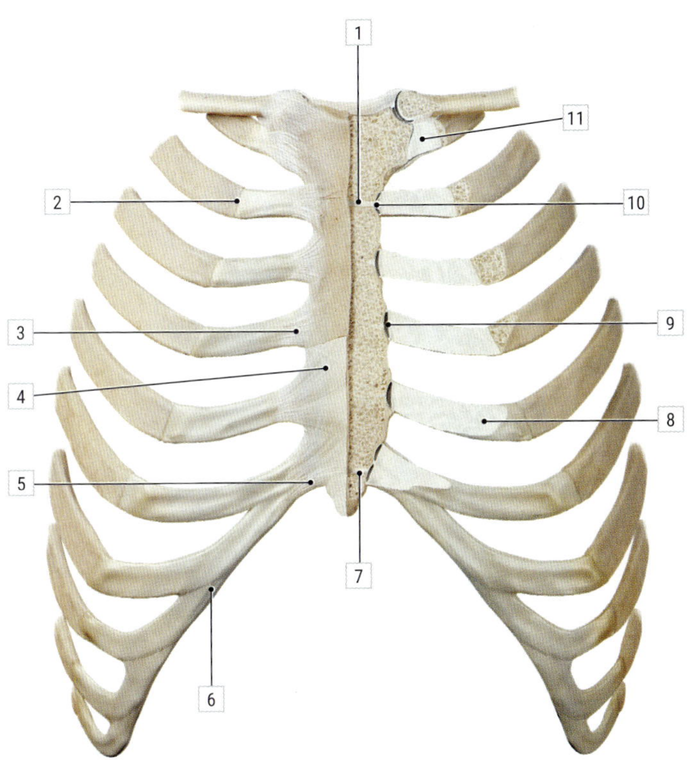

¿En qué se diferencia la articulación de la primera costilla de las otras articulaciones esternocostales?

Articulaciones de las costillas con el esternón.
Vista anterior.

1	Sínfisis manubrioesternal
2	Art. costocondral
3	Lig. esternocostal radiado
4	Membrana esternal
5	Lig. costoxifoideo
6	Art. intercondral
7	Sínfisis xifoesternal
8	Cartílago costal
9	Art. esternocostal
10	Lig. esternocostal intraarticular
11	Sincondrosis de la primera costilla

La articulación esternocostal de la primera costilla es una sincondrosis mientras que el resto forma articulaciones sinoviales.

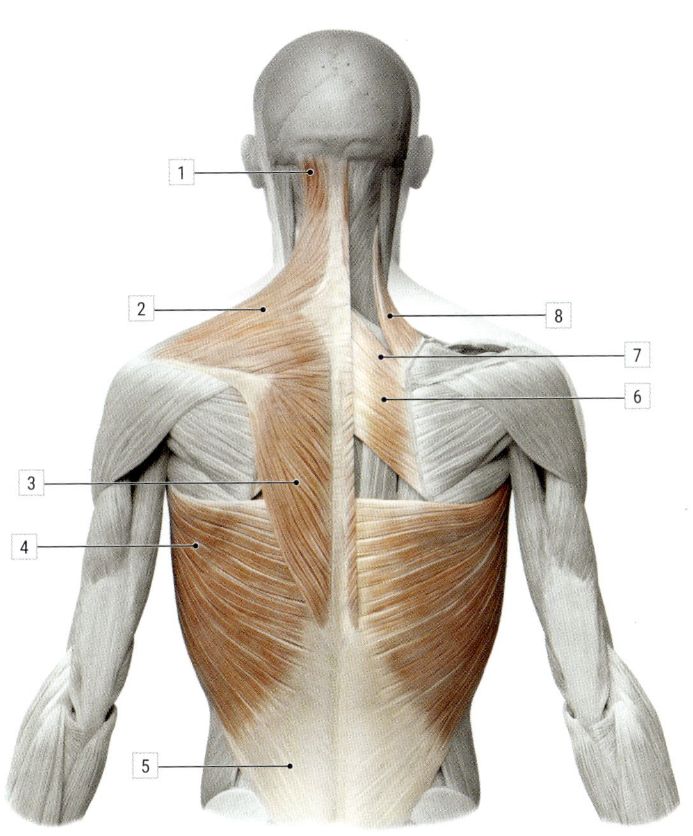

De los músculos que se ven en la imagen, ¿cuáles se originan o insertan en la escápula?

Músculos de la espalda.
Vista superficial con el primer plano (izquierda) y el segundo plano (derecha).

1 M. trapecio (porción descendente)

2 M. trapecio (porción transversa)

3 M. trapecio (porción ascendente)

4 M. dorsal ancho

5 Fascia toracolumbar (lámina posterior)

6 M. romboides mayor

7 M. romboides menor

8 M. elevador de la escápula

Todos los que se presentan en la imagen tienen alguna inserción en la escápula.

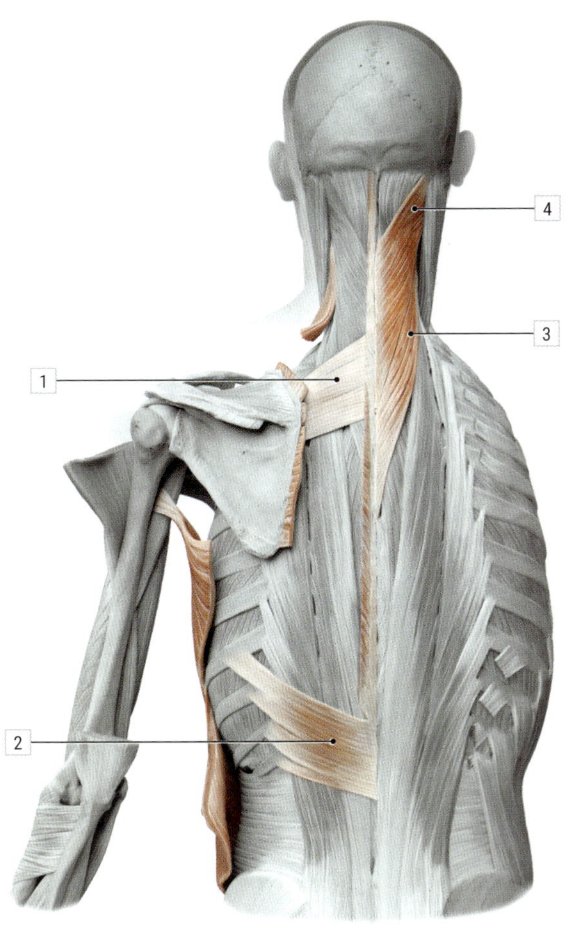

A la izquierda se han retirado músculos de la segunda capa; ¿qué músculos aparecen cortados?

Músculos de la espalda.
Vista profunda con el tercer plano (izquierda) y el cuarto plano (derecha).

1   M. serrato posterior superior
2   M. serrato posterior inferior
3   M. esplenio cervical
4   M. esplenio de la cabeza

 Elevador de la escápula, romboides mayor y menor, dorsal ancho y oblicuo externo del abdomen (musculatura abdominal).

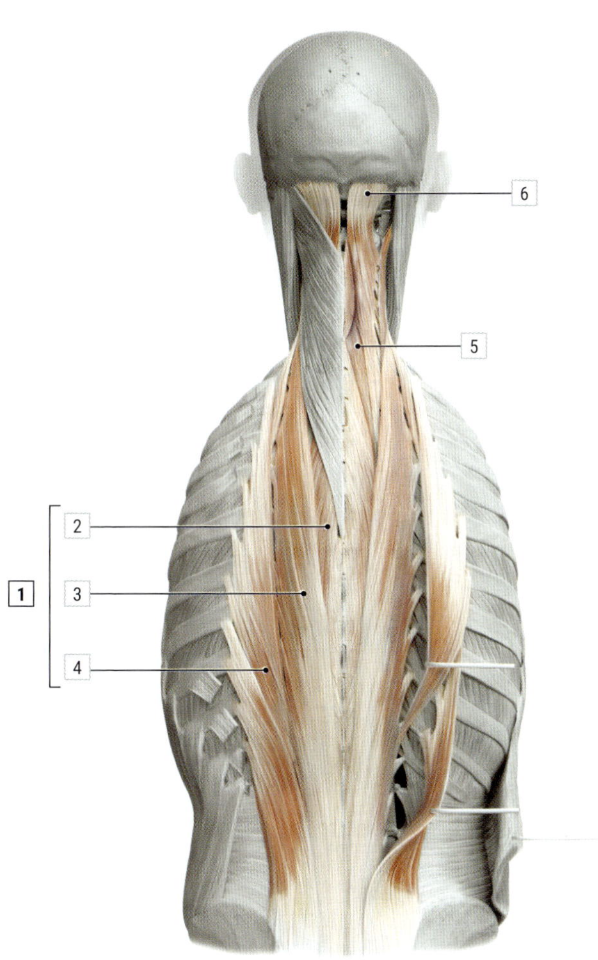

¿Qué músculo es más profundo, el erector de la columna o el semi-espinoso?

Músculos de la espalda.
Capa profunda, a la derecha se han retirado los esplenios y se muestran las porciones del erector de la columna y los semiespinosos.

1	M. erector de la columna
2	M. espinoso
3	M. longísimo
4	M. iliocostal
5	M. semiespinoso cervical
6	M. semiespinoso de la cabeza

El semiespinoso.

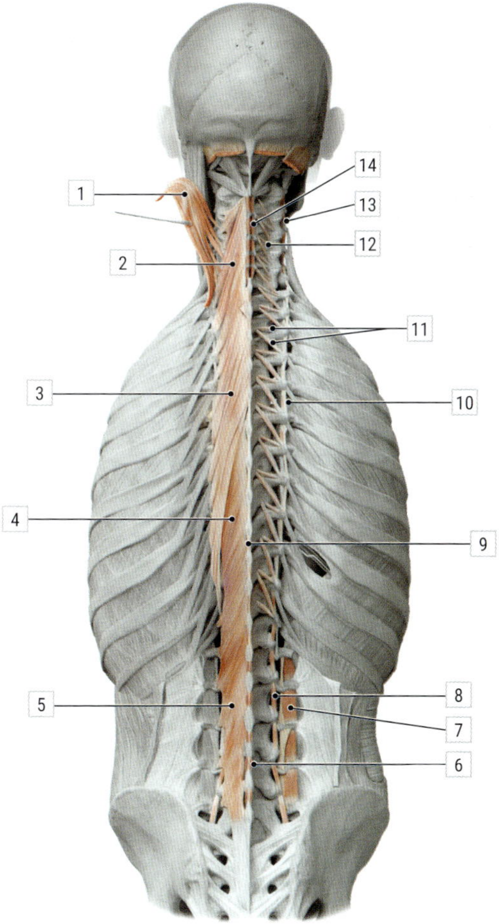

¿Qué músculos forman parte del complejo o grupo transversoespinoso?

Músculos transversoespinosos.
A la derecha, el plano más profundo de esta región tras retirar la musculatura semiespinosa y multífidos.

1 M. semiespinoso de la cabeza (rechazado)
2 M. semiespinoso cervical
3 M. semiespinoso torácico
4 M. multífido torácico
5 M. multífido lumbar
6 Mm. interespinosos lumbares
7 Mm. intertransversos lumbares laterales
8 Mm. intertransversos lumbares mediales
9 Mm. interespinosos torácicos
10 Mm. intertransversos torácicos
11 Mm. rotadores torácicos
12 Mm. rotadores cervicales
13 Mm. intertransversos cervicales posteriores mediales
14 Mm. interespinosos cervicales

✓ Semiespinoso, multífidos y rotadores.

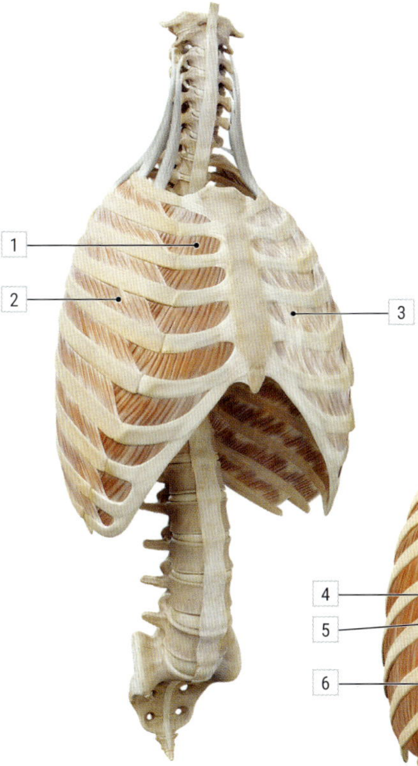

A

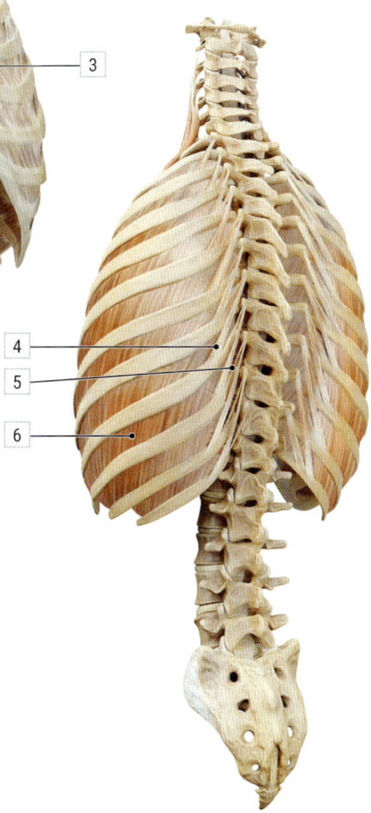

B

¿Cuáles son las tres capas de la musculatura intercostal?

Músculos del tórax.
A. Vista anterolateral.
B. Vista posterolateral.

1	M. intercostal interno
2	M. intercostal externo
3	Membrana intercostal externa
4	M. elevador largo de la costilla
5	M. elevador corto de la costilla
6	M. intercostal externo

De superficiales a profundos: intercostales externos, intercostales internos e intercostales íntimos.

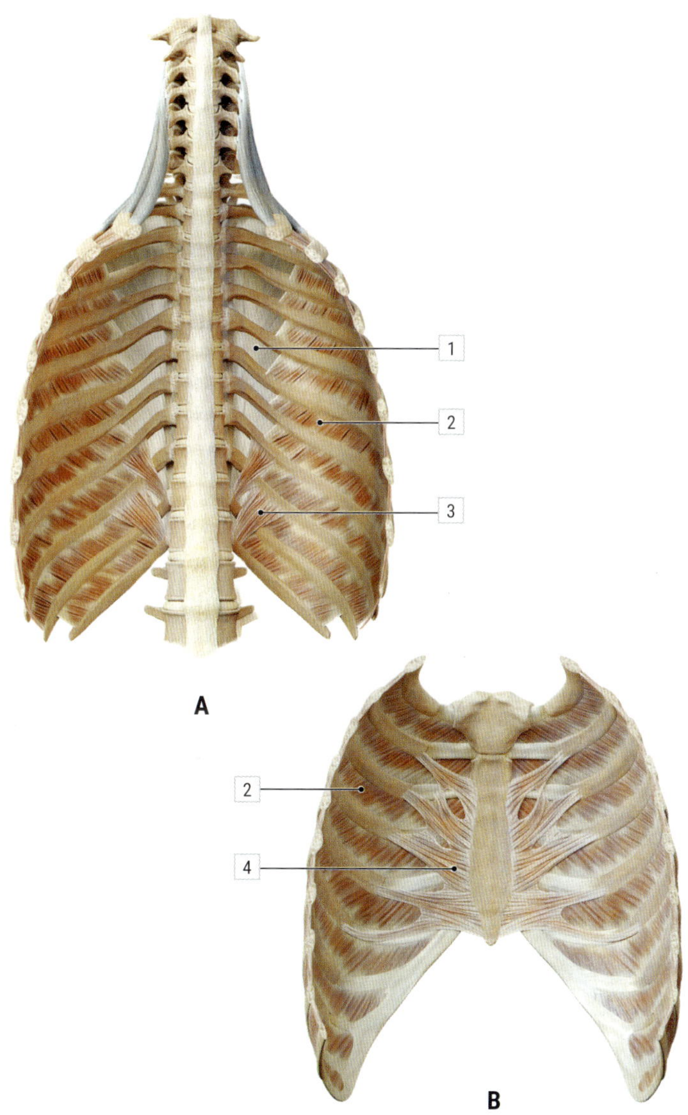

? Los músculos intercostales externos no llegan hasta el esternón y los intercostales internos no llegan hasta las vértebras; ¿con qué estructuras se continúan?

Músculos del tórax.
A. Vista interna de la pared posterior del tórax.
B. Vista interna de la pared anterior.

1	Membrana intercostal interna
2	M. intercostal íntimo
3	M. subcostal
4	M. transverso del tórax

Los músculos intercostales externos se continúan con la membrana intercostal externa hasta el esternón. Los intercostales internos se continúan con la membrana intercostal interna hasta las vértebras.

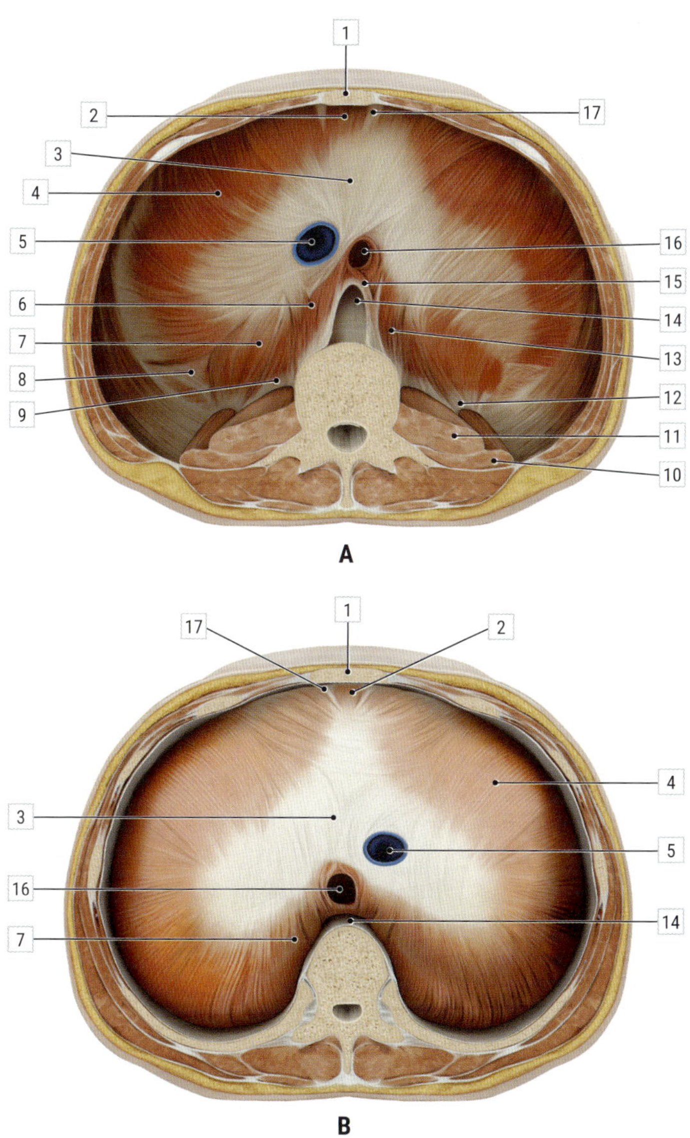

A

B

¿Por qué nervio está inervado el diafragma?

Diafragma.
A. Vista inferior.
B. Vista superior.

1	Esternón (cuerpo)
2	Diafragma (porción esternal)
3	Centro tendinoso
4	Diafragma (porción costal)
5	Foramen de la vena cava
6	Pilar derecho
7	Diafragma (porción lumbar)
8	Triángulo lumbocostal
9	Lig. arqueado medial
10	M. cuadrado lumbar
11	M. psoas mayor
12	Lig. arqueado lateral
13	Pilar izquierdo
14	Hiato aórtico
15	Lig. arqueado medio
16	Hiato esofágico
17	Triángulo esternocostal

Por el nervio frénico.

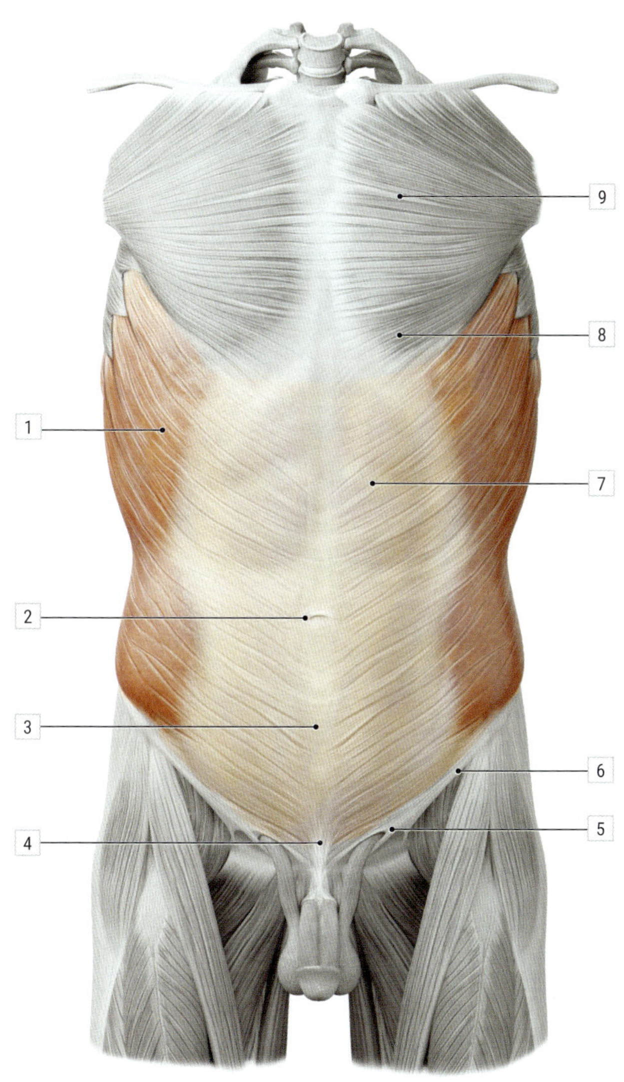

¿Qué aponeurosis forma el ligamento inguinal?

Musculatura abdominal superficial.
Vista anterior.

1 M. oblicuo externo del abdomen

2 Anillo umbilical

3 Línea alba

4 Adminículo de la línea alba

5 Anillo inguinal superficial

6 Lig. inguinal

7 Vaina de los Mm. rectos del abdomen (lámina anterior)

8 M. pectoral mayor (porción abdominal)

9 M. pectoral mayor (porción esternocostal)

El ligamento inguinal se forma a partir de la aponeurosis del músculo oblicuo externo del abdomen.

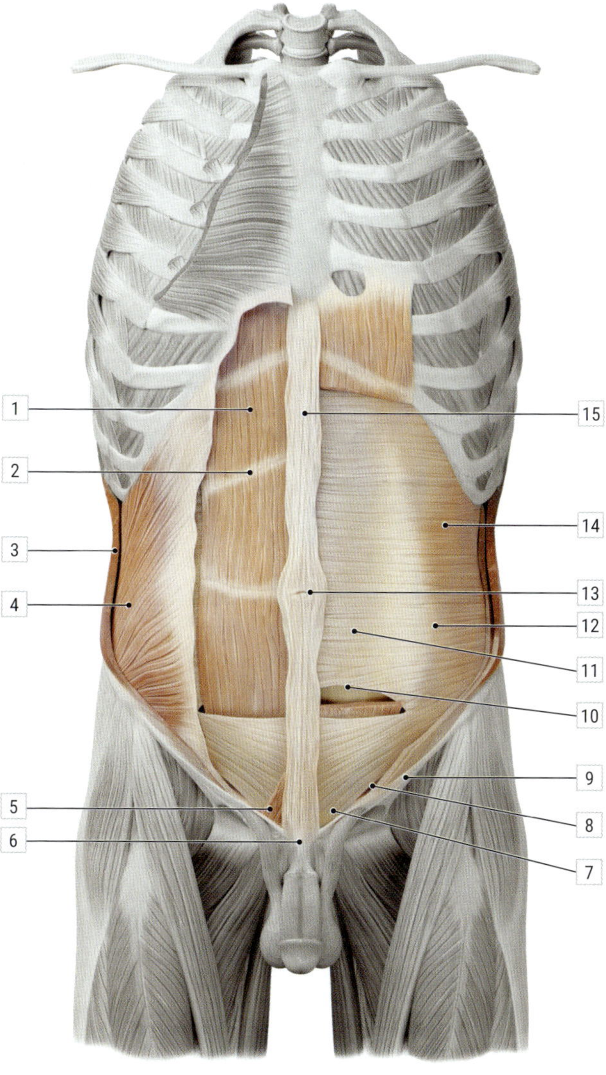

¿Qué músculos forman las tres capas musculares anterolaterales del abdomen?

Músculos anterolaterales del abdomen.
A la izquierda se ha retirado el M. oblicuo externo
y a la derecha, además, el M. oblicuo interno.

1	M. recto del abdomen
2	Intersección tendinosa
3	M. oblicuo externo del abdomen (seccionado)
4	M. oblicuo interno del abdomen
5	M. piramidal
6	Adminículo de la línea alba
7	Tendón conjunto (hoz inguinal)
8	Anillo inguinal profundo
9	Lig. inguinal
10	Línea arqueada
11	Vaina de los Mm. rectos del abdomen (lámina posterior)
12	Línea semilunar
13	Anillo umbilical
14	M. transverso del abdomen
15	Línea alba

De externa a interna: el oblicuo externo, el oblicuo interno y el transverso del abdomen.

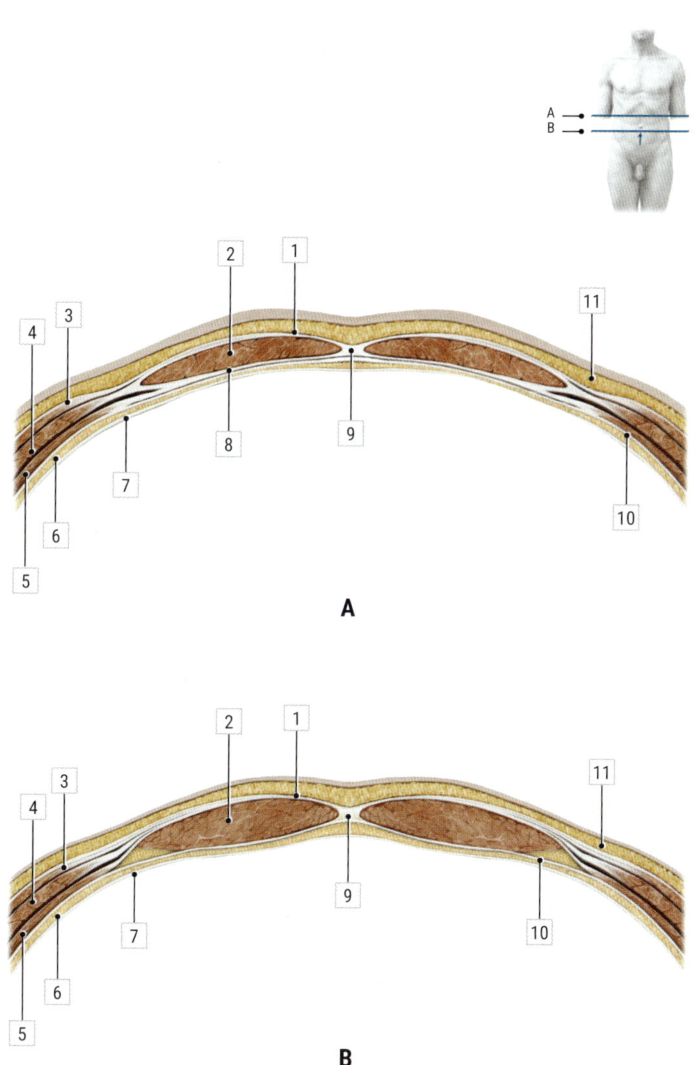

A

B

¿Qué línea se crea en la transición de las aponeurosis (porción cra-neal-caudal) de los músculos abdominales respecto al recto del abdomen?

Vaina de los músculos rectos del abdomen.
A. Sección supraumbilical.
B. Sección infraumbilical.

1 Vaina de los Mm. rectos del abdomen (lámina anterior)

2 M. recto del abdomen

3 M. oblicuo externo del abdomen

4 M. oblicuo interno del abdomen

5 M. transverso del abdomen

6 Fascia extraperitoneal

7 Peritoneo parietal

8 Vaina de los Mm. rectos del abdomen (lámina posterior)

9 Línea alba

10 Fascia *transversalis*

11 Tejido subcutáneo del abdomen

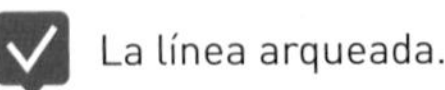
La línea arqueada.

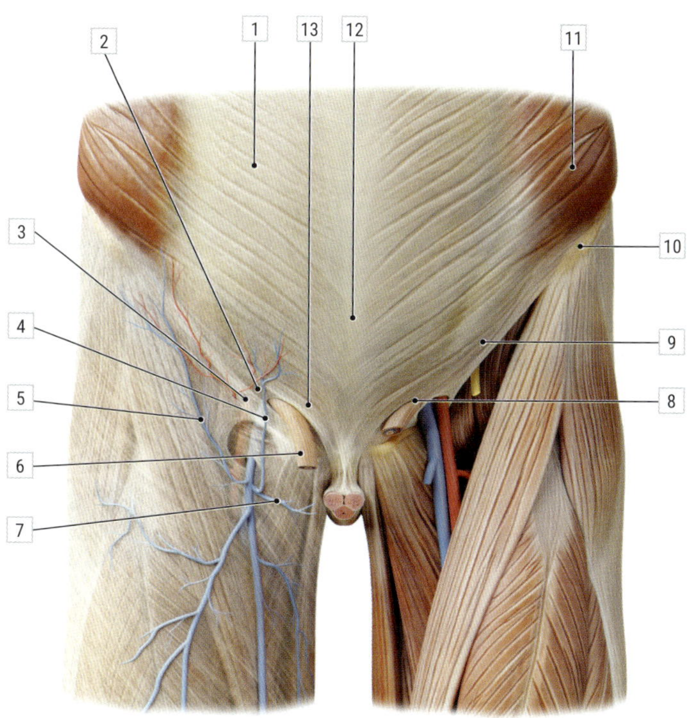

¿Cuál es el contenido del conducto inguinal en la mujer?

Región inguinal.
Vista superficial.

1	Vaina de los Mm. rectos del abdomen (lámina anterior)
2	Fibras intercrurales
3	Pilar lateral
4	V. epigástrica superficial
5	V. circunfleja ilíaca superficial
6	Cordón espermático (seccionado)
7	V. pudenda externa
8	Anillo inguinal superficial
9	Lig. inguinal
10	Espina ilíaca anterior superior
11	M. oblicuo externo del abdomen
12	Línea alba
13	Pilar medial

✓ El ligamento redondo del útero.

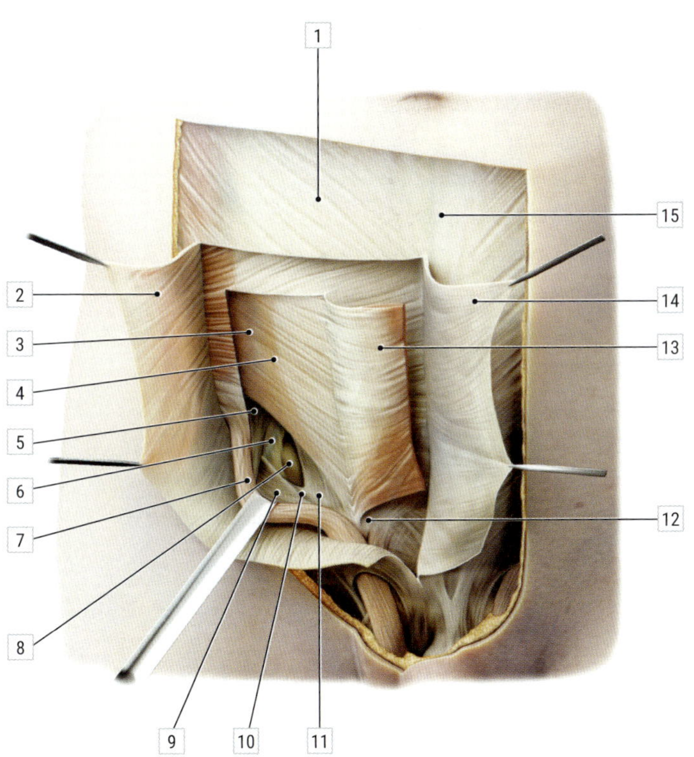

¿Entre qué aberturas se delimita el conducto inguinal?

Región inguinal.
Vista profunda.

1	Vaina de los Mm. rectos del abdomen (lámina anterior)
2	M. oblicuo externo del abdomen (rechazado)
3	M. transverso del abdomen
4	Línea semilunar
5	Anillo inguinal profundo
6	Vasos epigástricos inferiores
7	Cordón espermático
8	Fascia *transversalis*
9	Lig. inguinal
10	Lig. lacunar
11	Tendón conjunto (hoz inguinal)
12	Lig. reflejo
13	M. oblicuo interno del abdomen (rechazado)
14	Aponeurosis del M. oblicuo externo del abdomen (rechazada)
15	Línea alba

✔ Entre los anillos inguinales profundo y superficial.

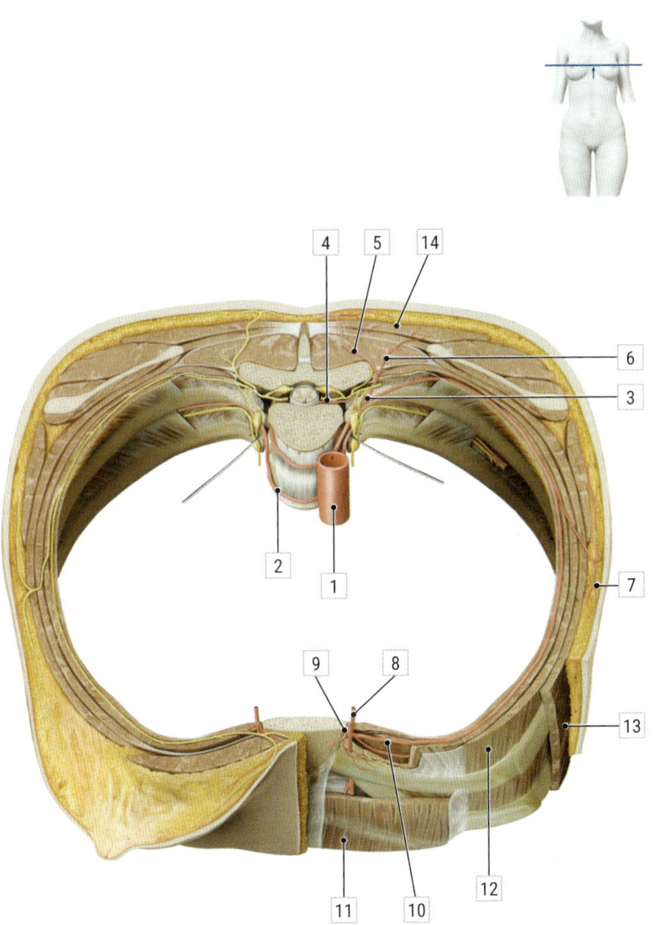

¿Entre qué músculos se sitúan en gran parte de su trayecto las arterias intercostales?

Arterias del tronco.
Sección axial del tórax a nivel de T VII.

1 Aorta descendente (porción torácica)

2 A. intercostal posterior

3 R. dorsal

4 R. espinal

5 R. cutánea medial

6 R. cutánea lateral

7 Rr. mamarias laterales

8 A. torácica interna

9 R. perforante

10 R. intercostal anterior

11 M. recto del abdomen

12 M. intercostal externo

13 M. oblicuo externo del abdomen

14 M. trapecio

✓ Entre los músculos intercostales internos e íntimos.

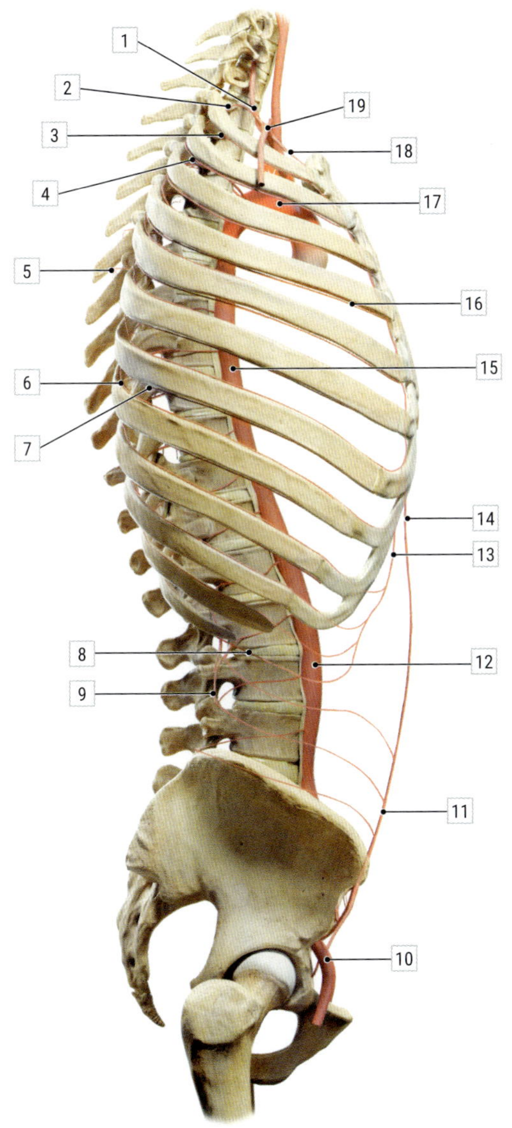

¿Qué arterias forman el sistema arterial anterior del tronco?

Arterias del tronco II

Arterias del tronco.
Vista lateral.

1	Tronco costocervical
2	A. intercostal suprema
3	Primera A. intercostal posterior
4	Segunda A. intercostal posterior
5	R. dorsal
6	R. colateral
7	A. intercostal posterior
8	A. subcostal
9	A. lumbar
10	A. ilíaca externa
11	A. epigástrica inferior
12	Aorta descendente (porción abdominal)
13	A. musculofrénica
14	A. epigástrica superior
15	Aorta descendente (porción torácica)
16	R. intercostal anterior
17	Arco aórtico
18	A. torácica interna
19	A. subclavia derecha

La arteria torácica interna y las arterias epigástricas.

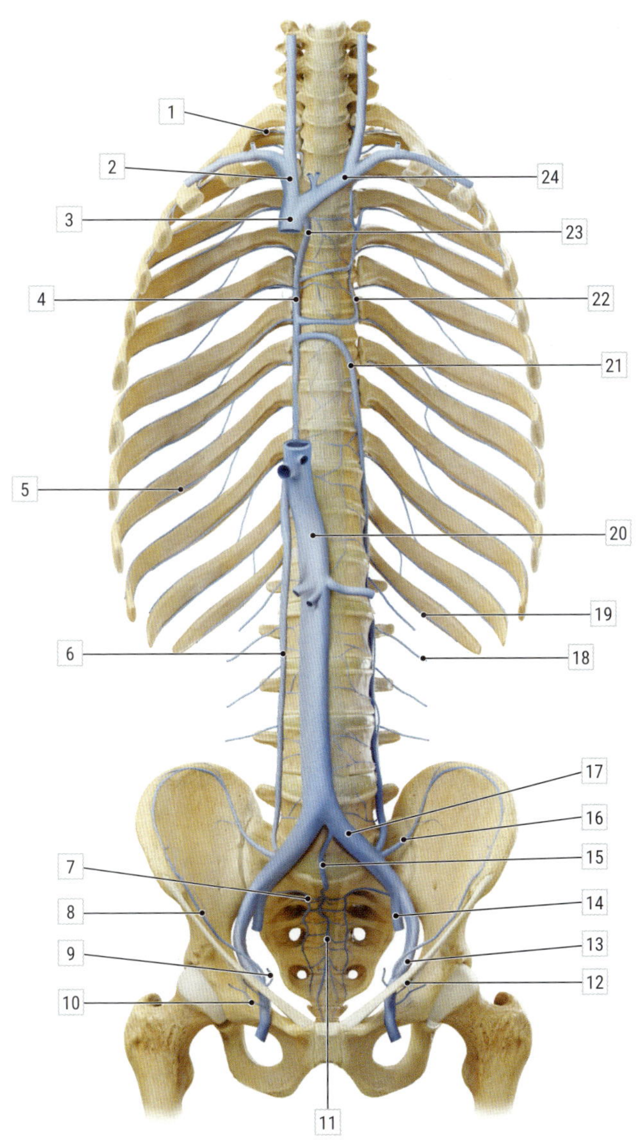

¿Qué venas drenan en la vena cava superior?

Venas del tronco.
Vista anterior profunda.

1	V. intercostal suprema
2	V. braquiocefálica derecha
3	V. cava superior
4	V. ácigos
5	V. intercostal posterior
6	V. lumbar ascendente
7	V. sacra lateral
8	V. circunfleja ilíaca profunda
9	V. epigástrica inferior (seccionada)
10	V. circunfleja ilíaca superficial (seccionada)
11	Plexo venoso sacro
12	V. epigástrica superficial (seccionada)
13	V. ilíaca externa
14	V. ilíaca interna
15	V. sacra media
16	V. iliolumbar
17	V. ilíaca común
18	V. lumbar
19	V. subcostal
20	V. cava inferior
21	V. hemiácigos
22	V. hemiácigos accesoria
23	Arco de la V. ácigos
24	V. braquiocefálica izquierda

 Las venas braquiocefálicas derecha e izquierda y la vena ácigos.

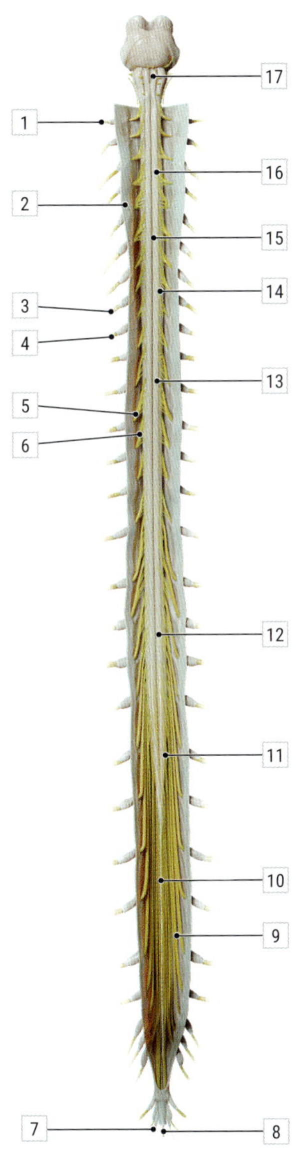

¿En qué espacio se ubica la médula espinal?

Morfología externa de la médula espinal.
Vista anterior.

1	N. espinal C1
2	Duramadre espinal
3	N. espinal C8
4	N. espinal T1
5	Raíz anterior (N. espinal)
6	Filetes radiculares (N. espinal)
7	N. coccígeo
8	Porción dural del *filum* terminal
9	Cola de caballo
10	Porción espinal del *filum* terminal
11	Cono medular
12	Intumescencia lumbosacra
13	Cordón anterior
14	Surco anterolateral
15	Fisura media anterior
16	Intumescencia cervical
17	Bulbo raquídeo (pirámide)

 En el conducto vertebral.

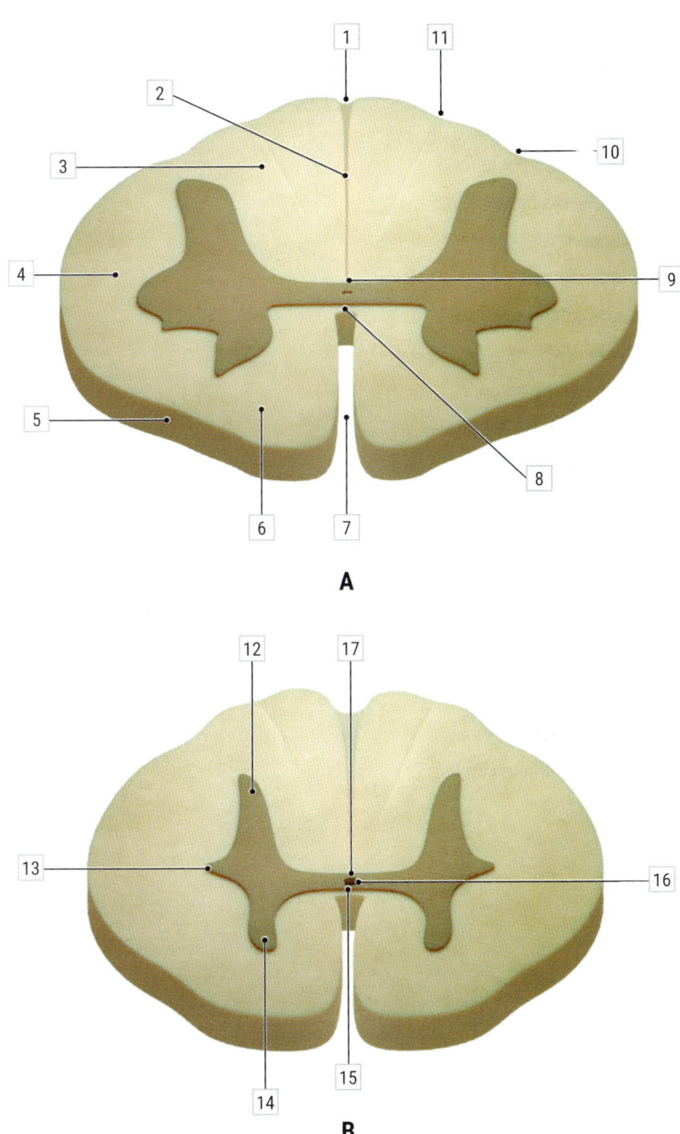

¿En qué segmento de la médula espinal se localizan astas laterales de sustancia gris?

Morfología interna de la médula espinal.
A. Segmento C5 con detalles de la sustancia blanca.
B. Segmento T2 con detalles de la sustancia gris.

1	Surco medio posterior
2	Tabique medio posterior
3	Cordón posterior
4	Cordón lateral
5	Surco anterolateral
6	Cordón anterior
7	Fisura media anterior
8	Comisura blanca anterior
9	Comisura blanca posterior
10	Surco posterolateral
11	Surco intermedio posterior
12	Asta posterior
13	Asta lateral
14	Asta anterior
15	Comisura gris anterior
16	Conducto central
17	Comisura gris posterior

 En los segmentos torácico y lumbar (porción craneal).

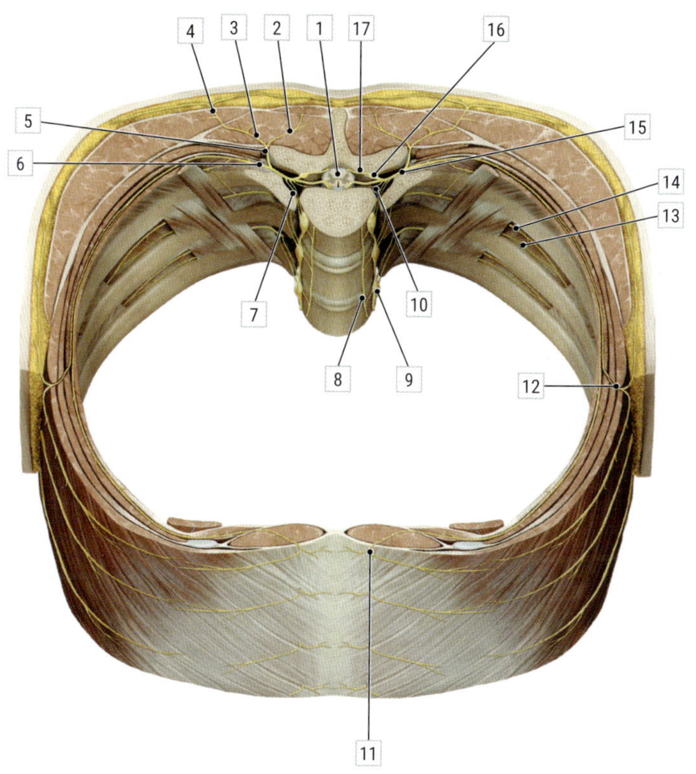

¿Qué ramo del nervio espinal inerva gran parte de la musculatura autóctona de la espalda?

Nervios espinales e intercostales.
Sección axial a nivel de T VII.

1	Médula espinal
2	R. medial
3	R. lateral
4	R. cutáneo posterior
5	R. posterior (N. espinal)
6	R. anterior (N. espinal)
7	Rr. comunicantes gris y blanco
8	N. esplácnico mayor
9	Tronco simpático
10	R. meníngeo
11	R. cutáneo abdominal anterior
12	R. cutáneo abdominal lateral
13	R. colateral
14	N. intercostal
15	Tronco del nervio espinal
16	Gl. sensitivo (N. espinal)
17	Raíz posterior (N. espinal)

El ramo posterior o dorsal.

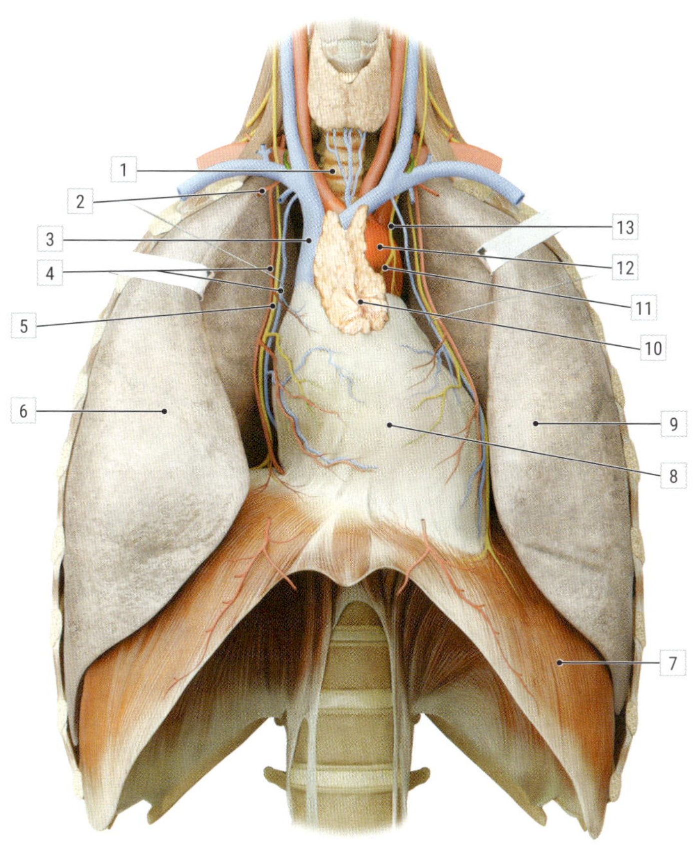

¿Qué tres cavidades o espacios se localizan en el tórax?

Posición del corazón en el mediastino.
Vista anterior con el pericardio y las pleuras intactos.

1	Tráquea
2	A. torácica interna (seccionada)
3	V. cava superior
4	A. y V. pericardiofrénicas
5	N. frénico
6	Pleura parietal derecha
7	Diafragma
8	Pericardio fibroso
9	Pleura parietal izquierda
10	Timo
11	N. laríngeo recurrente izquierdo
12	Arco aórtico
13	N. vago

✓ Dos cavidades pleurales laterales y un mediastino central.

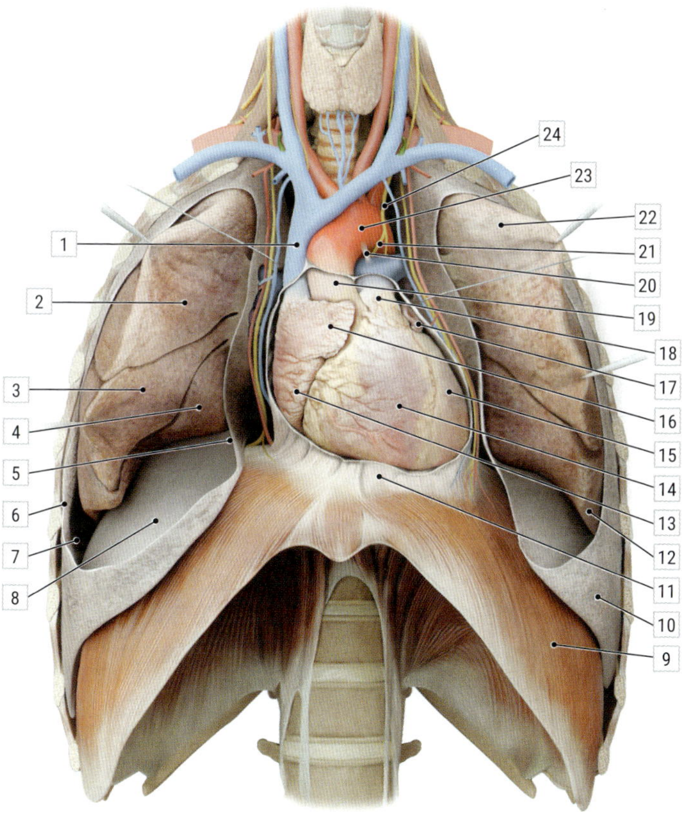

¿Cuáles son las diferentes capas que forman el corazón y el pericardio?

Posición del corazón en el mediastino.
Vista anterior con el pericardio y las pleuras abiertas.

1	V. cava superior
2	Pulmón derecho (lóbulo superior)
3	Pulmón derecho (lóbulo medio)
4	Pulmón derecho (lóbulo inferior)
5	Pleura parietal (porción mediastínica)
6	Pleura parietal (porción costal)
7	Cavidad pleural
8	Pleura parietal (porción diafragmática)
9	Diafragma
10	Pleura parietal izquierda
11	Pericardio fibroso
12	Pulmón izquierdo (lóbulo inferior)
13	Atrio derecho
14	Ventrículo derecho
15	Ventrículo izquierdo
16	Aurícula derecha
17	Aurícula izquierda
18	Tronco pulmonar
19	Aorta ascendente
20	Lig. arterioso
21	N. laríngeo recurrente izquierdo
22	Pulmón izquierdo (lóbulo superior)
23	Arco aórtico
24	N. vago

 De externa a interna: pericardio parietal, cavidad pericárdica, pericardio visceral (epicardio), miocardio y endocardio.

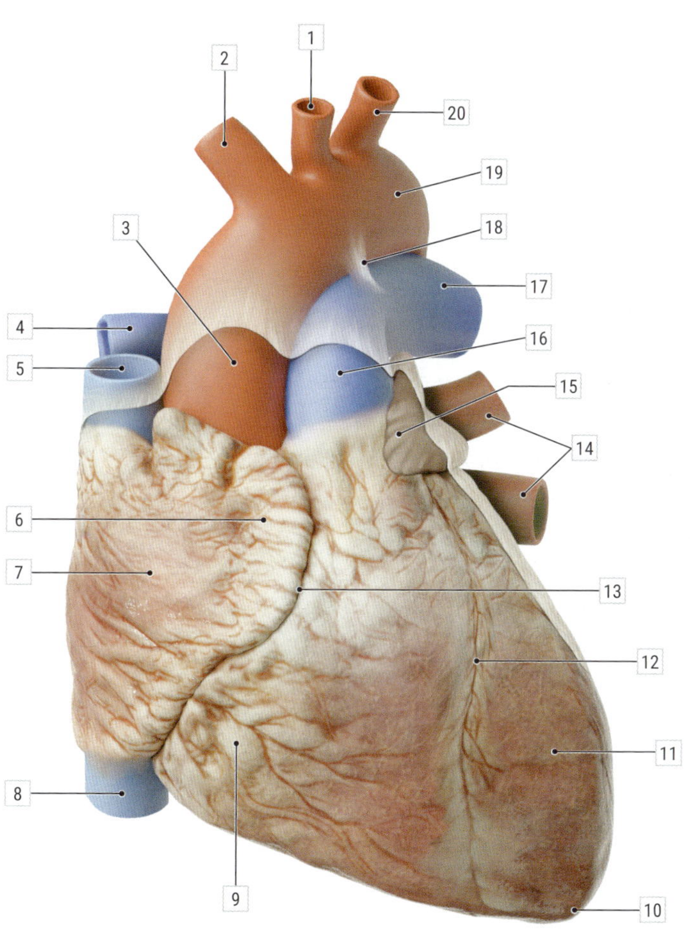

¿Qué surco separa los atrios de los ventrículos?

Anatomía externa del corazón.
Vista anterior (cara esternocostal).

1	A. carótida común izquierda
2	Tronco braquiocefálico
3	Aorta ascendente
4	A. pulmonar derecha
5	V. cava superior
6	Aurícula derecha
7	Atrio derecho
8	V. cava inferior
9	Ventrículo derecho
10	Vértice
11	Ventrículo izquierdo
12	Surco interventricular anterior
13	Surco coronario
14	Vv. pulmonares (izquierdas)
15	Aurícula izquierda
16	Tronco pulmonar
17	A. pulmonar izquierda
18	Lig. arterioso
19	Arco aórtico
20	A. subclavia izquierda

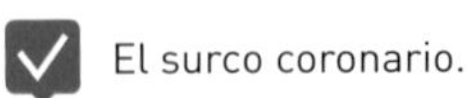
El surco coronario.

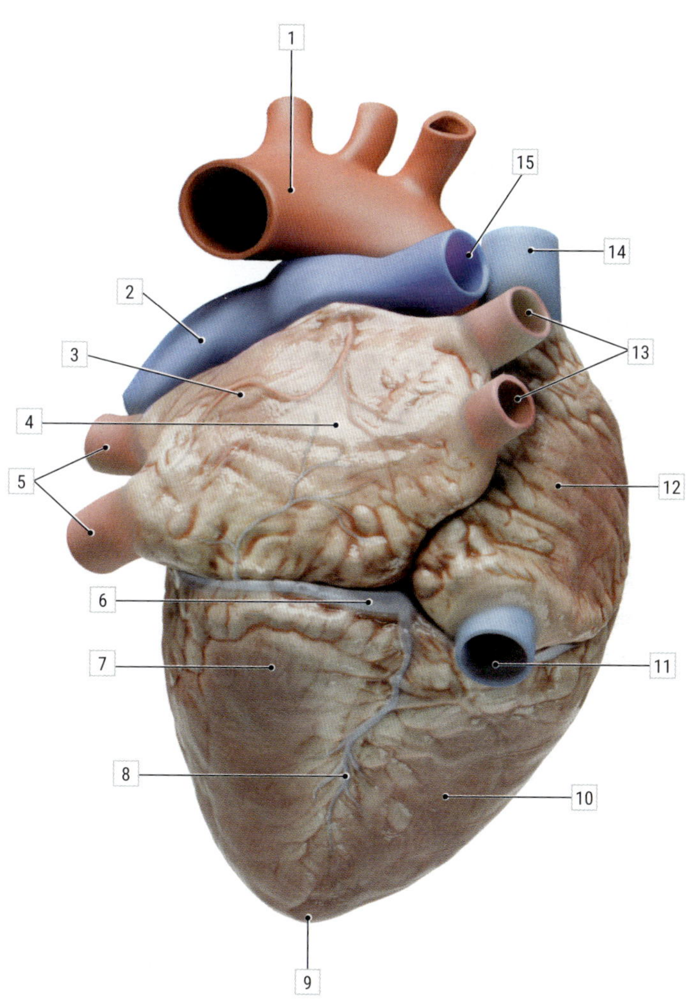

¿Qué tres grandes vasos drenan al atrio derecho?

Anatomía externa del corazón.
Vista inferior (cara diafragmática).

1 Arco aórtico
2 A. pulmonar izquierda
3 Atrio izquierdo
4 Base
5 Vv. pulmonares izquierdas
6 Seno coronario
7 Ventrículo izquierdo
8 Surco interventricular posterior con los vasos interventriculares posteriores
9 Vértice
10 Ventrículo derecho
11 V. cava inferior
12 Atrio derecho
13 Vv. pulmonares derechas
14 V. cava superior
15 A. pulmonar derecha

✓ Las venas cavas superior e inferior y el seno coronario.

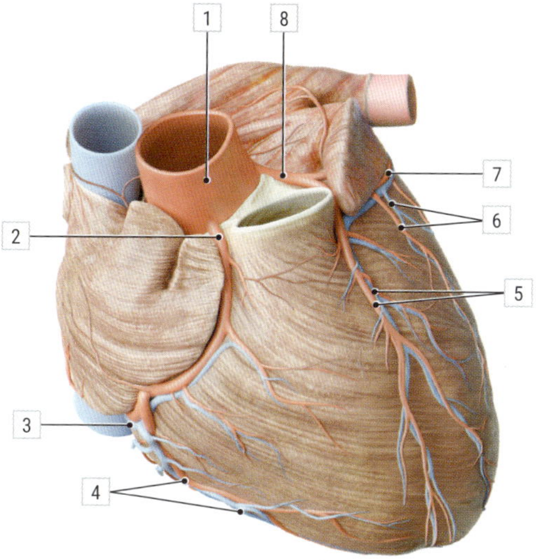

A

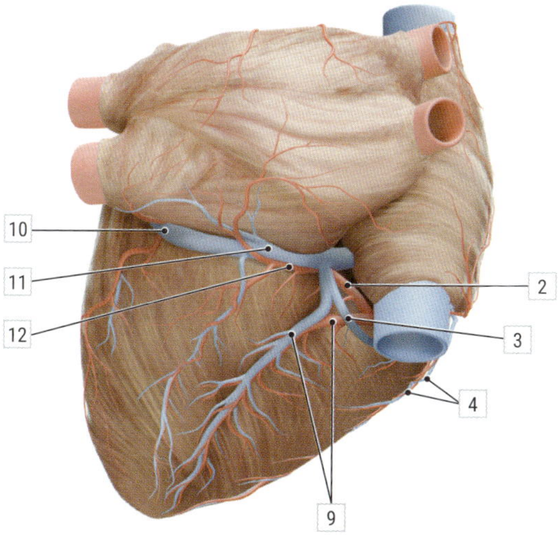

B

 ¿Dónde se ubican las arterias coronarias en su trayecto alrededor del corazón?

Principales vasos sanguíneos del corazón.
A. Vista anterior.
B. Vista inferior.

1	Aorta ascendente
2	A. coronaria derecha
3	V. cardíaca menor
4	A. y V. marginales derechas
5	A. y V. interventriculares anteriores
6	A. y V. marginales izquierdas
7	R. circunfleja
8	A. coronaria izquierda
9	A. y V. interventriculares posteriores
10	V. cardíaca magna
11	Seno coronario
12	Rr. atrioventriculares

En el surco coronario.

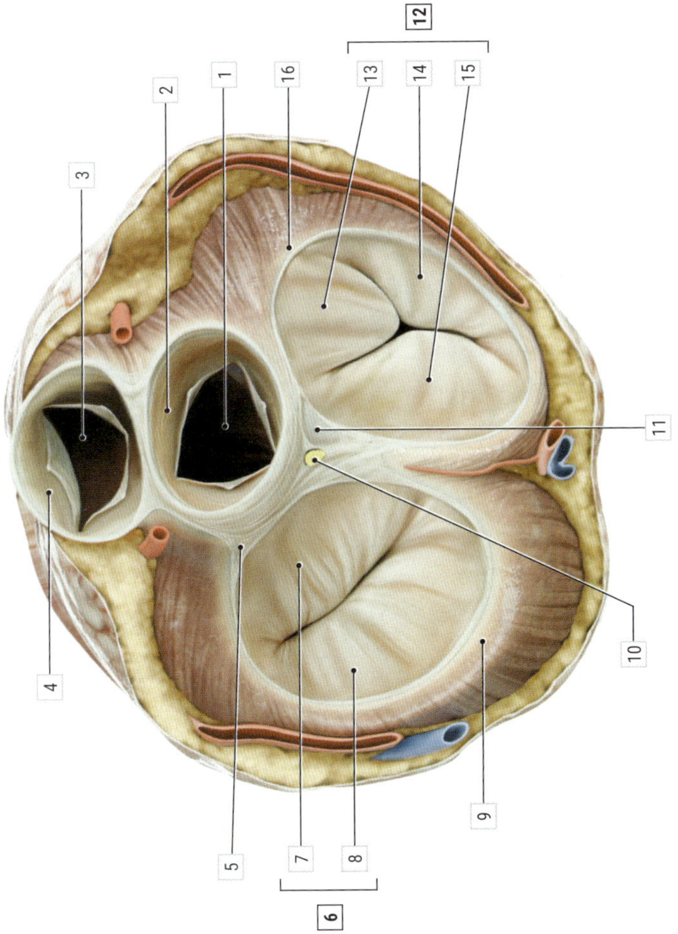

¿Qué es el fascículo atrioventricular que atraviesa la porción fibrosa del corazón?

Válvulas cardíacas.
Vista durante la sístole cardíaca.

1	Orificio de la aorta
2	Válvula aórtica
3	Orificio del tronco pulmonar
4	Válvula pulmonar
5	Trígono fibroso izquierdo
6	Válvula mitral
7	Valva anterior
8	Valva posterior
9	Anillo fibroso izquierdo
10	Fascículo atrioventricular
11	Trígono fibroso derecho
12	Válvula tricúspide
13	Valva anterior
14	Valva posterior
15	Valva septal
16	Anillo fibroso derecho

 Es parte del sistema de conducción del corazón. Como su nombre indica, pasa del atrio al ventrículo (tabique interventricular).

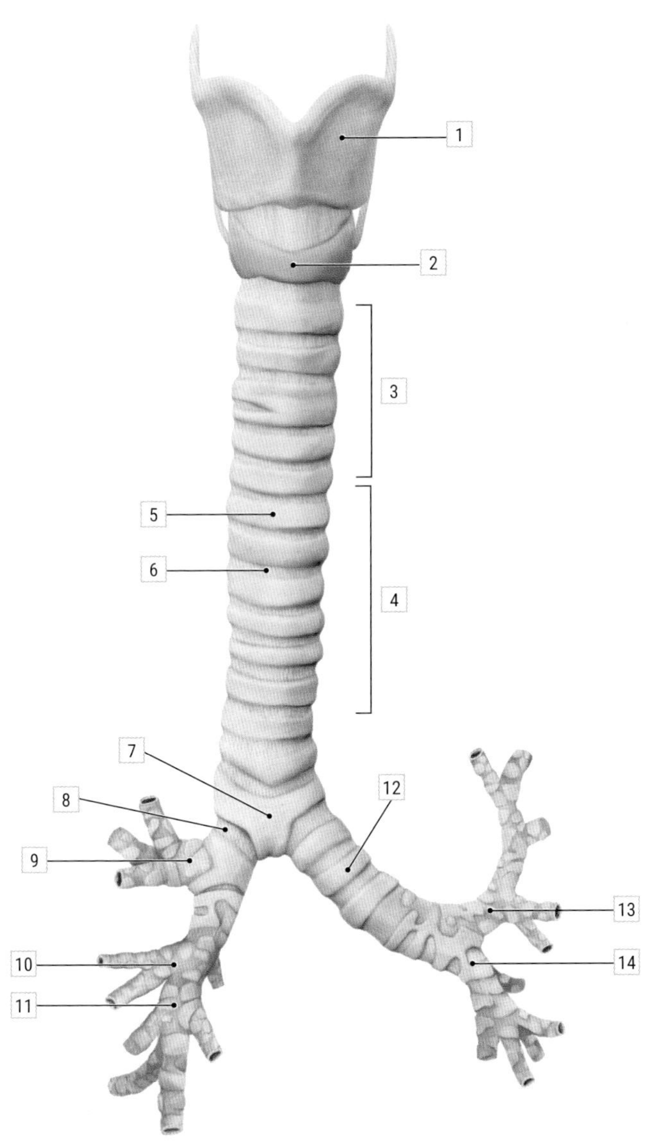

¿Con qué víscera se relaciona posteriormente la tráquea?

Anatomía de la tráquea y del árbol bronquial.
Vista anterior.

1 Cartílago tiroides

2 Cartílago cricoides

3 Tráquea (porción cervical)

4 Tráquea (porción torácica)

5 Cartílago traqueal

6 Lig. anular (Lig. traqueal)

7 Bifurcación traqueal

8 Bronquio principal derecho

9 Bronquio lobar superior derecho

10 Bronquio lobar medio

11 Bronquio lobar inferior derecho

12 Bronquio principal izquierdo

13 Bronquio lobar superior izquierdo

14 Bronquio lobar inferior izquierdo

✓ Con el esófago.

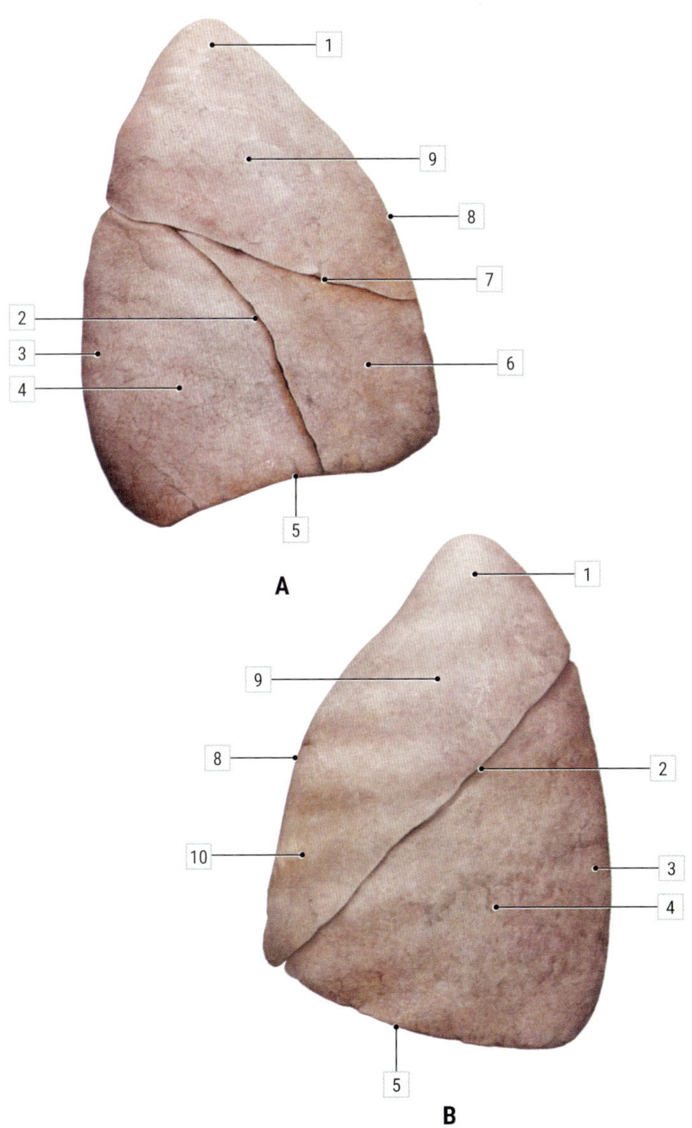

¿En qué espacios o cavidades se encuentran los pulmones?

Cara costal (lateral) de los pulmones.
A. Pulmón derecho.
B. Pulmón izquierdo.

1	Vértice pulmonar
2	Fisura oblicua
3	Porción vertebral
4	Lóbulo inferior
5	Borde inferior
6	Lóbulo medio
7	Fisura horizontal
8	Borde anterior
9	Lóbulo superior
10	Língula

En las cavidades pleurales, separadas entre ellas por el mediastino.

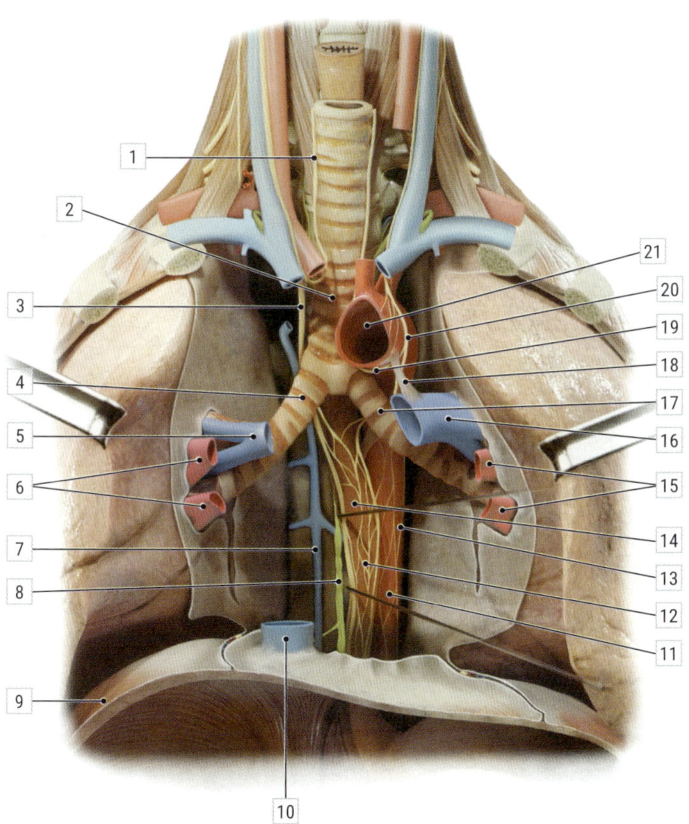

¿Qué órgano ocupa el mediastino medio y se ha retirado en esta imagen?

Mediastino posterior.
Vista anterior.

1	N. laríngeo recurrente derecho
2	Tráquea (porción torácica)
3	N. vago derecho
4	Bronquio principal derecho
5	A. pulmonar derecha
6	Vv. pulmonares derechas
7	V. ácigos
8	Conducto torácico (porción torácica)
9	Diafragma
10	V. cava inferior
11	Aorta descendente (porción torácica)
12	Plexo esofágico
13	Plexo aórtico torácico
14	Esófago (porción torácica)
15	Vv. pulmonares izquierdas
16	A. pulmonar izquierda
17	Bronquio principal izquierdo
18	Lig. arterioso
19	N. laríngeo recurrente izquierdo
20	N. vago izquierdo
21	Arco aórtico

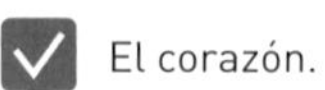 El corazón.

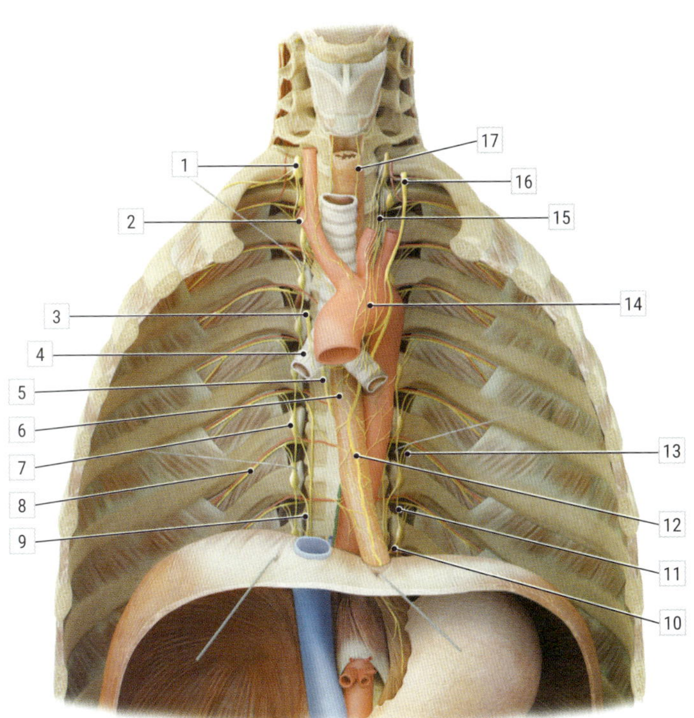

¿Cuál de los nervios que se observan en la imagen tiene una función parasimpática?

Sistema nervioso autónomo del tórax.
Vista anterior profunda.

1	Gl. cervicotorácico (estrellado)
2	Asa subclavia
3	N. vago derecho
4	Rr. bronquiales
5	Tronco vagal posterior
6	Plexo esofágico
7	Tronco simpático (Gl. torácico)
8	N. intercostal
9	N. esplácnico mayor
10	N. esplácnico menor
11	Rr. interganglionares
12	Tronco vagal anterior
13	Rr. comunicantes
14	Plexo aórtico torácico
15	Rr. cardíacos torácicos
16	N. vago izquierdo
17	N. laríngeo recurrente izquierdo

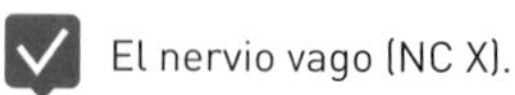

El nervio vago (NC X).

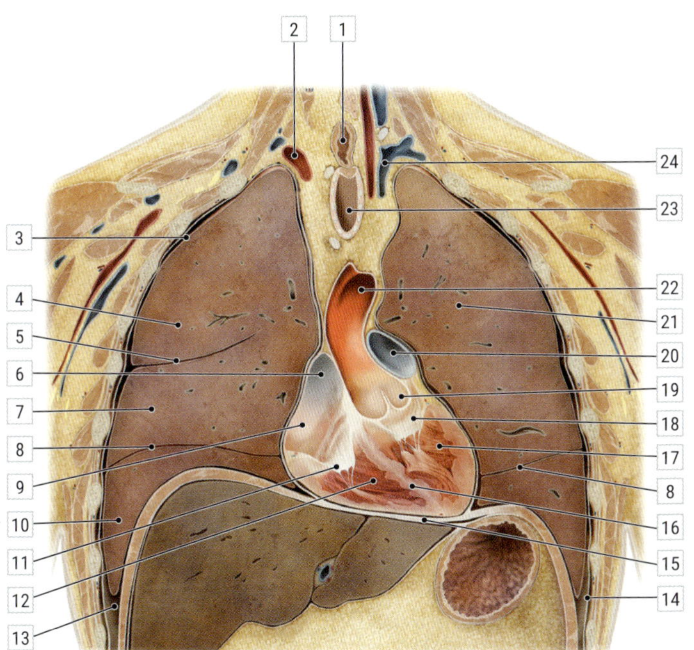

En este corte coronal, ¿qué partes del mediastino se observan?

Sección coronal (frontal) del tórax.

1   Esófago
2   Tronco braquiocefálico
3   Pleura visceral
4   Pulmón derecho (lóbulo superior)
5   Fisura horizontal
6   V. cava superior
7   Pulmón derecho (lóbulo medio)
8   Fisura oblicua
9   Atrio derecho
10 Pulmón derecho (lóbulo inferior)
11 Válvula tricúspide
12 Ventrículo derecho
13 Cavidad pleural
14 Pleura parietal
15 Diafragma (centro tendinoso)
16 Septo interventricular
17 Ventrículo izquierdo
18 Válvula mitral
19 Válvula aórtica
20 Tronco pulmonar
21 Pulmón izquierdo (lóbulo superior)
22 Aorta ascendente
23 Tráquea
24 V. braquiocefálica izquierda

 El mediastino medio y el superior.

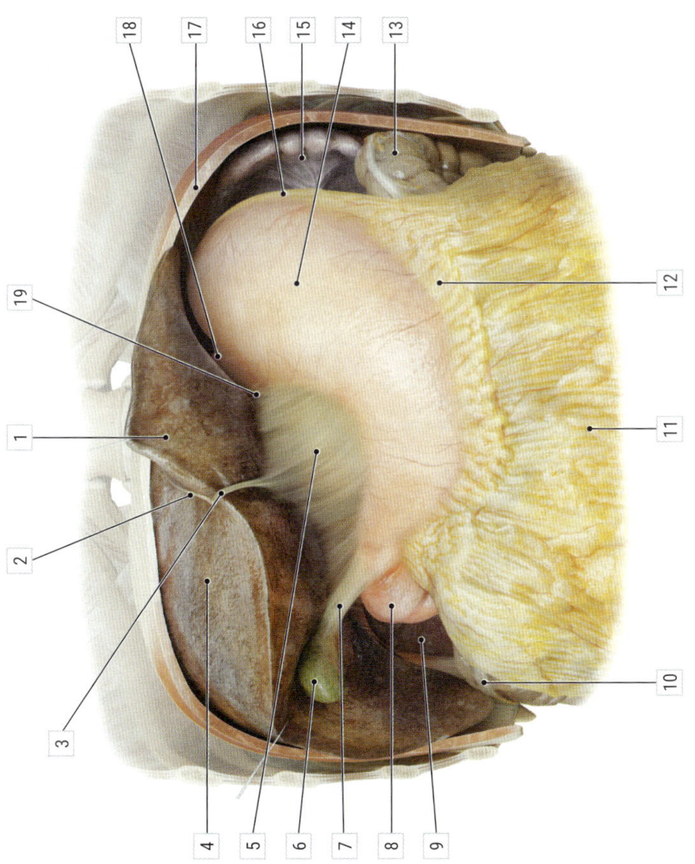

¿Qué ligamentos se localizan en el omento menor?

Vísceras de la región supramesocólica.
Vista anterior.

1 Lóbulo izquierdo del hígado

2 Lig. falciforme (seccionado)

3 Lig. redondo del hígado (seccionado)

4 Lóbulo derecho del hígado

5 Lig. hepatogástrico

6 Vesícula biliar

7 Lig. hepatoduodenal

8 Duodeno

9 Riñón derecho

10 Flexura cólica derecha

11 Omento (epiplón) mayor

12 Lig. gastrocólico

13 Flexura cólica izquierda

14 Estómago

15 Bazo

16 Lig. gastroesplénico

17 Diafragma

18 Esófago (porción abdominal)

19 Lig. hepatoesofágico

Los ligamentos hepatoesofágico, hepatogástrico y hepatoduodenal.

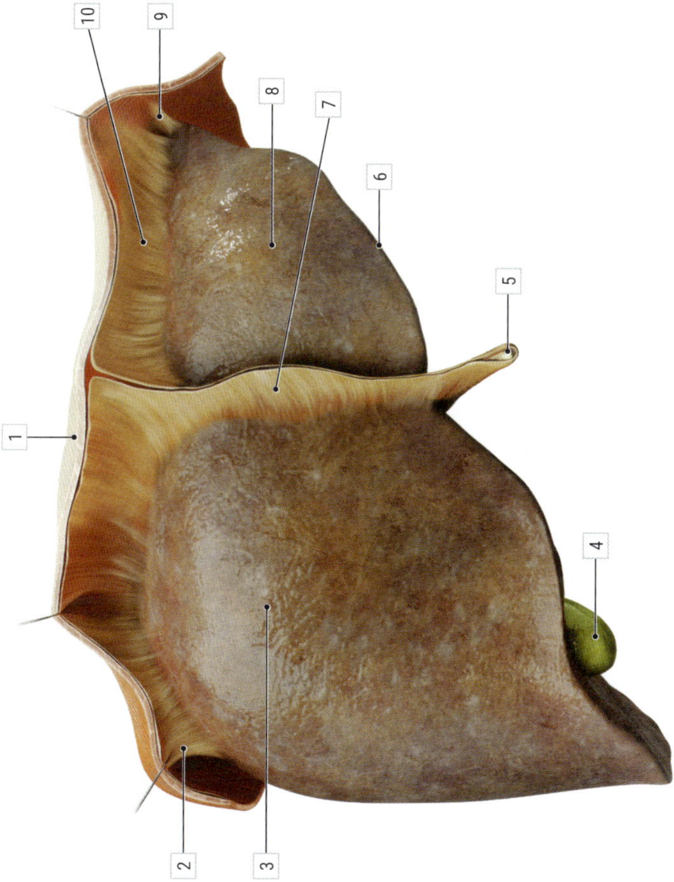

¿Qué ligamento visible en la imagen separa el lóbulo derecho del izquierdo?

Anatomía del hígado.
Vista anterior.

1   Diafragma
2   Lig. triangular derecho
3   Lóbulo derecho del hígado
4   Vesícula biliar
5   Lig. redondo del hígado
6   Borde inferior
7   Lig. falciforme
8   Lóbulo izquierdo del hígado
9   Lig. triangular izquierdo
10 Lig. coronario

El ligamento falciforme.

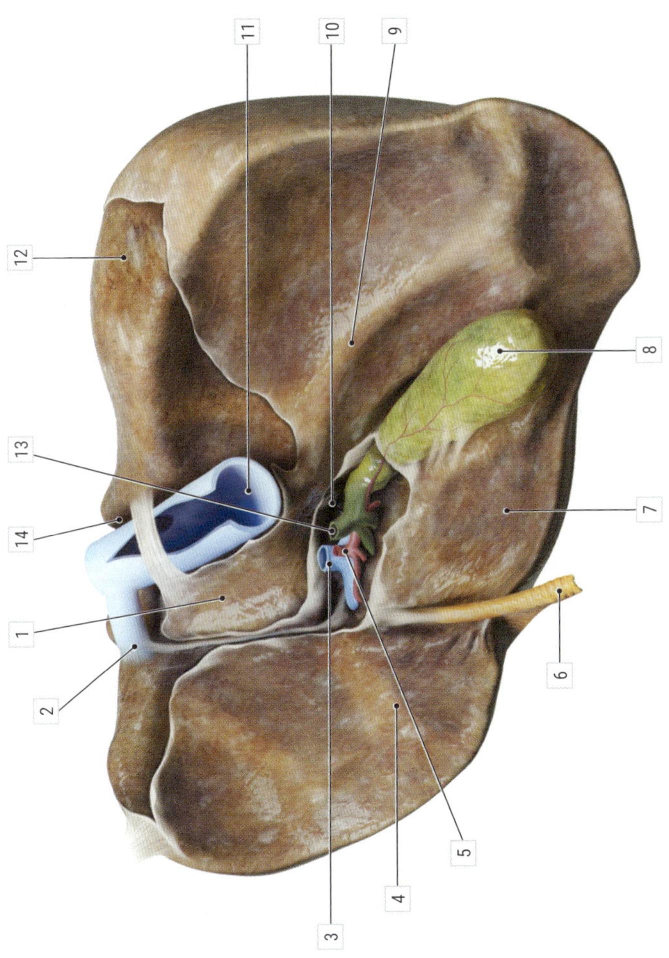

¿Cuántos lóbulos tiene el hígado y cómo se llaman?

Anatomía del hígado.
Vista inferior.

1 Lóbulo caudado
2 V. hepática izquierda
3 V. porta hepática
4 Lóbulo izquierdo del hígado
5 A. hepática propia
6 Lig. redondo del hígado
7 Lóbulo cuadrado
8 Vesícula biliar
9 Lóbulo derecho del hígado
10 Porta hepática
11 V. cava inferior
12 Área desnuda
13 Conducto colédoco
14 Surco de la V. cava

Cuatro: derecho, izquierdo, caudado y cuadrado.

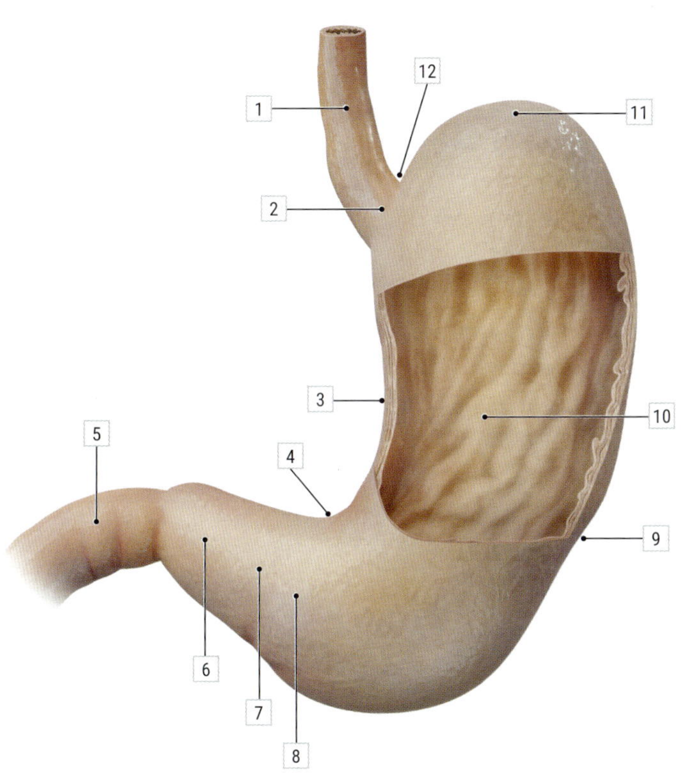

¿Cómo se denominan las rugosidades que se observan en el interior del estómago?

Anatomía del estómago.
Vista anterior.

1	Esófago
2	Cardias
3	Curvatura menor
4	Incisura angular
5	Duodeno
6	Canal pilórico
7	Porción pilórica
8	Antro pilórico
9	Curvatura mayor
10	Cuerpo gástrico
11	Fórnix gástrico
12	Incisura del cardias

✓ Pliegues gástricos.

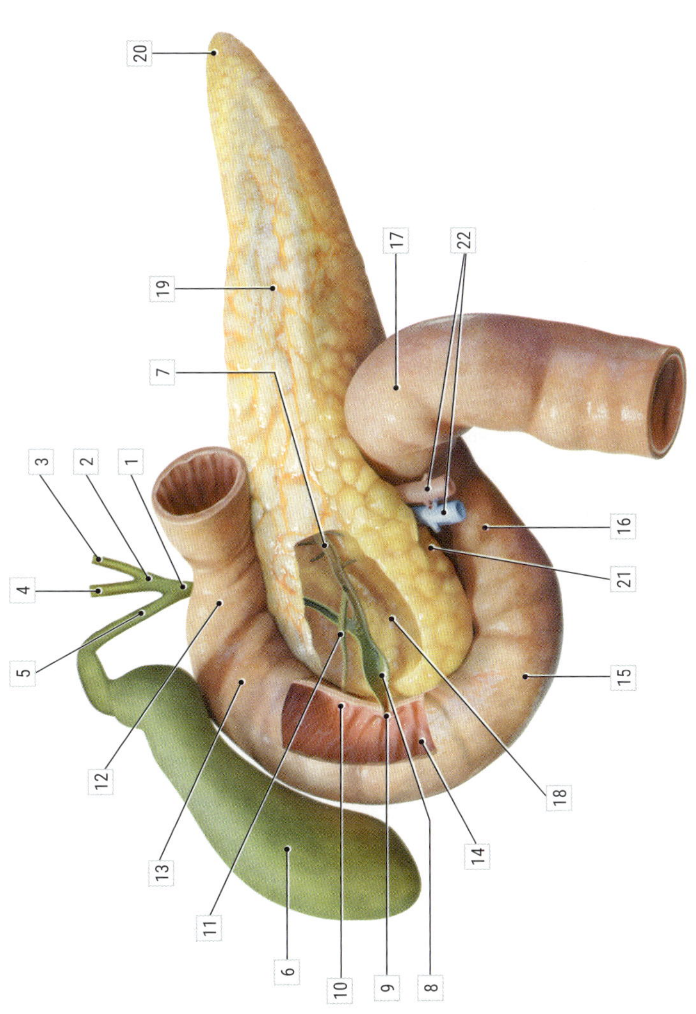

¿Qué quiere decir que el duodeno y el páncreas son órganos secundariamente retroperitoneales?

Anatomía del duodeno, del páncreas y de la vía biliar.
Vista anterior.

1	Conducto colédoco
2	Conducto hepático común
3	Conducto hepático izquierdo
4	Conducto hepático derecho
5	Conducto cístico
6	Vesícula biliar
7	Conducto pancreático
8	Ampolla hepatopancreática
9	Papila duodenal mayor
10	Papila duodenal menor
11	Conducto pancreático accesorio
12	Duodeno (ampolla)
13	Duodeno (porción superior)
14	Duodeno (porción descendente)
15	Duodeno (porción inferior)
16	Duodeno (porción ascendente)
17	Flexura duodenoyeyunal
18	Páncreas (cabeza)
19	Páncreas (cuerpo)
20	Páncreas (cola)
21	Proceso unciforme
22	A. y V. mesentéricas superiores

 Inicialmente se forman como órganos intraperitoneales, pero durante el desarrollo fetal se desplazan y se transforman en retro-peritoneales.

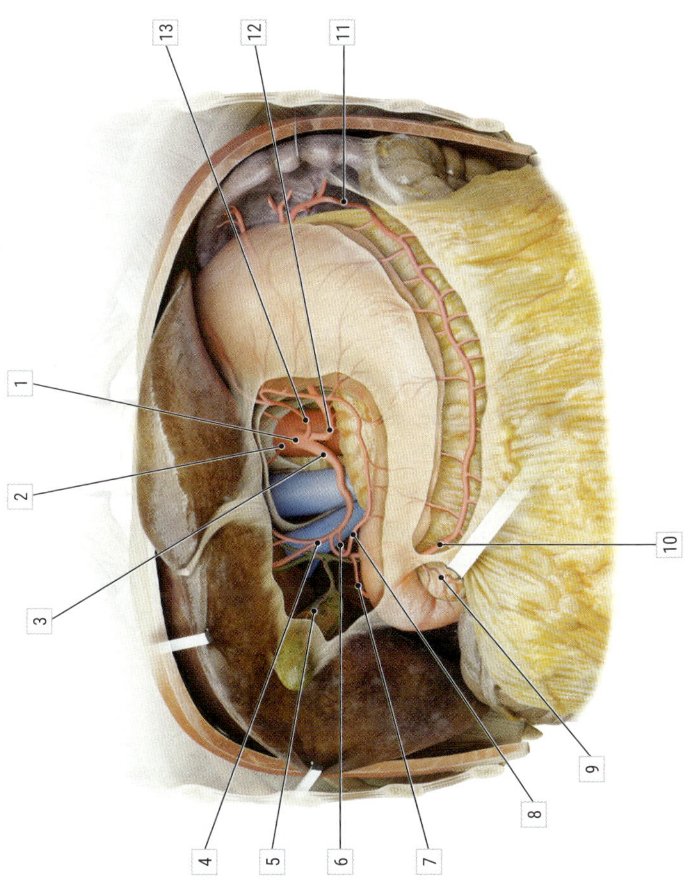

¿Qué tres arterias se suelen originar en el tronco celíaco?

Anatomía del tronco celíaco.
Vista anterior.

1	Tronco celíaco
2	Aorta abdominal
3	A. hepática común
4	A. hepática propia
5	A. cística
6	A. gastroduodenal
7	A. pancreaticoduodenal superior posterior
8	A. gástrica derecha
9	A. pancreaticoduodenal superior anterior
10	A. gastroomental (gastroepiploica) derecha
11	A. gastroomental (gastroepiploica) izquierda
12	A. esplénica
13	A. gástrica izquierda

 La arteria gástrica izquierda, la arteria esplénica y la arteria hepática común.

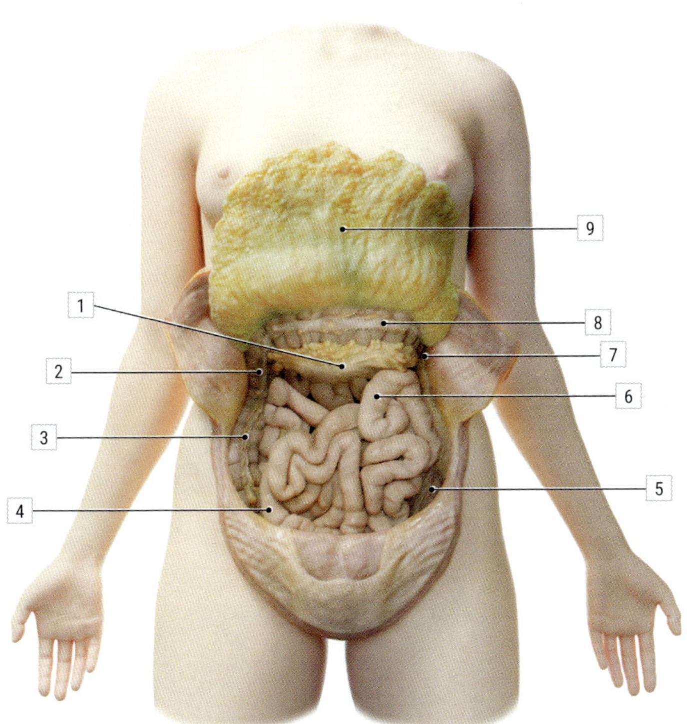

¿Qué delimita las regiones supramesocólica e inframesocólica?

Región inframesocólica de la cavidad abdominal.
Vista superficial con el omento mayor desplazado.

1	Mesocolon transverso
2	Flexura cólica derecha
3	Colon ascendente
4	Íleon
5	Colon sigmoideo
6	Yeyuno
7	Flexura cólica izquierda
8	Colon transverso
9	Omento (epiplón) mayor

✓ El mesocolon transverso.

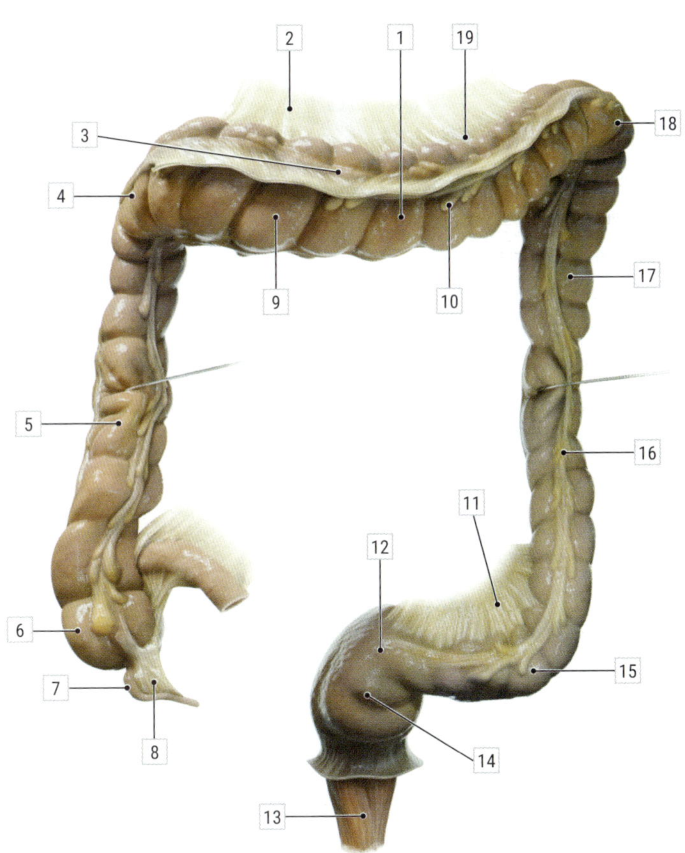

En la conexión entre el intestino delgado y el grueso se localiza una válvula; ¿cómo se llama?

Anatomía del intestino grueso.
Vista anterior.

1	Colon transverso
2	Mesocolon transverso
3	Tenia omental
4	Flexura cólica derecha
5	Colon ascendente
6	Ciego
7	Apéndice vermiforme
8	Mesoapéndice
9	Haustra del colon
10	Apéndice omental (epiploico)
11	Mesocolon sigmoideo
12	Flexura sacra
13	Canal anal
14	Ampolla rectal
15	Colon sigmoideo
16	Tenia libre
17	Colon descendente
18	Flexura cólica izquierda
19	Tenia mesocólica

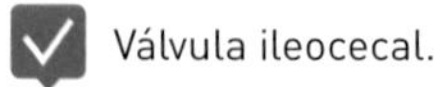 Válvula ileocecal.

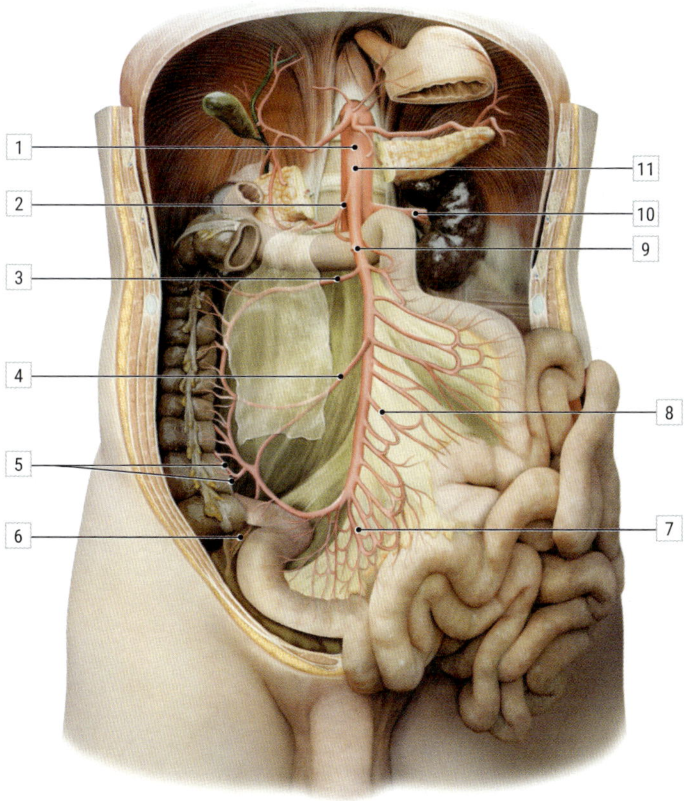

¿Por qué espacio peritoneal pasa la arteria mesentérica superior para llegar a los intestinos?

Aota abdominal y arterias abdominales.
Vista anterior de la arteria mesentérica superior. El intestino delgado ha sido rechazado a la izquierda.

1	Aorta abdominal
2	A. pancreaticoduodenal inferior
3	A. cólica derecha
4	A. ileocólica
5	Aa. cecales
6	A. apendicular
7	Aa. ileales
8	Aa. yeyunales
9	A. cólica media (seccionada)
10	A. renal izquierda
11	A. mesentérica superior

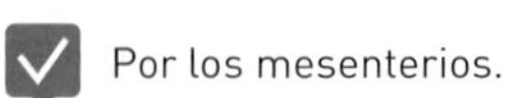 Por los mesenterios.

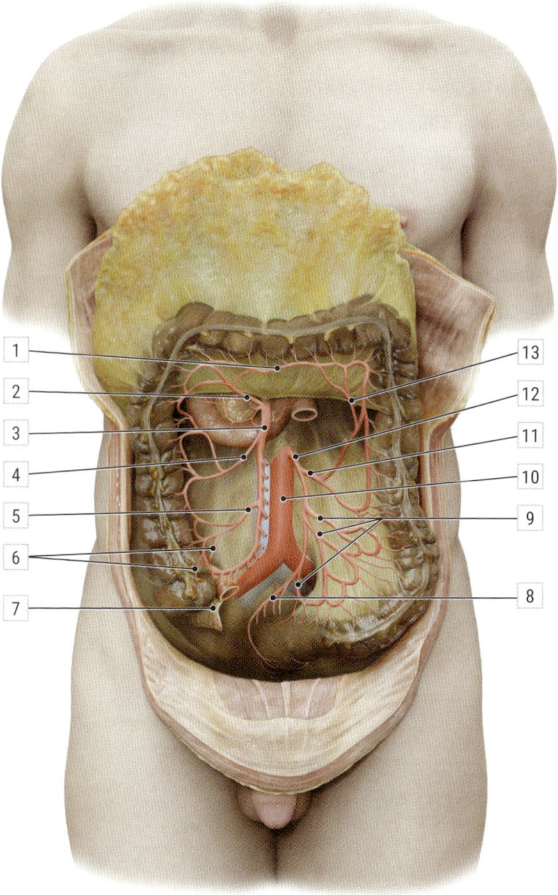

¿Qué arteria suele conectar la arteria cólica izquierda y la cólica media? De esta manera, se conectarán los sistemas de las arterias mesentéricas superior e inferior.

Distribución anatómica de las arterias mesentéricas.
Vista anterior.

1 A. marginal del colon

2 A. cólica media

3 A. mesentérica superior

4 A. cólica derecha

5 A. ileocólica

6 Aa. cecales

7 A. apendicular

8 A. rectal superior

9 Aa. sigmoideas

10 Aorta abdominal

11 A. cólica izquierda

12 A. mesentérica inferior

13 A. ascendente

La arteria ascendente (o intermesentérica).

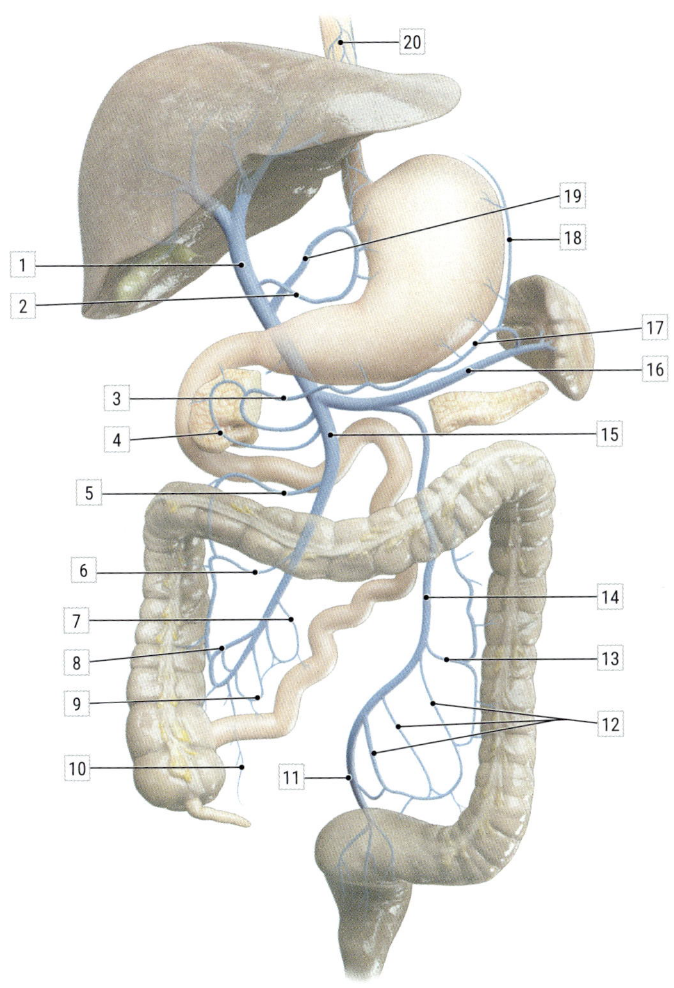

? La vena porta hepática forma la tríada portal junto con dos conductos más; ¿cuáles?

Distribución de las venas de las vísceras del abdomen.

1	V. porta hepática
2	V. gástrica derecha
3	V. gastroomental (gastroepiploica) derecha
4	Vv. pancreaticoduodenales
5	V. cólica media
6	V. cólica derecha
7	Vv. yeyunales
8	V. ileocólica
9	Vv. ileales
10	V. apendicular
11	V. rectal inferior
12	Vv. sigmoideas
13	V. cólica izquierda
14	V. mesentérica inferior
15	V. mesentérica superior
16	V. esplénica
17	V. gastroomental (gastroepiploica) izquierda
18	Vv. gástricas cortas
19	V. gástrica izquierda
20	Vv. esofágicas

 La arteria hepática propia y el conducto hepático común (vía biliar).

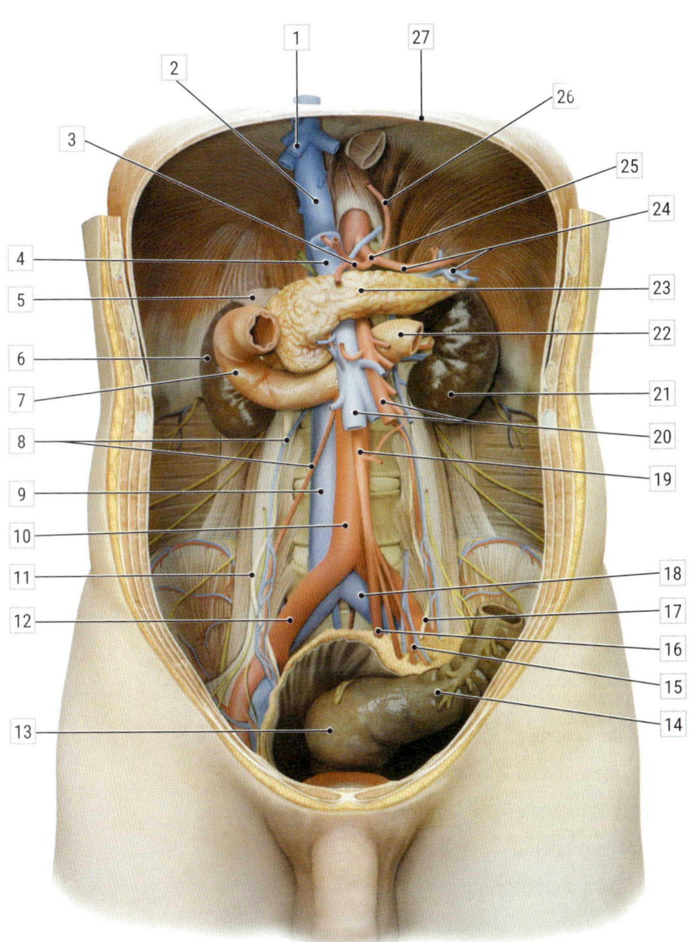

¿Cómo se denomina la membrana serosa que cubre gran parte del abdomen?

Anatomía de la región retroperitoneal.
Vista anterior.

1	Vv. hepáticas
2	V. cava inferior
3	A. hepática común
4	V. porta hepática
5	Glándula suprarrenal derecha
6	Riñón derecho
7	Duodeno
8	A. y V. testiculares
9	V. cava inferior
10	Aorta abdominal
11	Uréter derecho
12	A. ilíaca común
13	Ampolla rectal
14	Colon sigmoideo
15	Aa. y Vv. sigmoideas
16	A. rectal superior
17	Uréter izquierdo
18	V. ilíaca común
19	A. mesentérica inferior
20	A. y V. mesentéricas superiores
21	Riñón izquierdo
22	Flexura duodenoyeyunal
23	Páncreas
24	A. y V. esplénicas
25	Tronco celíaco
26	A. gástrica izquierda
27	Diafragma (centro tendinoso)

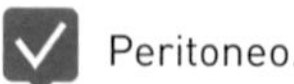 Peritoneo.

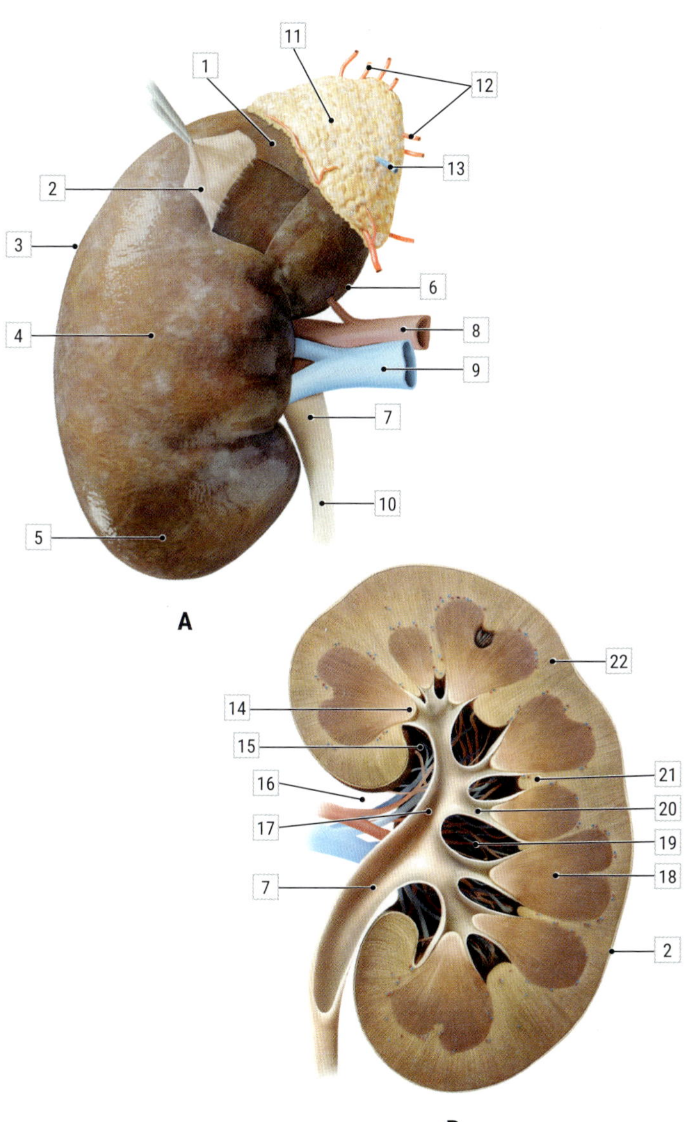

¿Cómo se denomina el espacio del riñón donde se localizan los vasos renales y la pelvis renal?

Anatomía del riñón y de la glándula suprarrenal.
A. Vista anterior del riñón derecho.
B. Sección coronal del riñón derecho, vista posterior.

1	Riñón (polo o extremidad superior)
2	Cápsula fibrosa
3	Riñón (borde lateral)
4	Riñón (cara anterior)
5	Riñón (polo o extremidad inferior)
6	Riñón (borde medial)
7	Pelvis renal
8	A. renal
9	V. renal
10	Uréter
11	Glándula suprarrenal
12	Aa. suprarrenales
13	V. central
14	Papila renal
15	Seno renal
16	Hilio renal
17	Cáliz renal mayor
18	Pirámide renal
19	Aa. y Vv. intrarrenales
20	Cáliz renal menor
21	Columna renal
22	Corteza renal

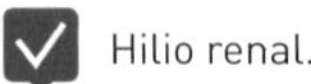 Hilio renal.

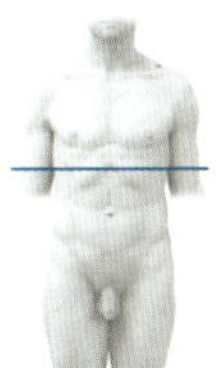

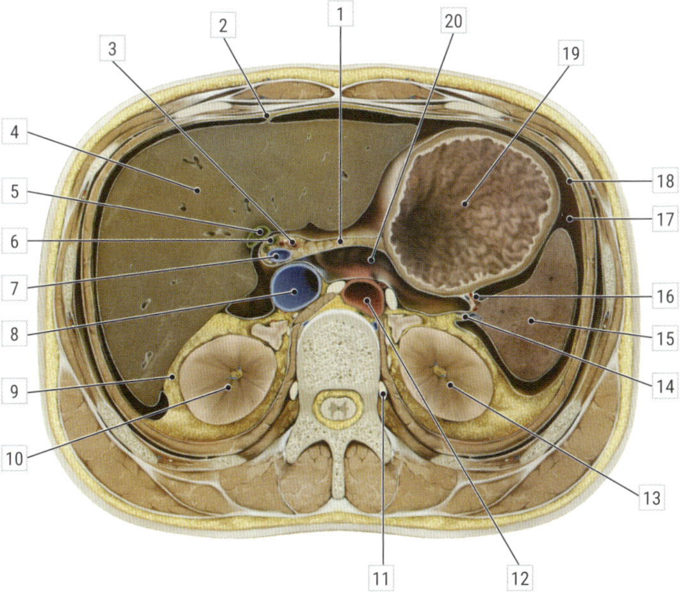

¿Qué tres vísceras que se observan en la sección son intraperitoneales?

Sección axial a nivel de T XII.

1 Omento (epiplón) menor
2 Lig. falciforme
3 A. hepática propia
4 Hígado
5 Vesícula biliar
6 Conducto colédoco
7 V. porta hepática
8 V. cava inferior
9 Cápsula adiposa
10 Riñón derecho
11 Tronco simpático
12 Aorta abdominal
13 Riñón izquierdo
14 Lig. esplenorrenal
15 Bazo
16 Lig. gastroesplénico
17 Cavidad peritoneal
18 Peritoneo parietal
19 Estómago
20 Bolsa omental

El hígado, el estómago y el bazo.

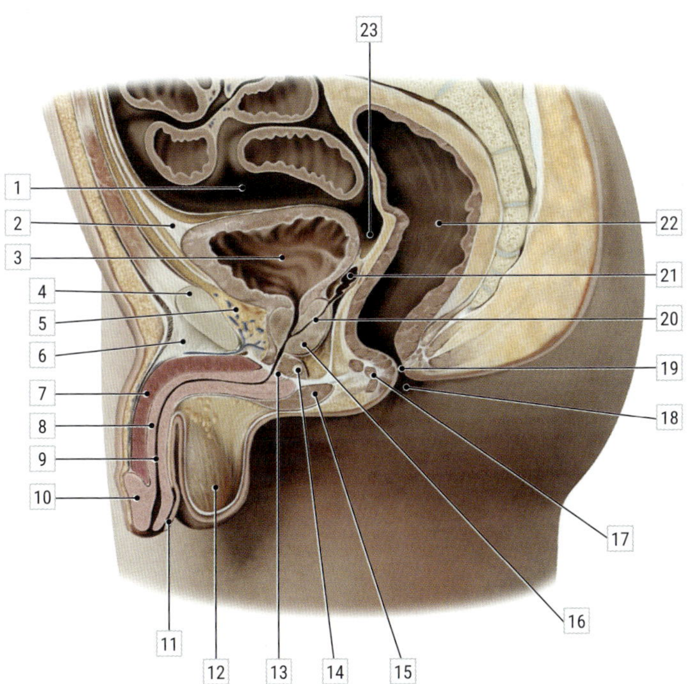

¿Qué conducto conecta el conducto deferente con la uretra? ¿Dónde se produce esta conexión?

Sección sagital de una pelvis masculina.

1   Cavidad peritoneal
2   Lig. umbilical medio
3   Vejiga urinaria
4   Sínfisis del pubis
5   Espacio retropúbico
6   Lig. suspensorio del pene
7   Cuerpo cavernoso
8   Cuerpo esponjoso
9   Uretra (porción esponjosa)
10 Glande
11 Prepucio
12 Escroto
13 Membrana perineal
14 Glándula bulbouretral
15 M. bulboesponjoso
16 Próstata
17 M. esfínter externo del ano
18 Ano
19 Canal anal
20 Conducto eyaculador
21 Vesícula (glándula) seminal
22 Ampolla rectal
23 Fondo de saco rectovesical

 El conducto eyaculador. Su conexión se produce en la próstata.

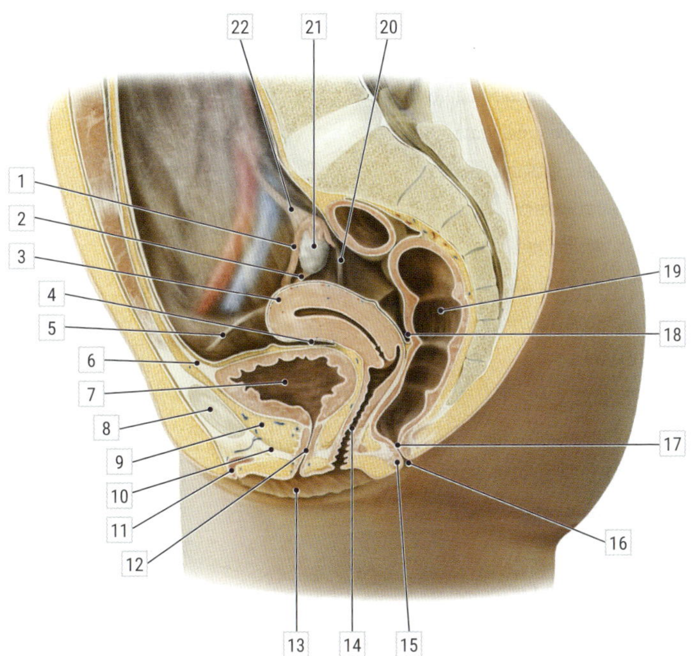

¿Qué diferencias hay en los fondos de saco peritoneales entre la pelvis masculina y la femenina?

Sección sagital de una pelvis femenina.

1	Trompa uterina
2	Lig. uteroovárico
3	Útero
4	Fondo de saco vesicouterino
5	Lig. redondo del útero
6	Lig. umbilical medio
7	Vejiga urinaria
8	Sínfisis del pubis
9	Espacio retropúbico
10	Membrana perineal
11	Clítoris
12	Uretra
13	Labio menor
14	Vagina
15	M. esfínter externo del ano
16	Ano
17	Canal anal
18	Fondo de saco rectouterino
19	Ampolla rectal
20	Uréter (porción pélvica)
21	Ovario
22	Lig. suspensorio del ovario

La pelvis masculina tiene uno, el rectovesical, mientras que la femenina tiene dos, el vesicouterino y el rectouterino.

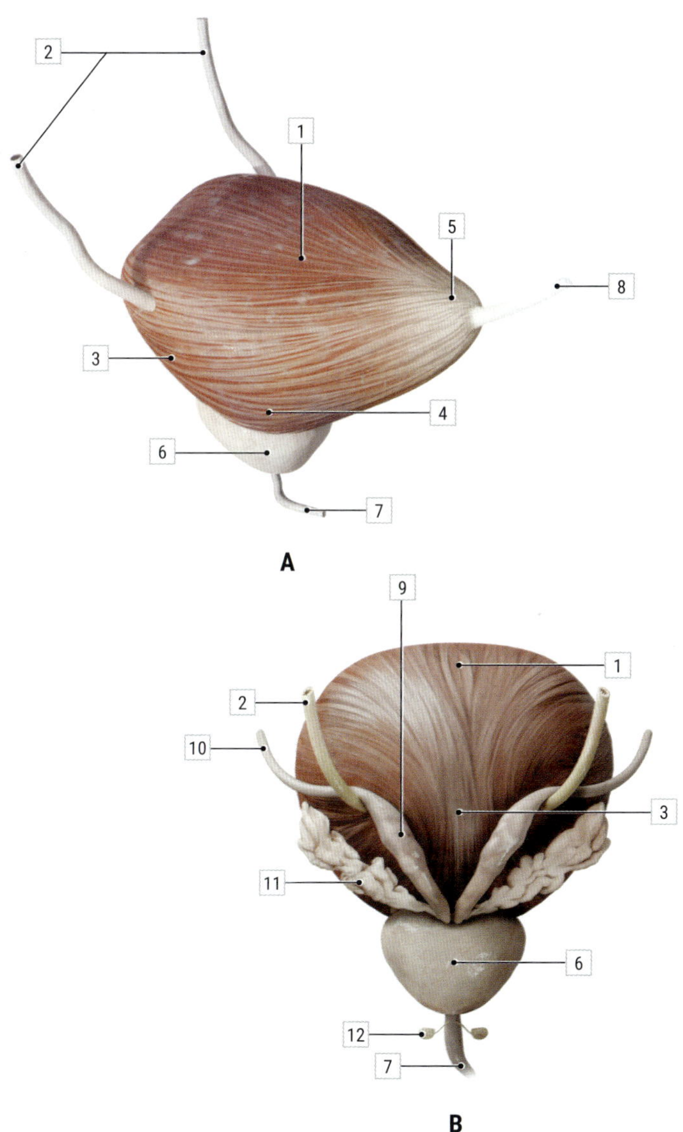

? ¿Cómo se denomina la estructura delimitada entre los dos orificios ureterales y el uretral interno?

Anatomía de la vejiga urinaria.

A. Vista anterolateral de una vejiga masculina.

B. Vista posterior.

1 Cuerpo

2 Uréteres (porción pélvica)

3 Fondo

4 Cuello

5 Vértice

6 Próstata

7 Uretra

8 Lig. umbilical medio

9 Conducto deferente (ampolla)

10 Conducto deferente (porción pélvica)

11 Vesícula (glándula) seminal

12 Glándula bulbouretral

Trígono vesical.

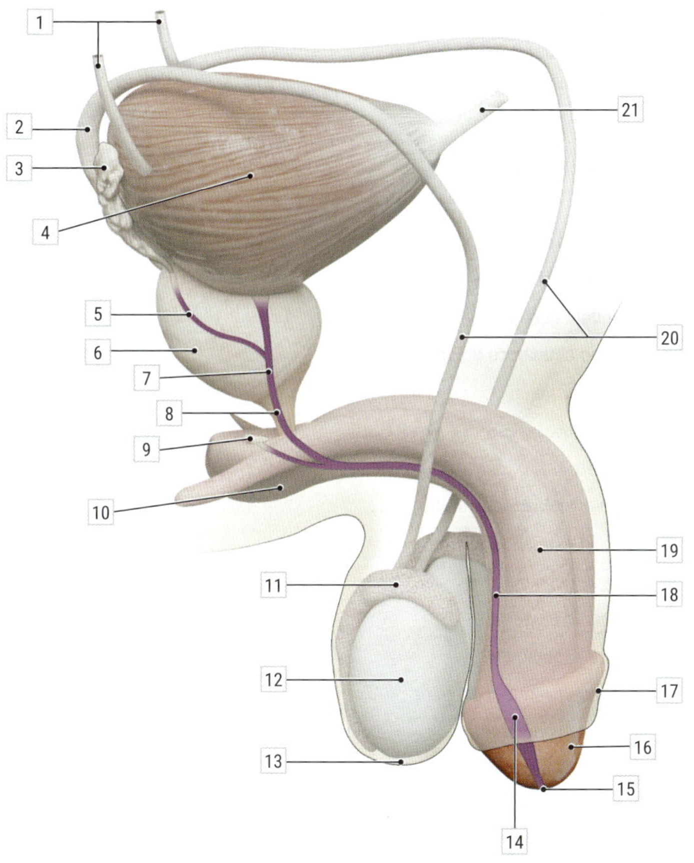

¿Cuáles son las partes de la uretra masculina, de forma ordenada desde la vejiga urinaria al orificio externo?

Anatomía de los órganos genitales masculinos.

1	Uréteres (porción pélvica)
2	Conducto deferente (ampolla)
3	Vesícula (glándula) seminal
4	Vejiga urinaria
5	Conducto eyaculador
6	Próstata
7	Uretra prostática
8	Uretra membranosa
9	Glándula bulbouretral
10	Cuerpo esponjoso del pene
11	Epidídimo
12	Testículo
13	Escroto
14	Fosa navicular de la uretra
15	Orificio externo de la uretra
16	Glande del pene
17	Prepucio del pene
18	Uretra esponjosa
19	Cuerpo cavernoso del pene
20	Conductos deferentes
21	Lig. umbilical medio

 Orificio uretral interno, porción intramural, porción prostática, porción membranosa, porción esponjosa, fosa navicular y orificio uretral externo.

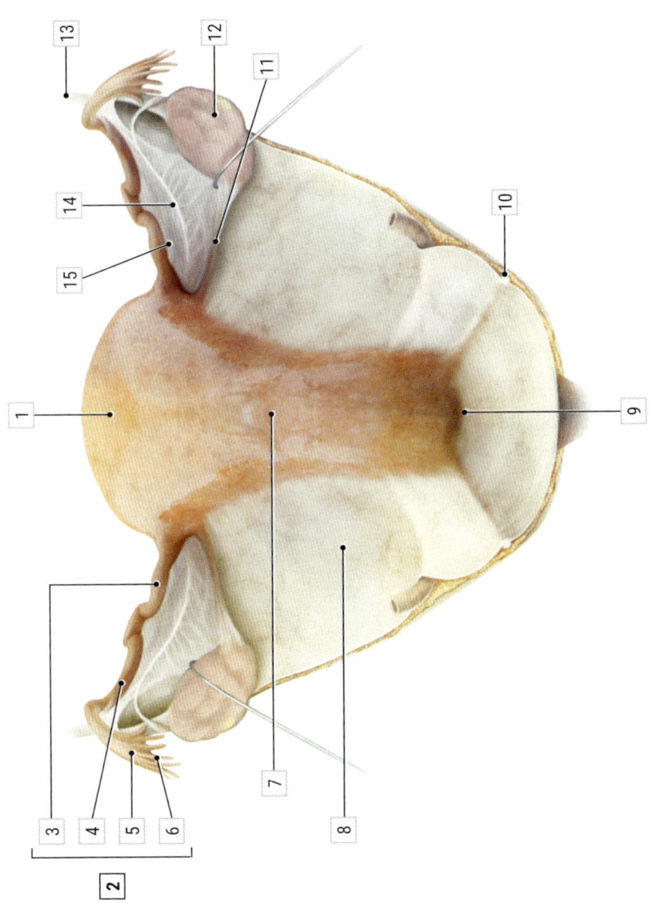

¿Con qué otro nombre se conoce el ligamento uteroovárico?

Anatomía de los órganos genitales internos femeninos.
Vista posterior.

1	Fondo del útero
2	Trompa uterina
3	Istmo
4	Ampolla
5	Infundíbulo
6	Franjas
7	Cuerpo del útero
8	Lig. ancho del útero
9	Fondo de saco rectouterino
10	Lig. rectouterino
11	Lig. uteroovárico
12	Ovario
13	Lig. suspensorio del ovario
14	Epoóforo
15	Mesosálpinx

✓ Ligamento propio del ovario.

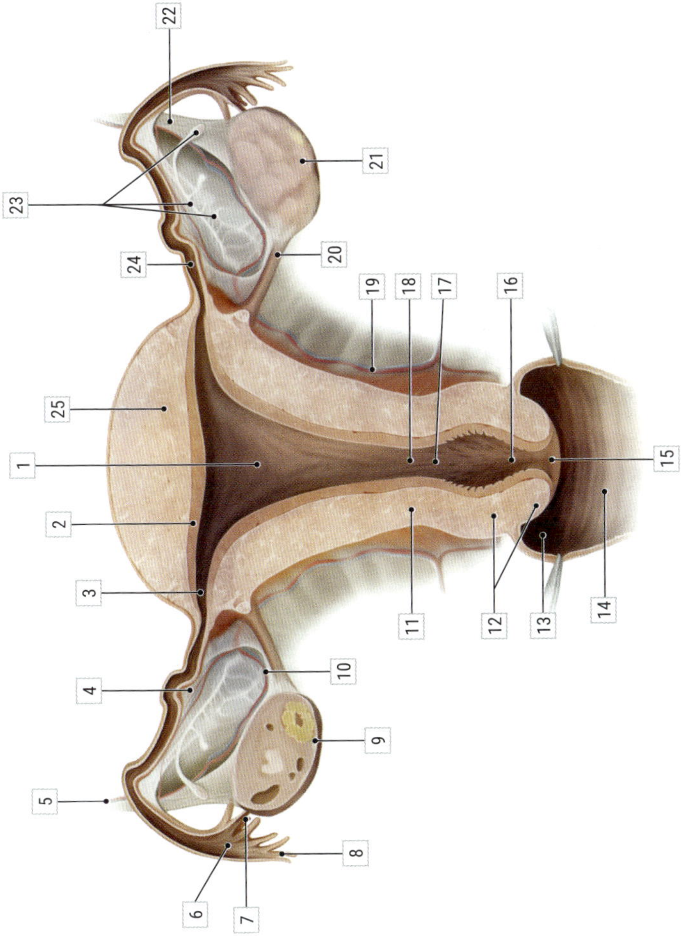

¿Qué cambios hay en el orificio vaginal externo entre una mujer nulípara y una multípara?

Anatomía de los órganos genitales internos femeninos.
Sección coronal del útero y de las trompas uterinas.

1. Cavidad uterina
2. Endometrio
3. Cuerno del útero (orificio interno)
4. Rr. tubáricas
5. A. y Vv. ováricas
6. Orificio abdominal de la trompa uterina
7. Franja ovárica
8. Franjas de la trompa uterina
9. Túnica albugínea
10. Rr. ováricas
11. Cuerpo del útero
12. Cuello del útero
13. Fondo de saco vaginal
14. Vagina
15. Orificio externo
16. Conducto del cuello del útero
17. Orificio anatómico interno
18. Istmo del útero
19. Aa. y Vv. uterninas
20. Lig. uteroovárico
21. Ovario
22. Lig. suspensorio del ovario
23. Epoóforo
24. Trompa uterina
25. Fondo del útero/Miometrio

 En la mujer nulípara tiene una forma puntiforme mientras que en la multípara adquiere una forma de hendidura transversal.

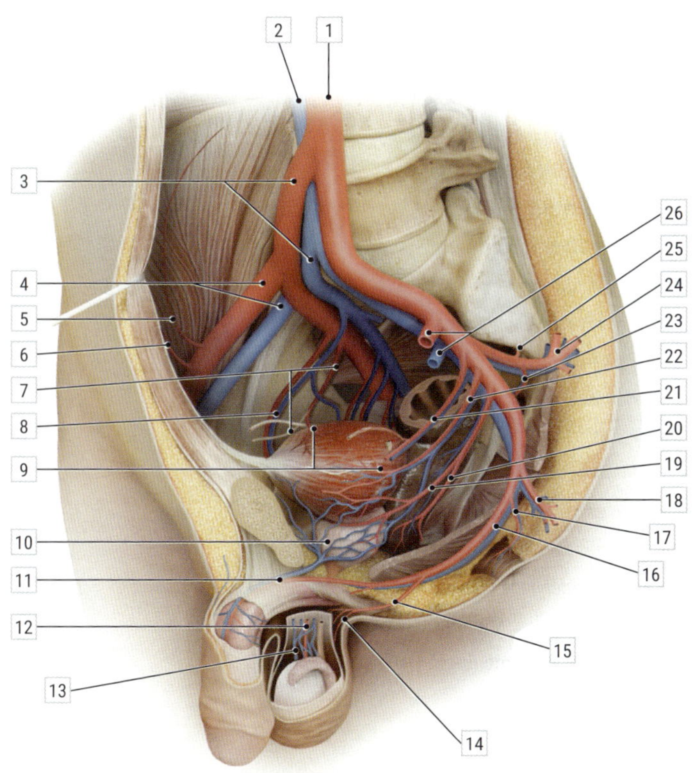

¿De qué arteria se originan la mayor parte de las arterias de la pelvis?

Arterias y venas de la pelvis masculina.
Vista anterolateral izquierda.

1	Aorta descendente (porción abdominal)
2	V. cava inferior
3	A. y V. ilíacas comunes
4	A. y V. ilíacas externas
5	A. circunfleja ilíaca profunda
6	A. epigástrica inferior
7	A. umbilical (porciones permeable y obliterada)
8	A. y V. obturatrices
9	Aa. vesicales superiores
10	Plexo venoso prostático
11	A. dorsal del pene y V. dorsal profunda del pene
12	A. testicular
13	Plexo pampiniforme
14	Aa. escrotales posteriores
15	A. perineal
16	A. y V. pudendas internas
17	A. y V. rectales inferiores
18	A. y V. glúteas inferiores
19	A. vesical inferior
20	A. rectal media
21	A. y V. obturatrices
22	A. y V. umbilicales
23	A. y V. sacras laterales
24	A. y V. glúteas superiores
25	A. iliolumbar
26	A. y V. ilíacas internas

De la arteria ilíaca interna.

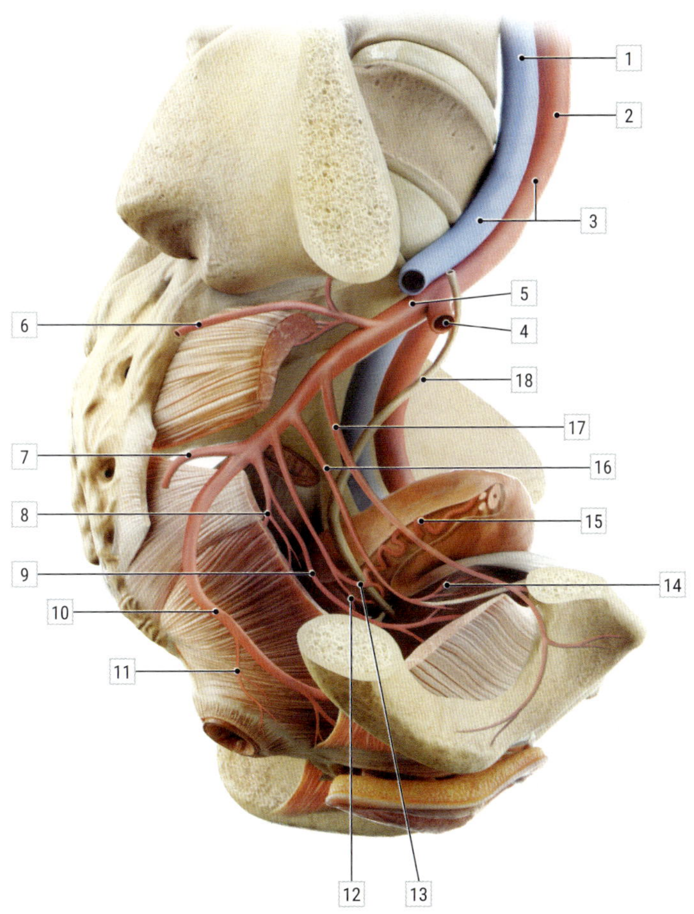

¿Qué músculo forma dos espacios por donde salen las arterias glúteas superior e inferior?

Arterias y venas de la pelvis femenina.
Vista lateral derecha.

1 V. cava inferior

2 Aorta descendente (porción abdominal)

3 A. y V. ilíacas comunes

4 A. ilíaca externa

5 A. ilíaca interna

6 A. glútea superior

7 A. glútea inferior

8 A. rectal media

9 A. vesical inferior

10 A. pudenda interna

11 A. rectal inferior

12 A. vaginal

13 A. uterina

14 Aa. vesicales superiores

15 A. uterina (Rr. helicinas)

16 A. umbilical

17 A. obturatriz

18 Uréter

 El músculo piriforme, que forma los espacios suprapiriforme (por donde salen los vasos glúteos superiores) e infrapiriforme (por donde salen los vasos glúteos inferiores).

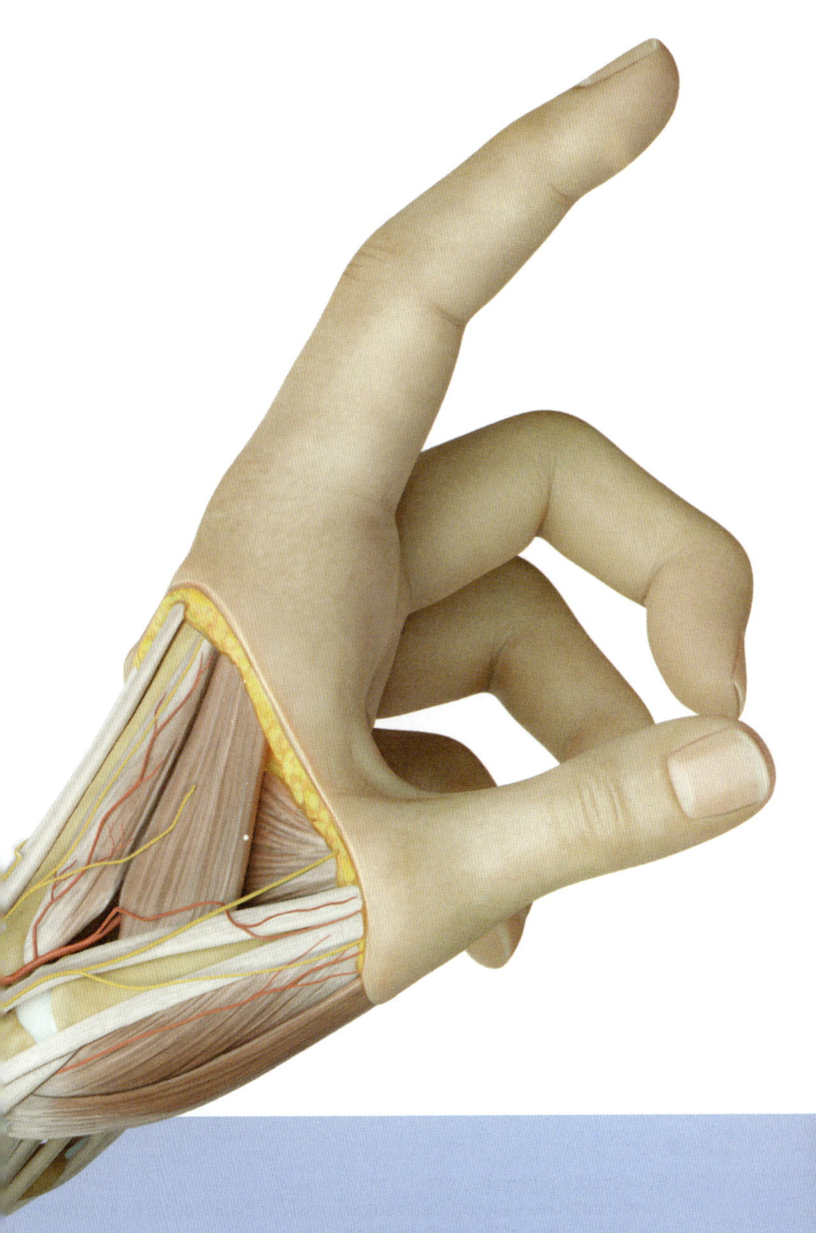

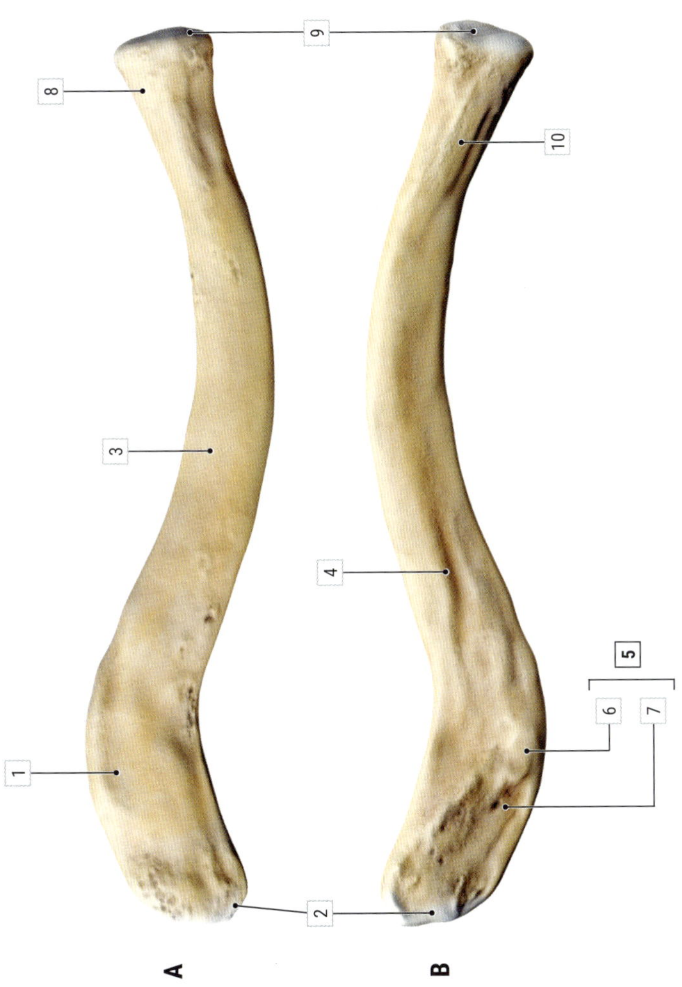

¿Qué huesos forman la cintura escapular?

Clavícula.
A. Vista superior.
B Vista inferior.

1	Extremidad acromial
2	Carilla articular acromial
3	Cuerpo
4	Surco para el M. subclavio
5	Tuberosidad para el Lig. coracoclavicular
6	Tubérculo conoideo
7	Línea trapezoidea
8	Extremidad esternal
9	Carilla articular esternal
10	Impresión del Lig. costoclavicular

Las clavículas y las escápulas.

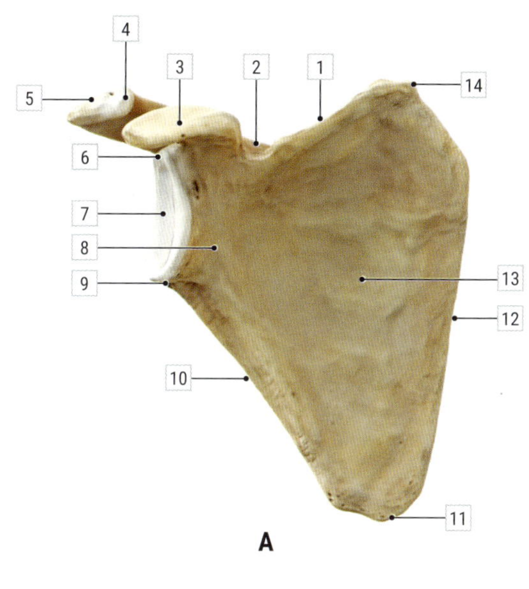

A

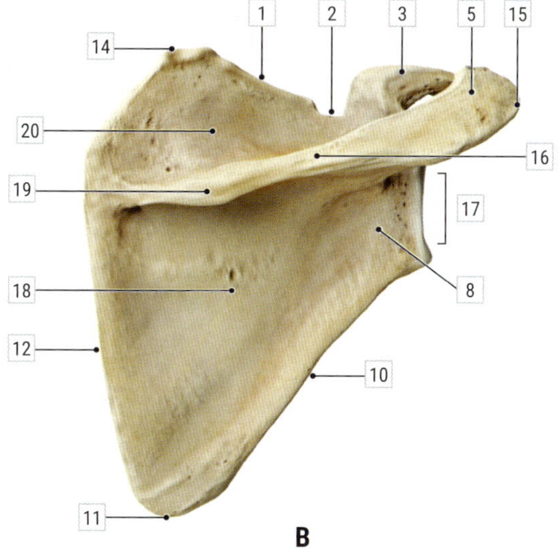

B

¿Qué tipo de hueso es la escápula?

Escápula.
A. Vista anterior.
B. Vista posterior.

1   Borde superior

2   Escotadura de la escápula

3   Apóf. coracoides

4   Carilla articular clavicular

5   Acromion

6   Tubérculo supraglenoideo

7   Cavidad glenoidea

8   Cuello

9   Tubérculo infraglenoideo

10   Borde lateral

11   Ángulo inferior

12   Borde medial

13   Fosa subescapular

14   Ángulo superior

15   Ángulo acromial

16   Espina de la escápula

17   Ángulo lateral

18   Fosa infraespinosa

19   Tubérculo deltoideo

20   Fosa supraespinosa

Plano.

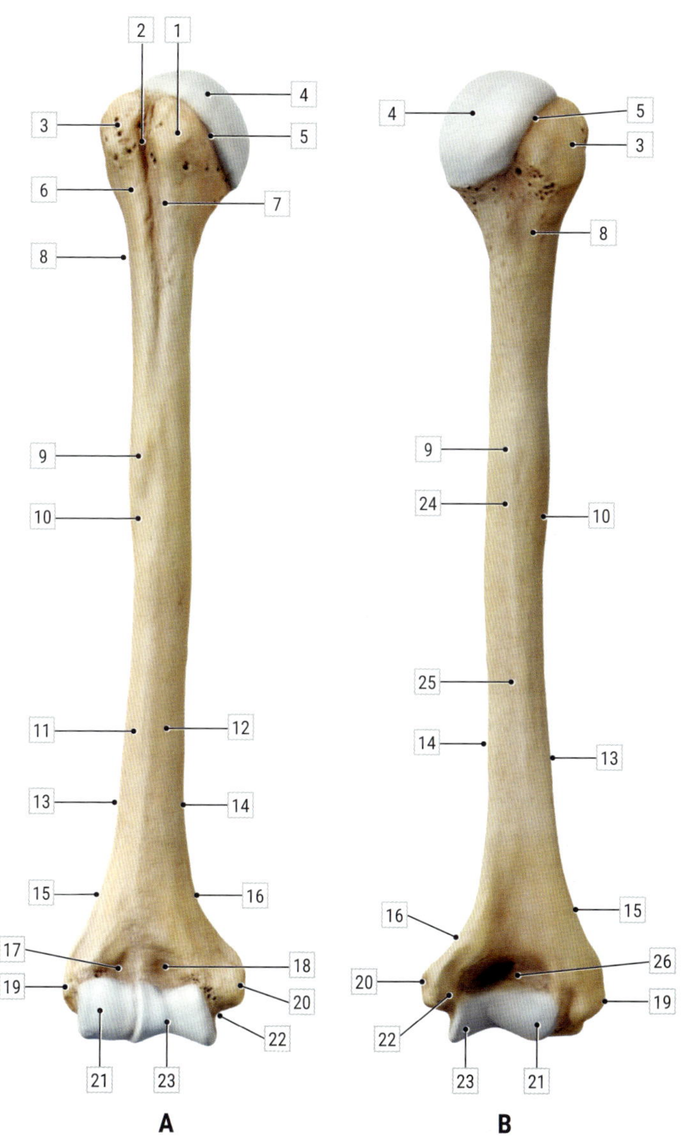

¿Qué otro nombre recibe el surco intertubercular y por qué?

Húmero.
A. Vista anterior.
B. Vista posterior.

1   Tubérculo menor

2   Surco intertubercular

3   Tubérculo mayor

4   Cabeza

5   Cuello anatómico

6   Cresta del tubérculo mayor

7   Cresta del tubérculo menor

8   Cuello quirúrgico

9   Cuerpo

10   Tuberosidad deltoidea

11   Cara anterolateral

12   Cara anteromedial

13   Borde lateral

14   Borde medial

15   Cresta supraepicondílea lateral

16   Cresta supraepicondílea medial

17   Fosa radial

18   Fosa coronoidea

19   Epicóndilo lateral

20   Epicóndilo medial

21   Capítulo

22   Surco para el N. cubital

23   Tróclea

24   Surco para el N. radial

25   Cara posterior

26   Fosa olecraneana

 Corredera bicipital, pues en ella se sitúa el tendón de la cabeza larga del músculo bíceps braquial.

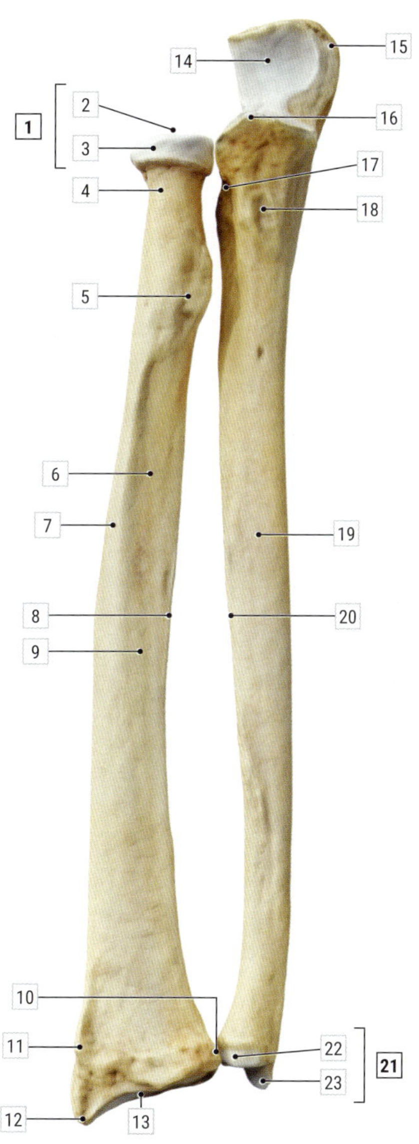

¿Qué articulaciones forman el radio y el cúbito?

Huesos del antebrazo, radio y cúbito (o ulna).
Vista anterior.

1	Cabeza del radio
2	Fosa articular
3	Circunferencia articular (del radio)
4	Cuello
5	Tuberosidad del radio
6	Cuerpo (del radio)
7	Tuberosidad pronadora
8	Borde interóseo (del radio)
9	Cara anterior
10	Escotadura cubital
11	Cresta supraestiloidea
12	Apóf. estiloides (del radio)
13	Cara articular carpiana
14	Escotadura troclear
15	Olécranon
16	Apóf. coronoides
17	Cresta del M. supinador
18	Tuberosidad del cúbito
19	Cuerpo (del cúbito)
20	Borde interóseo (del cúbito)
21	Cabeza (del cúbito)
22	Circunferencia articular (del cúbito)
23	Apóf. estiloides (del cúbito)

 Las articulaciones radiocubitales proximal y distal.

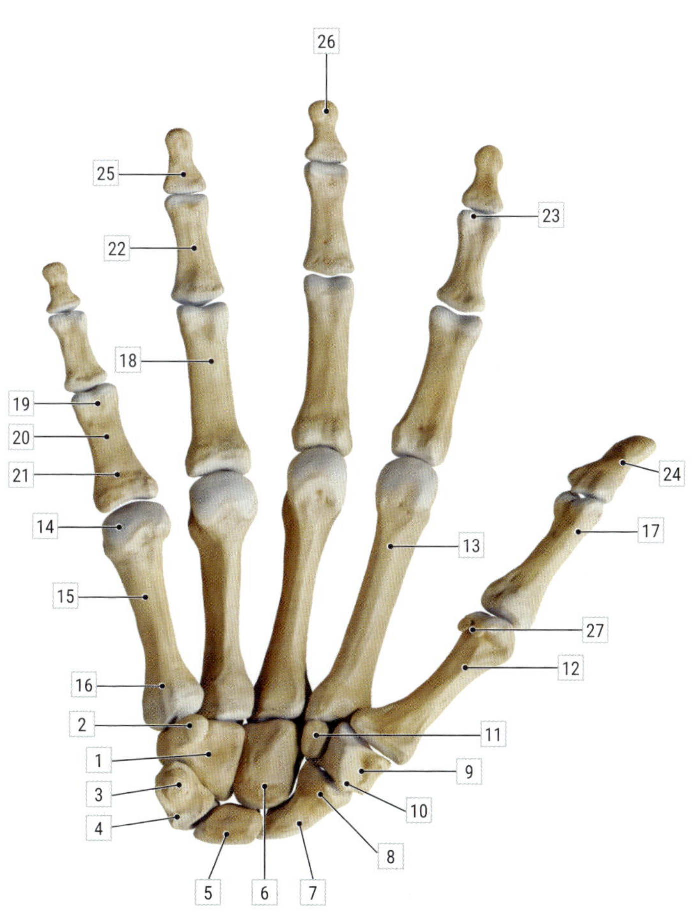

De radial a cubital, ¿qué huesos forman las dos hileras del carpo?

Huesos de la mano.
Vista anterior o volar.

1	H. ganchoso
2	Gancho del H. ganchoso
3	H. pisiforme
4	H. piramidal
5	H. semilunar
6	H. grande
7	H. escafoides
8	Tubérculo del H. escafoides
9	H. trapecio
10	Tubérculo del H. trapecio
11	H. trapezoide
12	Metacarpiano I
13	Metacarpiano II
14	Cabeza del metacarpiano V
15	Cuerpo del metacarpiano V
16	Base del metacarpiano V
17	Falange proximal I
18	Falange proximal IV
19	Cabeza de la falange proximal V
20	Cuerpo de la falange proximal V
21	Base de la falange proximal V
22	Falange media IV
23	Tróclea de la falange
24	Falange distal I
25	Falange distal IV
26	Tuberosidad de la falange distal
27	Hh. sesamoideos

Hilera proximal: escafoides, semilunar, piramidal y pisiforme. Hilera distal: trapecio, trapezoide, grande y ganchoso.

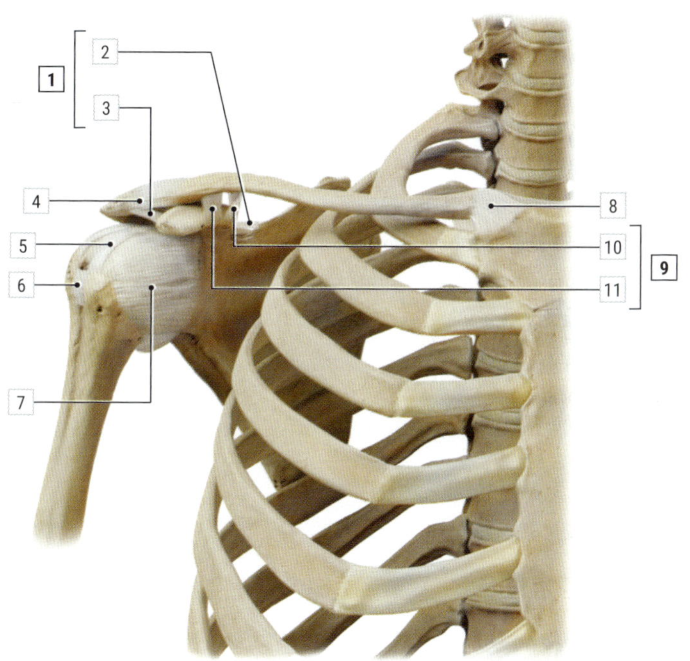

¿Qué tipo de articulación es la glenohumeral?

Vista general de los ligamentos de la cintura escapular y el hombro.
Vista anterior.

1	Sindesmosis de la cintura escapular
2	Lig. transverso superior de la escápula
3	Lig. coracoacromial
4	Lig. acromioclavicular
5	Lig. coracohumeral
6	Lig. transverso del húmero
7	Cápsula articular y Ligs. glenohumerales
8	Ligs. esternoclaviculares
9	Lig. coracoclavicular
10	Lig. trapezoideo
11	Lig. conoideo

☑ Sinovial del tipo esférica (enartrosis).

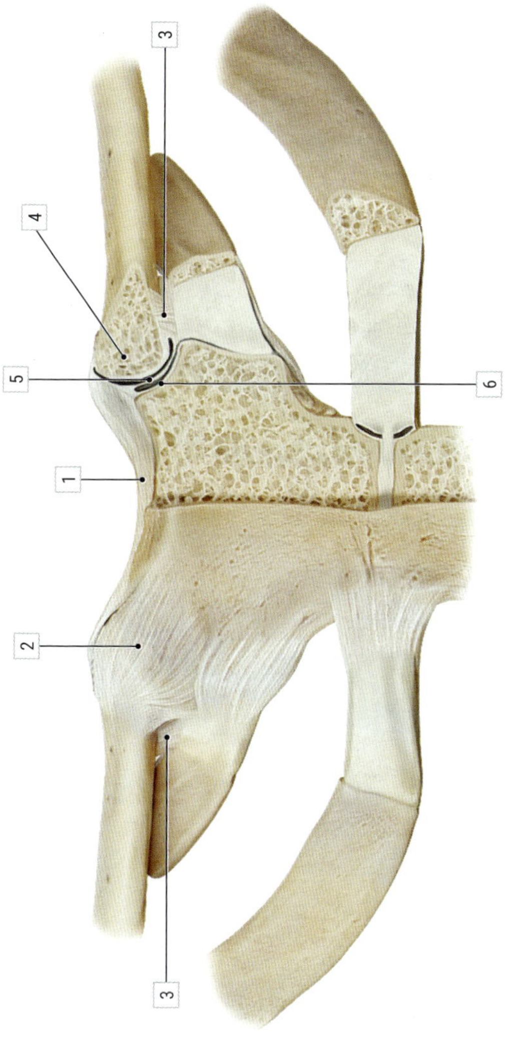

¿Qué tipo de articulación es la esternoclavicular?

Articulaciones esternoclaviculares.
Vista anterior.

1	Lig. interclavicular
2	Lig. esternoclavicular anterior
3	Lig. costoclavicular
4	Extremidad esternal
5	Disco articular
6	Escotadura clavicular

✓ Sinovial del tipo «en silla de montar».

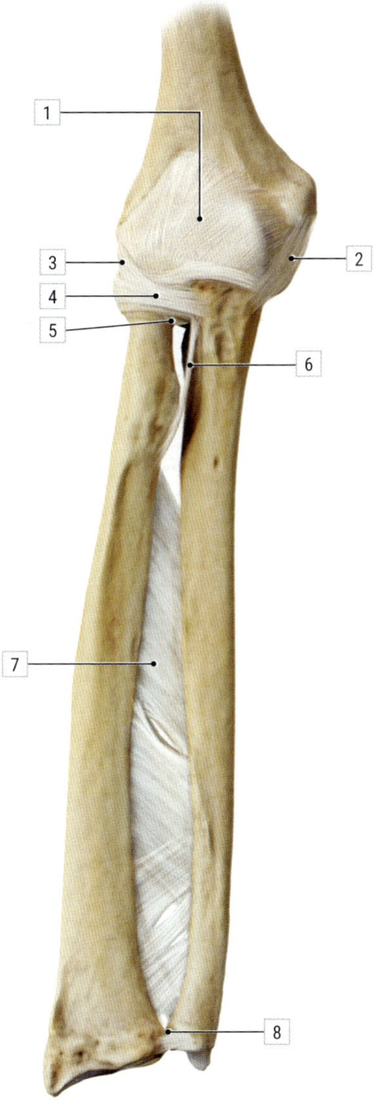

 ¿Qué tipo de articulaciones son las radiocubitales?

Complejo articular del codo y sindesmosis radiocubital.
Vista anterior.

1 Cápsula articular (fibrosa) y sindesmosis radiocubital

2 Lig. colateral cubital

3 Lig. colateral radial

4 Lig. anular del radio

5 Receso sacciforme

6 Cuerda oblicua

7 Membrana interósea del antebrazo

8 Art. radiocubital distal

✓ Sinoviales del tipo trocoide.

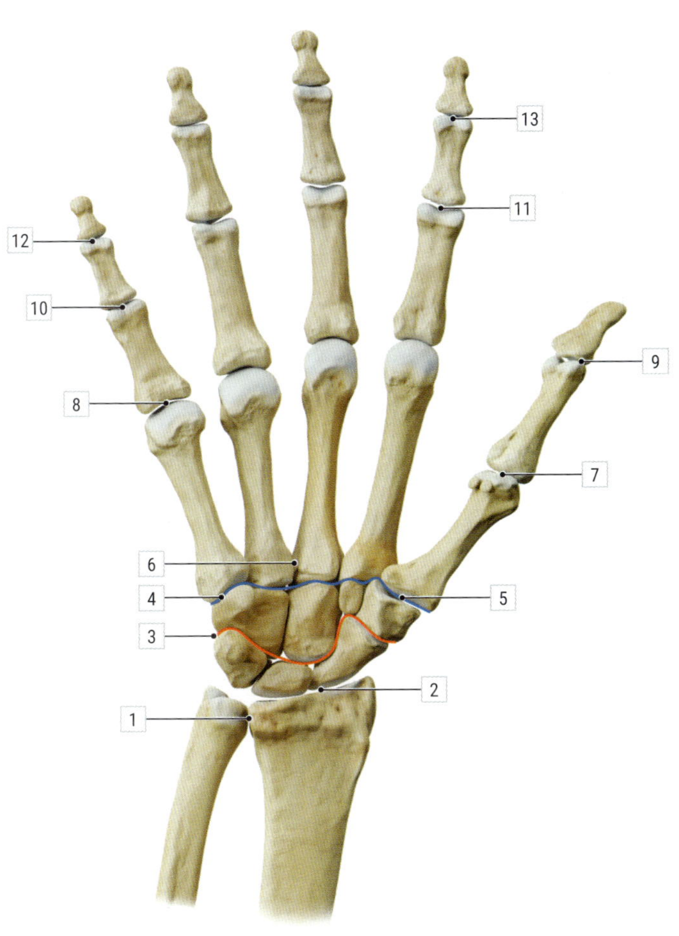

¿Cuál de las articulaciones de la imagen es una característica articulación «en silla de montar»?

Vista general anterior de los huesos de la muñeca y la mano
y articulaciones que forman.

1. Art. radiocubital distal
2. Art. radiocarpiana
3. Art. mediocarpiana
4. Art. carpometacarpiana
5. Art. trapeciometacarpiana
6. Art. intermetacarpiana
7. Art. metacarpofalángica del pulgar
8. Art. metacarpofalángica V
9. Art. interfalángica del pulgar
10. Art. interfalángica proximal V
11. Art. interfalángica proximal II
12. Art. interfalángica distal V
13. Art. interfalángica distal II

☑ La articulación trapeciometacarpiana.

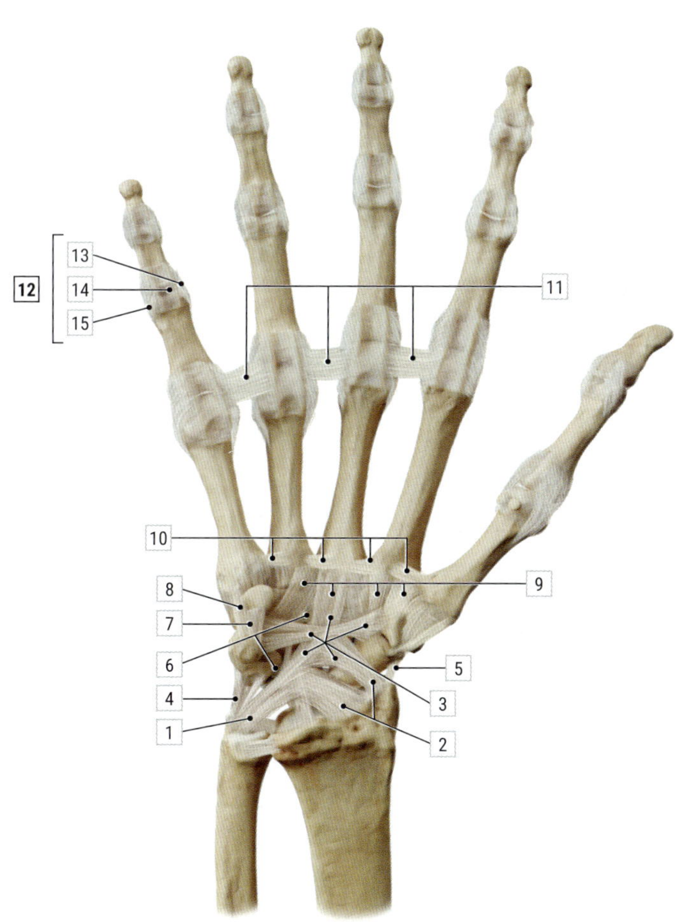

¿Qué ligamento (no representado) forma el techo del túnel carpiano?

Ligamentos de la mano.
Vista palmar.

1	Lig. cubitocarpiano palmar
2	Lig. radiocarpiano palmar
3	Lig. radiado del carpo
4	Lig. colateral cubital del carpo
5	Lig. colateral radial del carpo
6	Ligs. intercarpianos palmares
7	Lig. pisiganchoso
8	Lig. pisimetacarpiano
9	Ligs. carpometacarpianos palmares
10	Ligs. metacarpianos palmares
11	Lig. metacarpiano transverso profundo
12	Art. interfalángica (proximal)
13	Lig. colateral radial
14	Lig. palmar
15	Lig. colateral cubital

✓ El ligamento transverso del carpo.

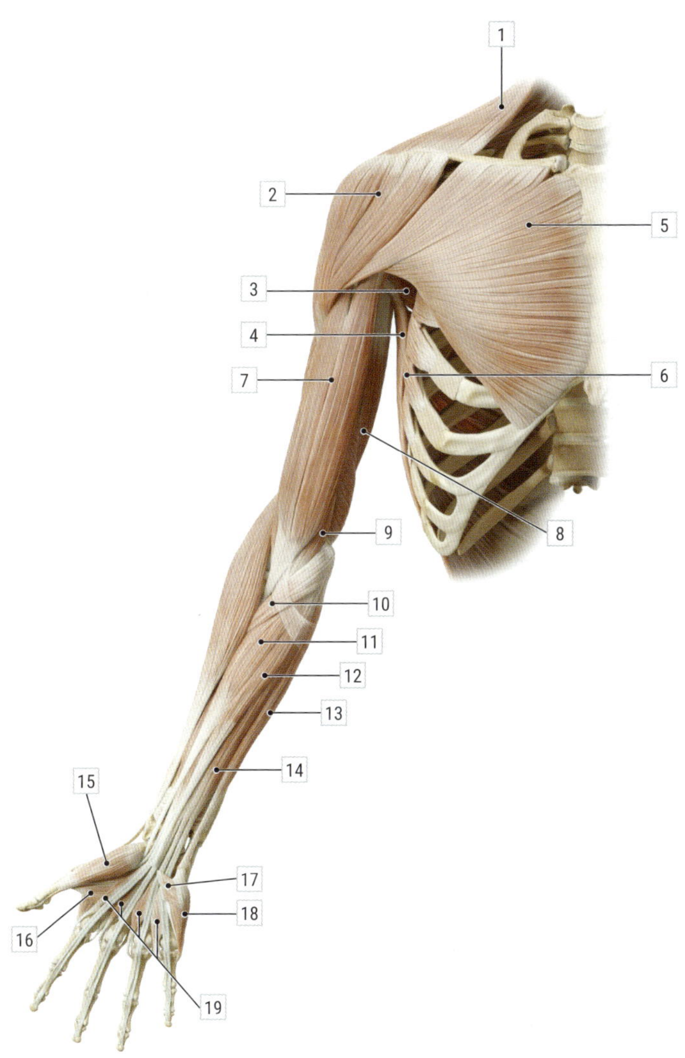

En la imagen se ilustran las dos cabezas del músculo bíceps braquial. ¿Qué músculos forman la capa superficial del compartimiento anterior del antebrazo?

Músculos del miembro superior, capa superficial
de los músculos anteriores.
Vista anterior.

1	M. trapecio
2	M. deltoides
3	M. redondo mayor
4	M. dorsal ancho
5	M. pectoral mayor
6	M. serrato anterior
7	M. bíceps braquial
8	M. tríceps braquial
9	M. braquial
10	M. pronador redondo
11	M. flexor radial del carpo
12	M. palmar largo
13	M. flexor cubital del carpo
14	M. flexor superficial de los dedos
15	M. abductor corto del pulgar
16	M. aductor del pulgar
17	M. palmar corto
18	M. abductor del meñique
19	Mm. lubricales

La capa superficial está formada por el pronador redondo, el flexor radial del carpo, el palmar largo y el flexor cubital del carpo. En una segunda capa, más profunda, se encuentra el flexor superficial de los dedos.

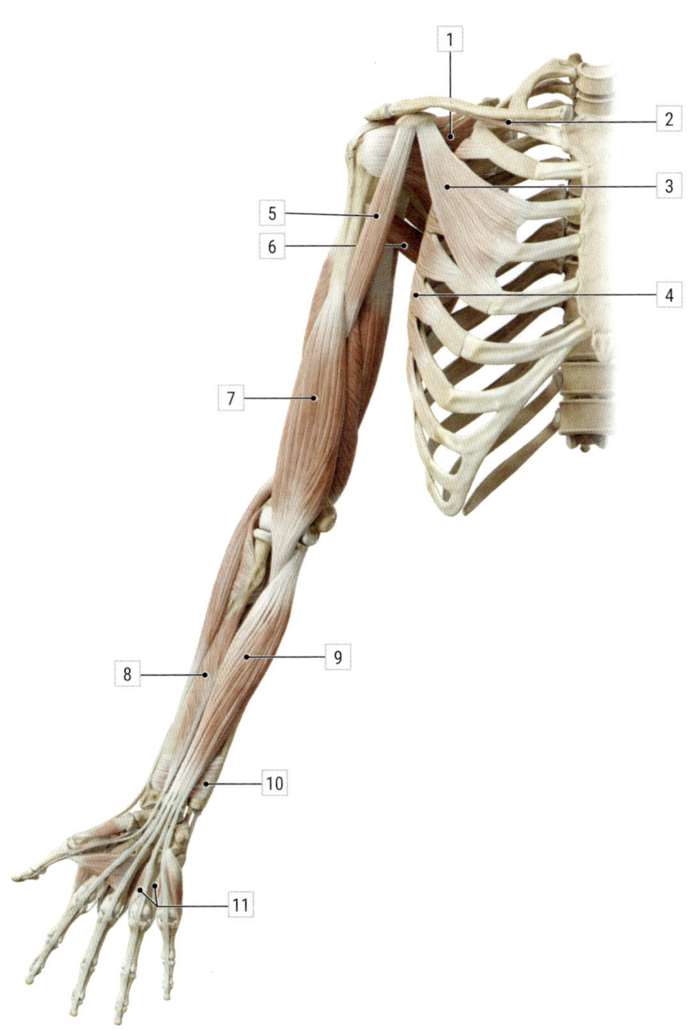

¿Qué músculos forman la capa profunda del compartimiento anterior del antebrazo?

Músculos del miembro superior, capa profunda
de los músculos anteriores.
Vista anterior.

1	M. subescapular
2	M. subclavio
3	M. pectoral menor
4	M. serrato anterior
5	M. coracobraquial
6	M. redondo mayor
7	M. braquial
8	M. flexor largo del pulgar
9	M. flexor profundo de los dedos
10	M. pronador cuadrado
11	Mm. interóseos

El músculo flexor profundo de los dedos y el flexor largo del pulgar.
En una capa más profunda, el pronador cuadrado.

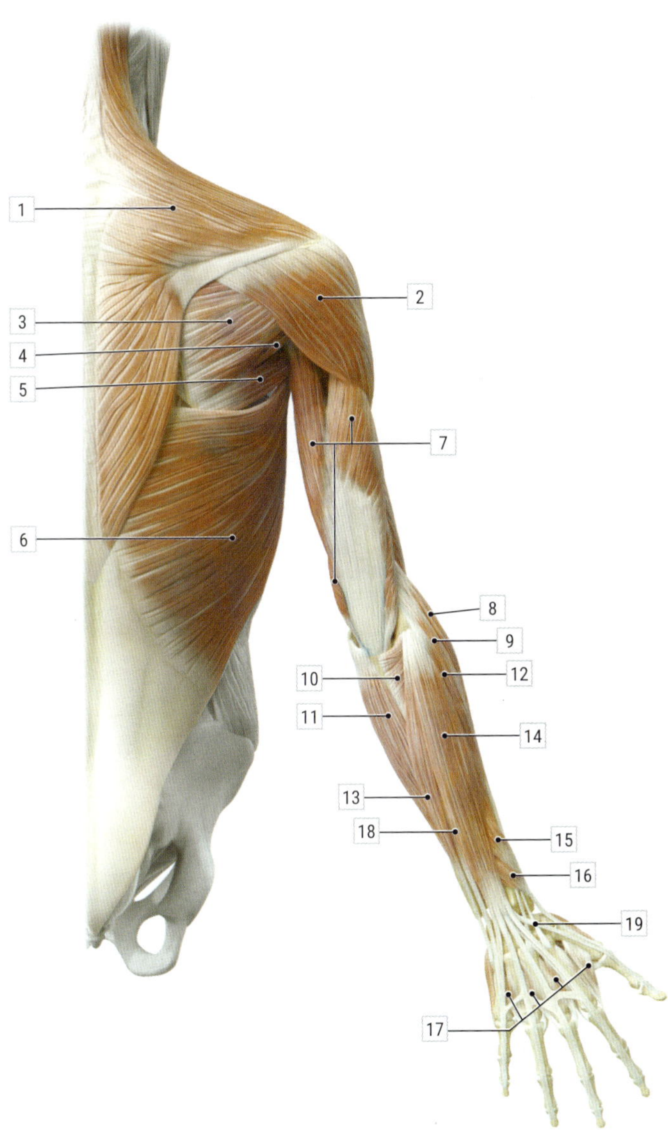

¿Qué músculos posteriores forman el grupo (o porción) radial?

Músculos posteriores del miembro superior, capa superficial.
Vista posterior.

1   M. trapecio

2   M. deltoides

3   M. infraespinoso

4   M. redondo menor

5   M. redondo mayor

6   M. dorsal ancho

7   M. tríceps braquial

8   M. braquiorradial

9   M. extensor radial largo del carpo

10   M. ancóneo

11   M. extensor cubital del carpo

12   M. extensor radial corto del carpo

13   M. extensor cubital del carpo

14   M. extensor de los dedos

15   M. abductor largo del pulgar

16   M. extensor corto del pulgar

17   Mm. interóseos dorsales

18   M. extensor del meñique

19   M. extensor largo del pulgar

✓ El músculo braquiorradial, el extensor radial largo del carpo y el extensor radial corto del carpo.

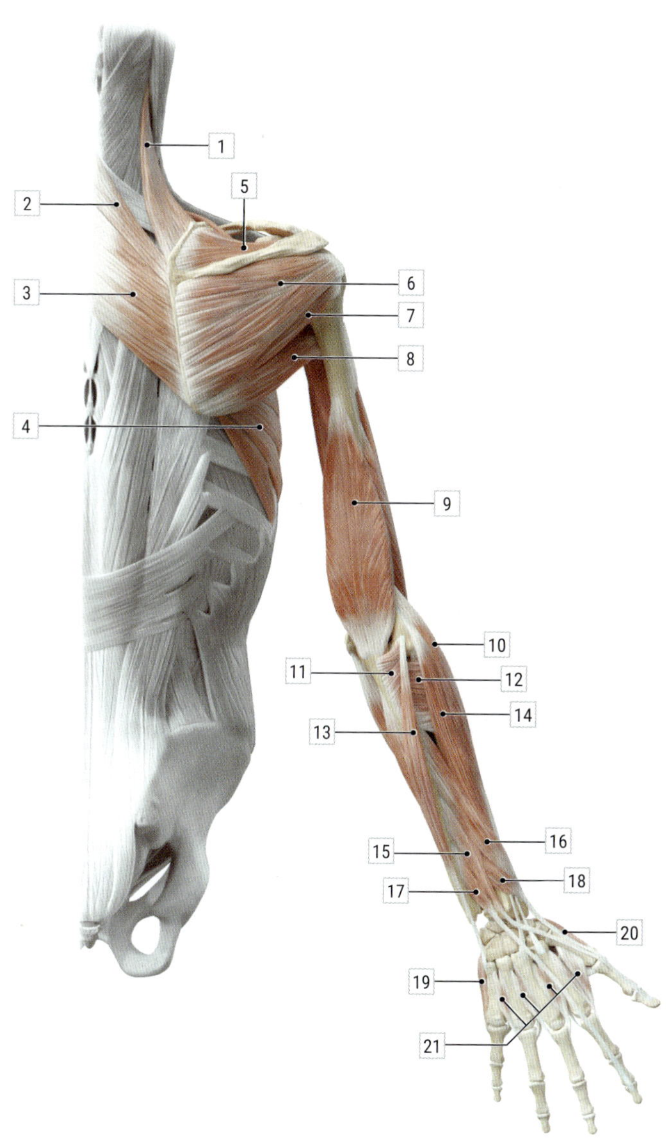

¿Qué músculos se insertan en el tubérculo mayor del húmero?

Músculos del miembro superior, capa profunda.
Vista posterior.

1	M. elevador de la escápula
2	M. romboides menor
3	M. romboides mayor
4	M. serrato anterior
5	M. supraespinoso
6	M. infraespinoso
7	M. redondo menor
8	M. redondo mayor
9	M. tríceps braquial (cabeza medial)
10	M. extensor radial largo del carpo
11	M. ancóneo
12	M. supinador
13	M. extensor cubital del carpo
14	M. extensor radial corto del carpo
15	M. extensor largo del pulgar
16	M. abductor largo del pulgar
17	M. extensor del índice
18	M. extensor corto del pulgar
19	M. abductor del meñique
20	M. abductor corto del pulgar
21	Mm. interóseos dorsales

✓ Los músculos supraespinoso, infraespinoso y redondo menor.

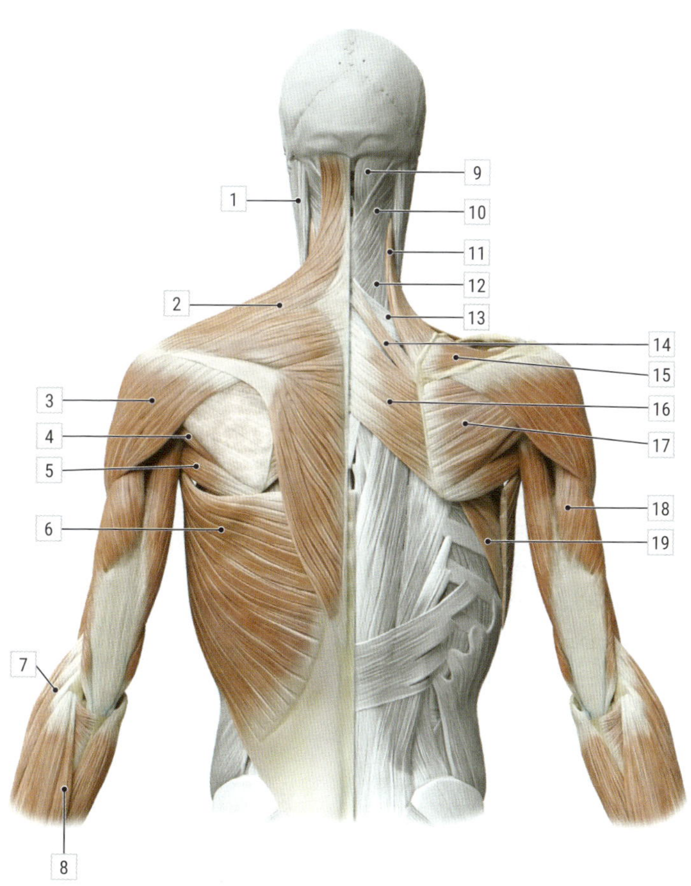

¿Cuál de los músculos representados presenta tres porciones (descendente, transversa y ascendente)?

Músculos posteriores de la cinturta escapular y el brazo.
A la izquierda, capa superficial, y a la derecha, capa profunda.
Vista posterior.

1	M. esternocleidomastoideo
2	M. trapecio
3	M. deltoides
4	M. redondo menor
5	M. redondo mayor
6	M. dorsal ancho
7	Mm. del compartimento posterior del antebrazo, porción lateral
8	Mm. del compartimento posterior del antebrazo
9	M. semiespinoso de la cabeza
10	M. esplenio de la cabeza
11	M. elevador de la escápula
12	M. esplenio cervical
13	M. serrato posterior superior
14	M. romboides menor
15	M. supraespinoso
16	M. romboides mayor
17	M. infraespinoso
18	M. tríceps braquial
19	M. serrato anterior

El músculo trapecio.

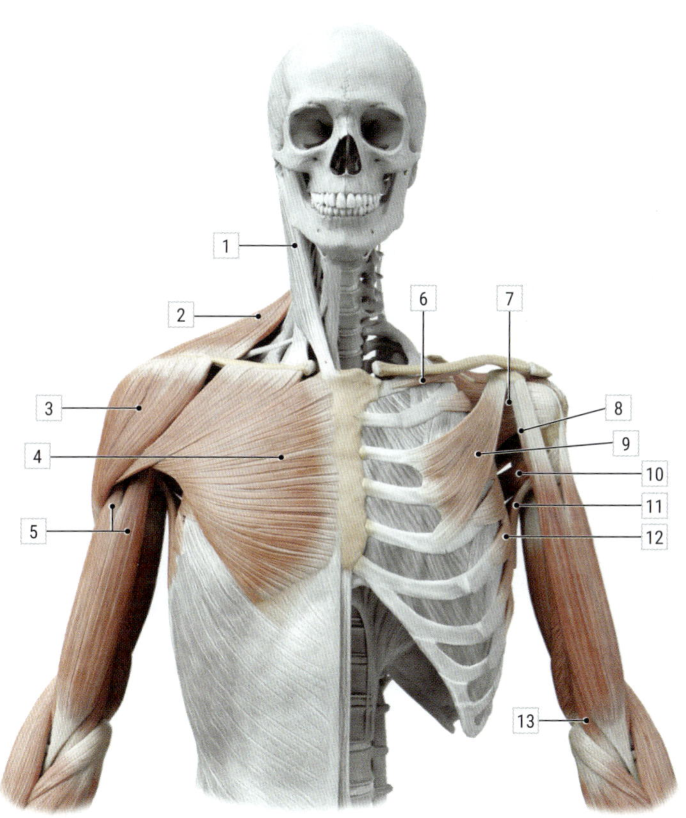

¿Cuáles son las tres porciones que forman el pectoral mayor? ¿Y el deltoides?

Músculos anteriores de la cintura escapular y el brazo.
A la derecha del modelo, capa superficial, y a la izquierda, capa profunda.
Vista anterior

1   M. esternocleidomastoideo
2   M. trapecio
3   M. deltoides
4   M. pectoral mayor
5   M. bíceps braquial
6   M. subclavio
7   M. subescapular
8   M. coracobraquial
9   M. pectoral menor
10   M. redondo mayor
11   M. dorsal ancho
12   M. serrato anterior
13   M. braquial

Pectoral mayor: clavicular, esternocostal y abdominal. Deltoides: clavicular, acromial y espinal.

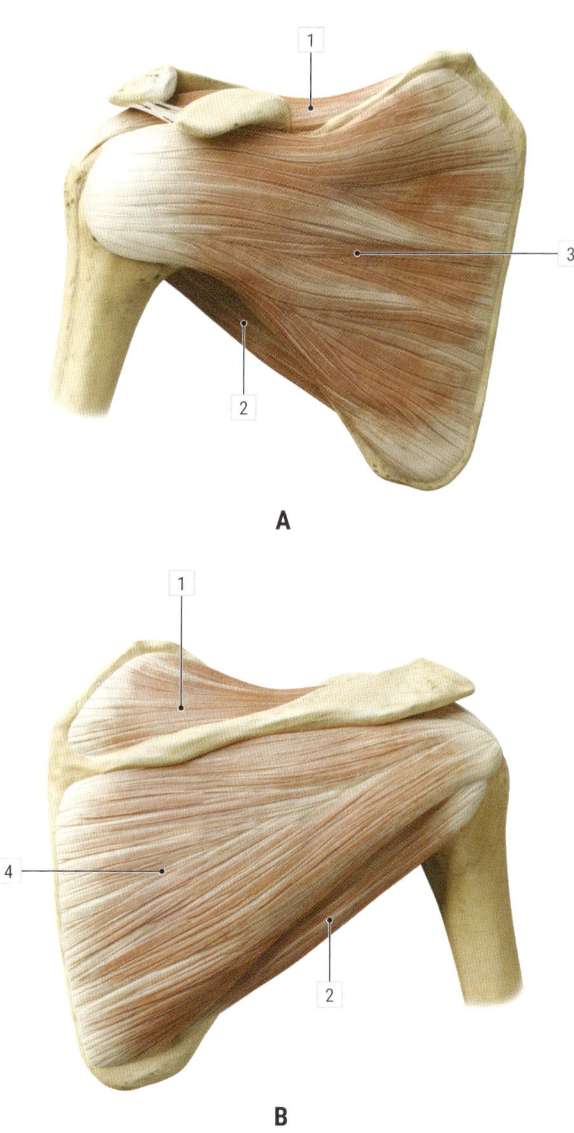

A

B

¿Qué músculos forman el manguito de los rotadores?

Músculos de la mano.
Vista palmar o volar de una mano derecha tras retirar la aponeurosis palmar.

1   M. flexor superficial de los dedos

2   M. flexor radial del carpo

3   M. pronador cuadrado

4   Tendones de los Mm. abductor largo y extensor corto del pulgar

5   Retináculo flexor (Lig. transverso del carpo)

6   M. abductor del meñique

7   M. flexor corto del meñique

8   M. abductor corto del pulgar

9   M. flexor corto del pulgar (cabeza superficial)

10   M. aductor del pulgar

11   Tendón del M. flexor largo del pulgar

12   Mm. lumbricales

13   Tendones de los Mm. flexores superficial y profundo de los dedos

 Cuatro interóseos dorsales y tres palmares.

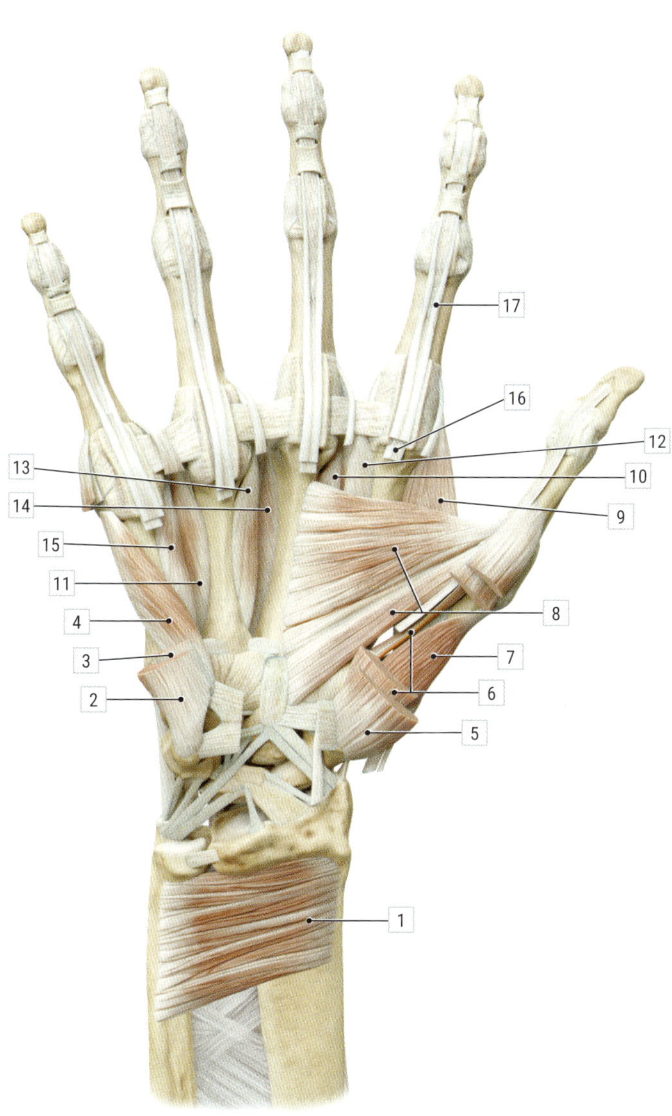

¿Qué función tienen los músculos interóseos?

Músculos de la mano.
Vista palmar o volar de una mano derecha, capa profunda.

1. M. pronador cuadrado
2. M. abductor del meñique
3. M. flexor corto del meñique
4. M. oponente del meñique
5. M. abductor corto del pulgar
6. M. flexor corto del pulgar
7. M. oponente del pulgar
8. M. aductor del pulgar
9. M. interóseo dorsal I
10. M. interóseo dorsal II
11. M. interóseo dorsal IV
12. M. interóseo palmar I
13. M. interóseo palmar II
14. M. interóseo dorsal III
15. M. interóseo palmar III
16. Tendón del M. flexor profundo de los dedos (cortado)
17. Tendón del M. flexor superficial de los dedos (cortado)

 Todos ellos realizan la flexión de las articulaciones metacarpofalángicas y la extensión de las interfalángicas. Además, los interóseos palmares son aductores y los dorsales son abductores.

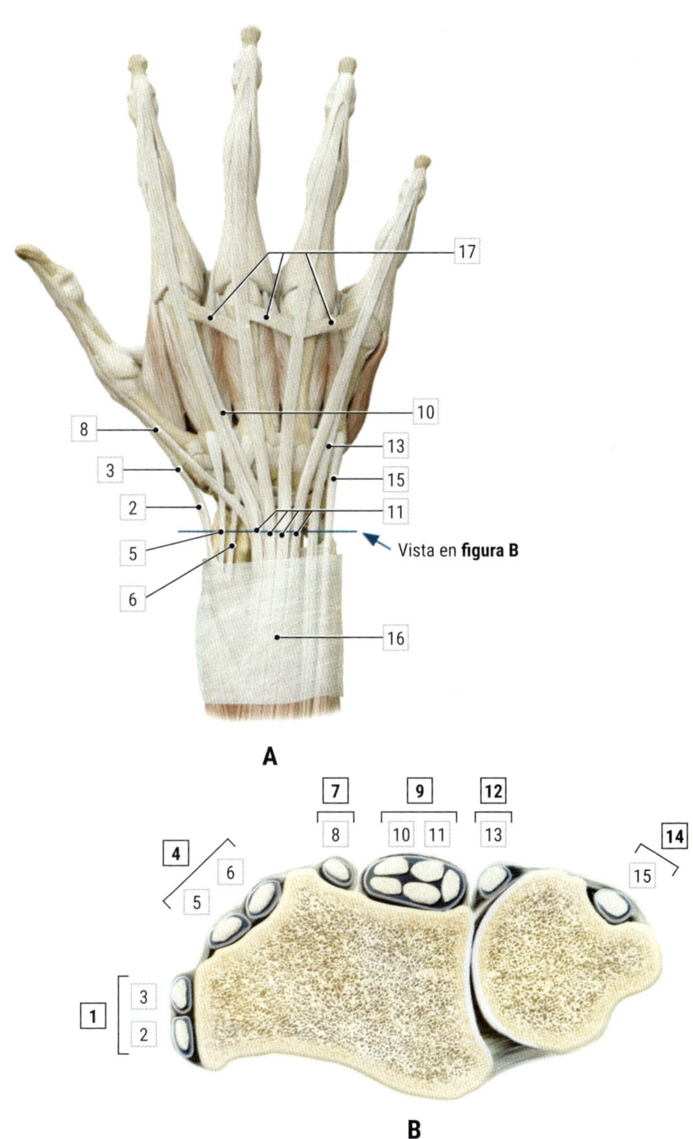

¿Qué músculo tiene sus tendones conectados?

Correderas dorsales del carpo.
A. Vista dorsal.
B. Sección transversal a nivel de la articulación radiocubital distal.

1 Corredera dorsal del carpo I

2 M. abductor largo del pulgar

3 M. extensor corto del pulgar

4 Corredera dorsal del carpo II

5 M. extensor radial largo del carpo

6 M. extensor radial corto del carpo

7 Corredera dorsal del carpo III

8 M. extensor largo del pulgar

9 Corredera dorsal del carpo IV

10 M. extensor del índice

11 M. extensor de los dedos

12 Corredera dorsal del carpo V

13 M. extensor del meñique

14 Corredera dorsal del carpo VI

15 M. extensor cubital del carpo

16 Retináculo extensor

17 Conexiones intertendinosas

Las conexiones intertendinosas conectan los tendones del músculo extensor de los dedos.

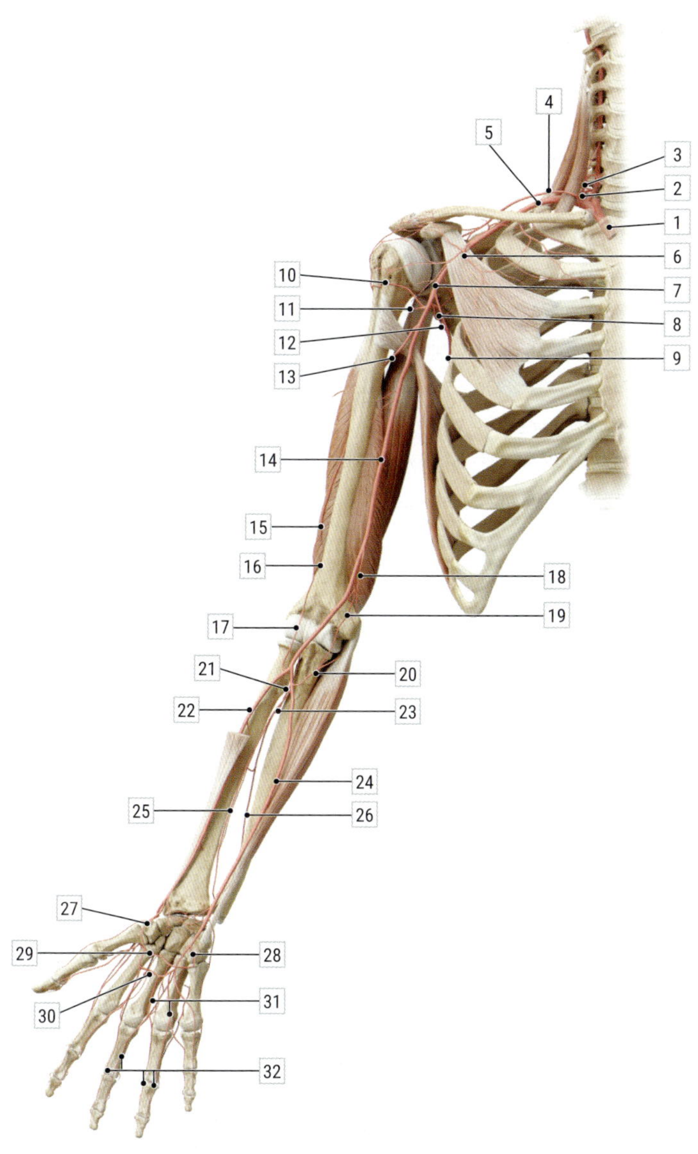

¿Cuáles son los límites de las arterias subclavia y axilar?

Arterias del miembro superior.
Vista anterior.

1	Tronco braquiocefálico	17	A. recurrente radial
2	Tronco tirocervical	18	A. colateral cubital superior
3	A. transversa del cuello	19	A. colateral cubital inferior
4	A. supraescapular	20	A. recurrente cubital
5	A. subclavia	21	A. interósea común
6	A. torácica lateral	22	A. radial
7	A. axilar	23	A. interósea recurrente
8	A. subescapular	24	A. cubital
9	A. toracodorsal	25	A. interósea anterior
10	A. circunfleja humeral anterior	26	A. interósea posterior
11	A. circunfleja humeral posterior	27	R. palmar superficial
12	A. circunfleja de la escápula	28	R. palmar profunda
13	A. braquial profunda	29	Arco palmar profundo
14	A. braquial	30	Arco palmar superficial
15	A. colateral radial	31	Aa. digitales palmares comunes
16	A. colateral media	32	Aa. digitales palmares propias

 La arteria subclavia se origina en el tronco braquiocefálico (derecha) o del arco aórtico (izquierda) y finaliza a nivel del borde externo de la primera costilla. La arteria axilar continúa la subclavia y finaliza a nivel del borde inferior del músculo pectoral menor, donde pasa a denominarse arteria braquial.

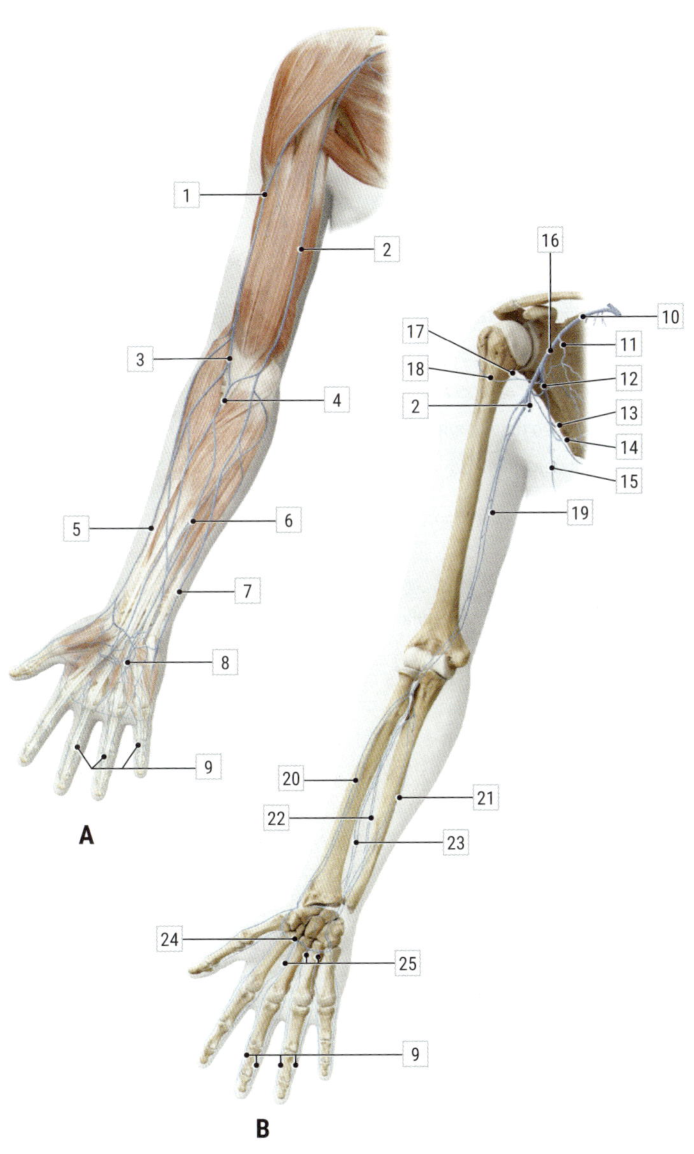

¿A qué vena drenan las venas del miembro superior?

Venas del del miembro superior. Vistas anteriores.

A. Venas superficiales.

B. Venas profundas.

1	V. cefálica
2	V. basílica
3	V. mediana cefálica
4	V. mediana del codo
5	V. cefálica del antebrazo
6	V. mediana del antebrazo
7	V. basílica del antebrazo
8	Arco venoso palmar superficial
9	Vv. digitales palmares
10	V. subclavia
11	V. torácica lateral
12	V. subescapular
13	V. circunfleja de la escápula
14	Vv. toracoepigástricas
15	V. toracodorsal
16	V. axilar
17	V. circunfleja humeral posterior
18	V. circunfleja humeral anterior
19	Vv. braquiales
20	Vv. radiales
21	Vv. cubitales
22	Vv. interóseas posteriores
23	Vv. interóseas anteriores
24	Arco venoso palmar profundo
25	Vv. metacarpianas palmares

A las venas braquiocefálicas.

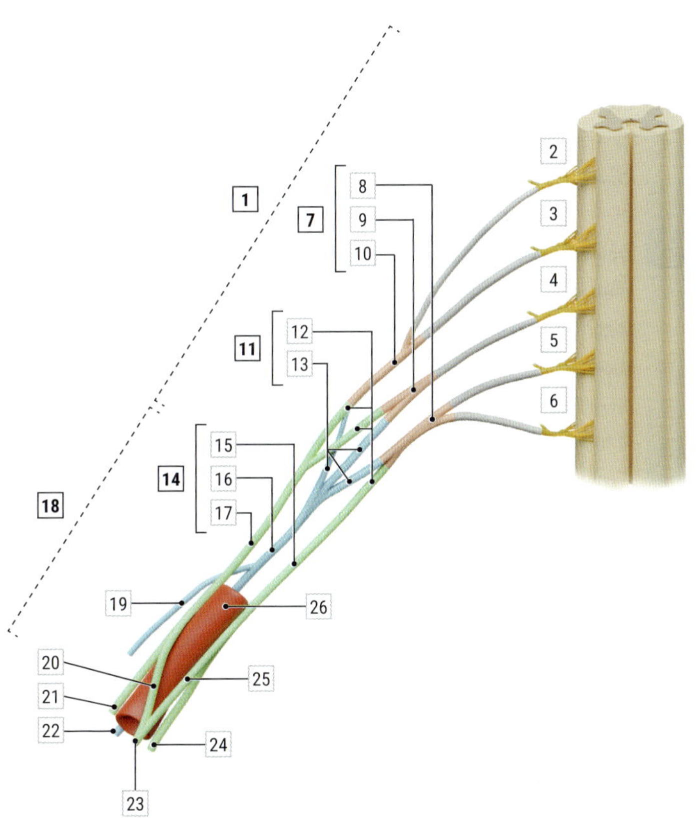

¿Qué nervios espinales forman el plexo braquial? ¿Qué raíces de los nervios forman los plexos nerviosos?

Esquema con los componentes del plexo braquial.

1	Porción supraaclavicular	14	Fascículos
2	C5	15	Medial
3	C6	16	Posterior
4	C7	17	Lateral
5	C8	18	Porción infraclavicular
6	T1	19	N. axilar
7	Troncos	20	Raíz lateral del N. mediano
8	Inferior	21	N. musculocutáneo
9	Medio	22	N. radial
10	Superior	23	N. mediano
11	Divisiones	24	N. cubital
12	Anteriores	25	Raíz medial del N. mediano
13	Posteriores	26	A. axilar

El plexo braquial está formado por los nervios espinales de C5 a T1, principalmente. Los plexos están formados por las raíces anteriores o ventrales de los nervios espinales.

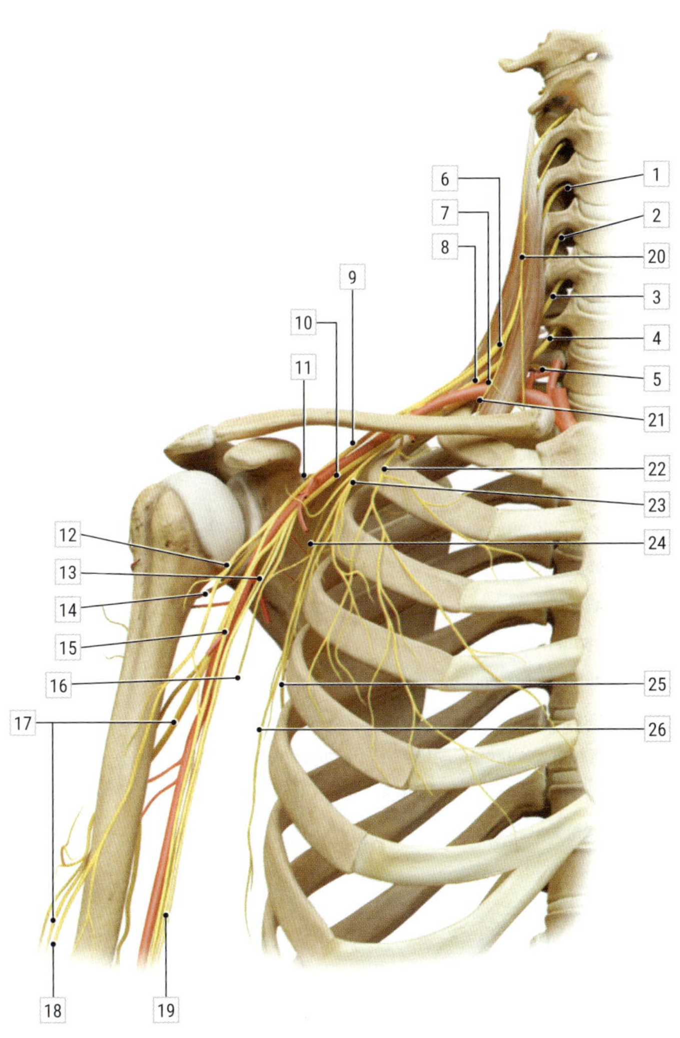

¿Qué arteria se sitúa entre los fascículos del plexo?

Vista general del plexo braquial.
Vista anterior.

1	C5
2	C6
3	C7
4	C8
5	T1
6	Tronco superior
7	Tronco inferior
8	Tronco medio
9	Fascículo lateral
10	Fascículo medial
11	N. supraescapular
12	N. musculocutáneo
13	N. cubital
14	N. axilar
15	N. mediano
16	N. cutáneo braquial medial (cortado)
17	N. radial
18	N. cutáneo antebraquial lateral (N. musculocutáneo)
19	N. cutáneo antebraquial medial
20	N. frénico
21	N. subclavio
22	N. pectoral medial
23	N. pectoral lateral
24	N. subescapular
25	N. toracodorsal
26	N. torácico largo

 La arteria axilar.

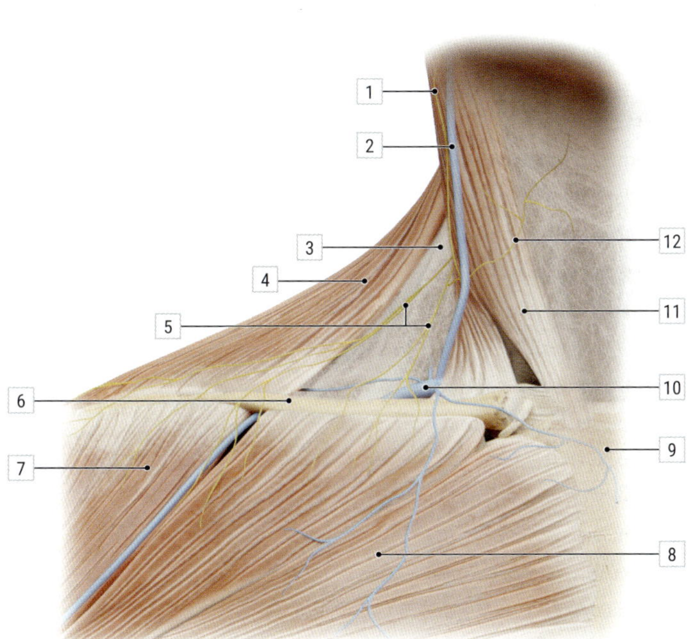

¿Cuáles son los límites del triángulo lateral del cuello?

Disección superficial del triángulo lateral (o posterior) del cuello.
Vista anterior.

1 N. auricular mayor

2 V. yugular externa

3 Fascia cervical, lámina superficial

4 M. trapecio

5 Nn. supraclaviculares

6 Clavícula

7 M. deltoides

8 M. pectoral mayor

9 Esternón

10 V. subclavia

11 M. esternocleidomastoideo

12 N. transverso del cuello

✓ La clavícula y los músculos esternocleidomastoideo y trapecio.

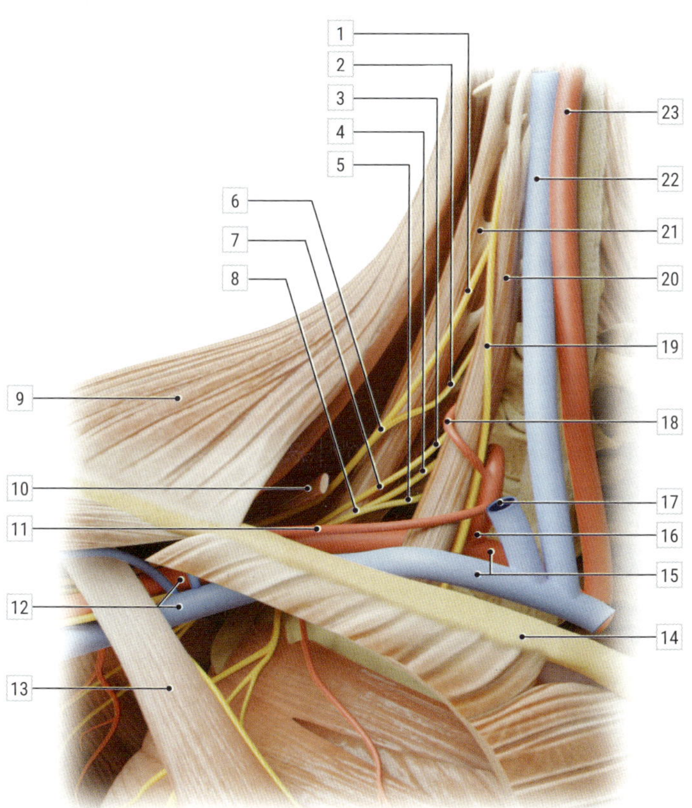

¿Qué estructuras forman el triángulo interescalénico?

Disección profunda del triángulo lateral (o posterior) del cuello.
Vista anterior.

1	C5
2	C6
3	C7
4	C8
5	T1
6	Tronco superior
7	Tronco medio
8	Tronco inferior
9	M. trapecio
10	M. omohioideo, vientre inferior (seccionado)
11	A. supraescapular
12	A. y V. axilares
13	M. pectoral menor
14	Clavícula
15	A. y V. subclavias
16	Tronco tirocervical
17	V. yugular externa (seccionada)
18	A. cervical transversa
19	N. frénico
20	M. escaleno anterior
21	M. escaleno medio
22	V. yugular interna
23	A. carótida común

La primera costilla y los músculos escalenos anterior y medio.

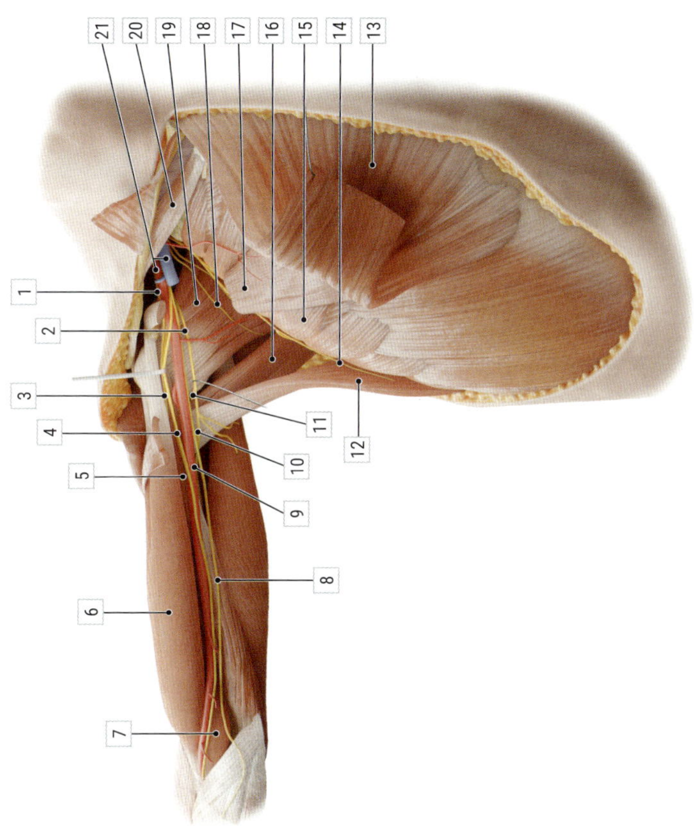

¿Qué músculos forman la pared posterior de la fosa axilar?

Región topográfica de la fosa axilar y región medial del brazo.
Vista anterior.

1 Fascículo lateral

2 Fascículo posterior

3 N. musculocutáneo

4 N. mediano

5 M. coracobraquial

6 M. bíceps braquial

7 M. braquial

8 N. cubital

9 A. braquial

10 N. radial

11 N. axilar

12 M. dorsal ancho

13 M. pectoral mayor

14 N. torácico largo

15 M. serrato anterior

16 M. redondo mayor

17 M. pectoral menor

18 N. subescapular

19 M. subescapular

20 M. subclavio

21 A. y V. axilares

✓ Los músculos dorsal ancho, redondo mayor y subescapular.

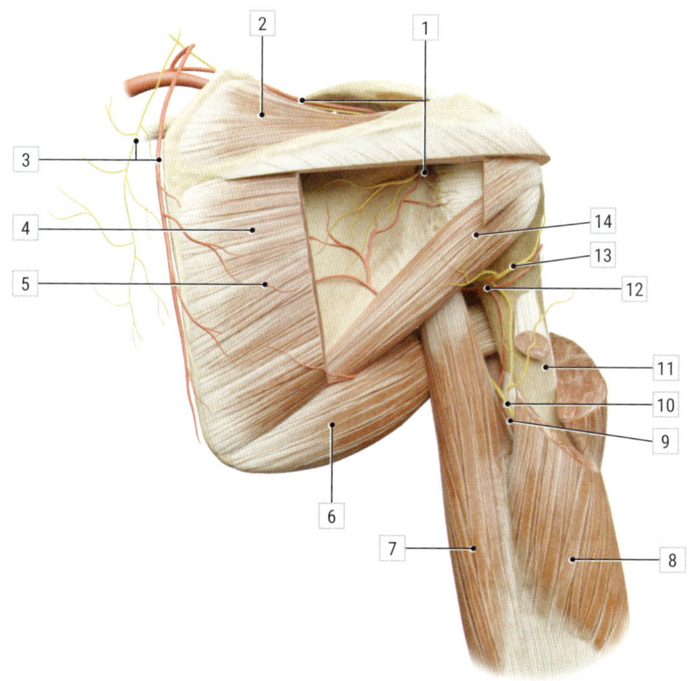

¿Cuáles son los límites de los espacios axilares medial (omotricipital) y lateral (humerotricipital)?

Disección para observar los espacios y contenidos de las regiones posteriores de la escápula y proximal del brazo.

Vista posterior.

1	A. y N. supraescapulares
2	M. supraespinoso
3	A. y N. dorsales de la escápula
4	M. infraespinoso
5	Red vascular de la escápula
6	M. redondo mayor
7	M. tríceps braquial, cabeza larga
8	M. tríceps braquial, cabeza lateral
9	A. braquial profunda
10	N. radial
11	Húmero
12	A. circunfleja humeral posterior
13	N. axilar
14	M. redondo menor

El triángulo omotricipital está delimitado por: cabeza larga del tríceps braquial, redondo menor y redondo mayor. El cuadrilátero humerotricipital está delimitado por: húmero, cabeza larga del tríceps braquial, redondo menor y redondo mayor.

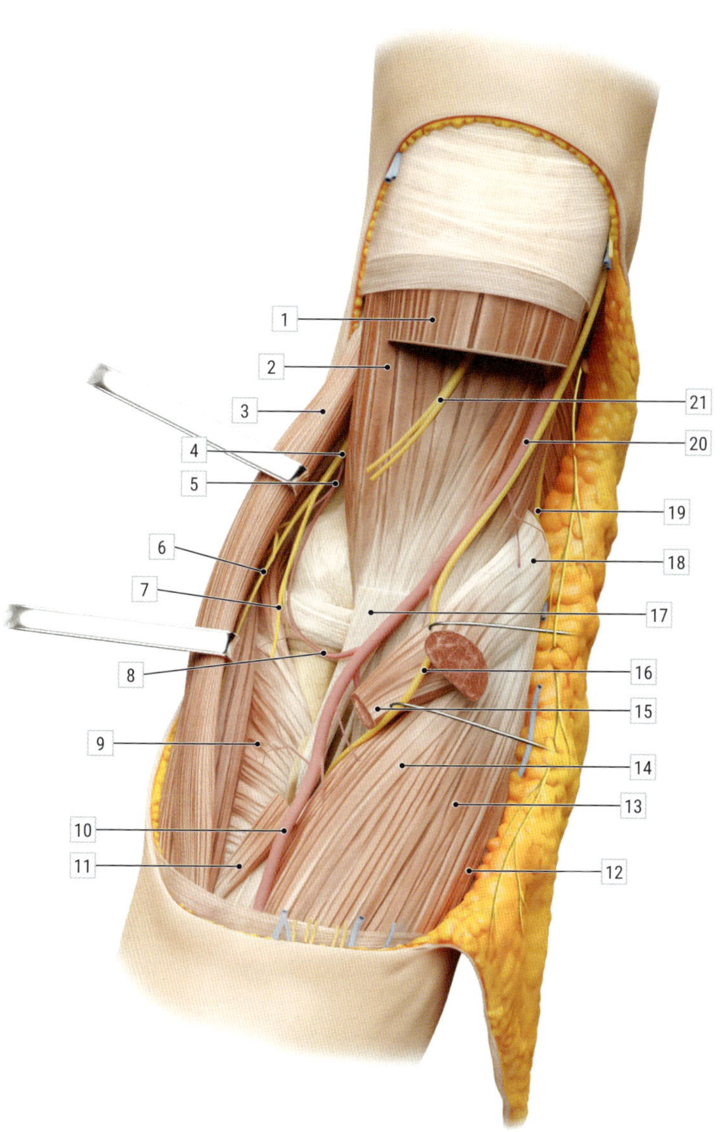

¿Cuáles son los límites de la fosa del codo?

Disección de la fosa del codo.
Vista anterior.

1	M. bíceps braquial
2	M. braquial
3	M. braquiorradial
4	N. radial
5	A. colateral radial
6	N. radial, R. superficial
7	N. radial, R. profundo
8	A. recurrente radial
9	M. supinador
10	A. radial
11	M. pronador redondo
12	M. flexor cubital del carpo
13	M. palmar largo
14	M. flexor radial del carpo
15	M. pronador redondo, cabeza cubital
16	N. mediano
17	Tendón del M. bíceps braquial
18	M. pronador redondo, cabeza humeral
19	N. cubital
20	A. braquial
21	N. cutáneo antebraquial lateral (N. musculocutáneo)

✔ Es un triángulo formado por: pronador redondo (medial), braquiorradial (lateral) y línea entre los dos epicóndilos del húmero (proximal).

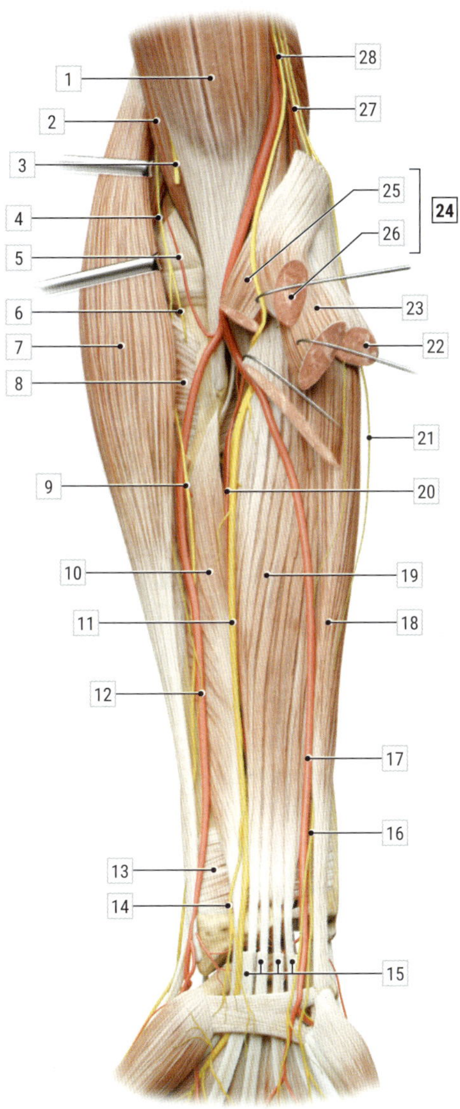

¿Entre qué músculos se sitúa el nervio mediano en su paso por el antebrazo?

Disección profunda (tercer plano) del antebrazo.
Vista anterior.

1	M. bíceps braquial	15	Tendones del M. flexor superficial de los dedos
2	M. braquial	16	N. cubital
3	N. cutáneo antebraquial lateral (N. musculocutáneo)	17	A. cubital
4	N. radial	18	M. flexor cubital del carpo
5	A. recurrente radial	19	M. flexor profundo de los dedos
6	N. radial, R. profundo	20	A. interósea anterior
7	M. braquiorradial	21	N. cutáneo antebraquial medial
8	M. supinador	22	M. palmar largo
9	N. radial, R. superficial	23	M. flexor radial del carpo
10	M. flexor largo del pulgar	24	M. pronador redondo
11	N. mediano	25	Cabeza cubital
12	A. radial	26	Cabeza humeral
13	M. pronador cuadrado	27	N. cubital
14	N. mediano, R. palmar	28	N. mediano

 Proximalmente entre las dos cabezas del músculo pronador redondo y distalmente entre los músculos flexores superficial y profundo de los dedos.

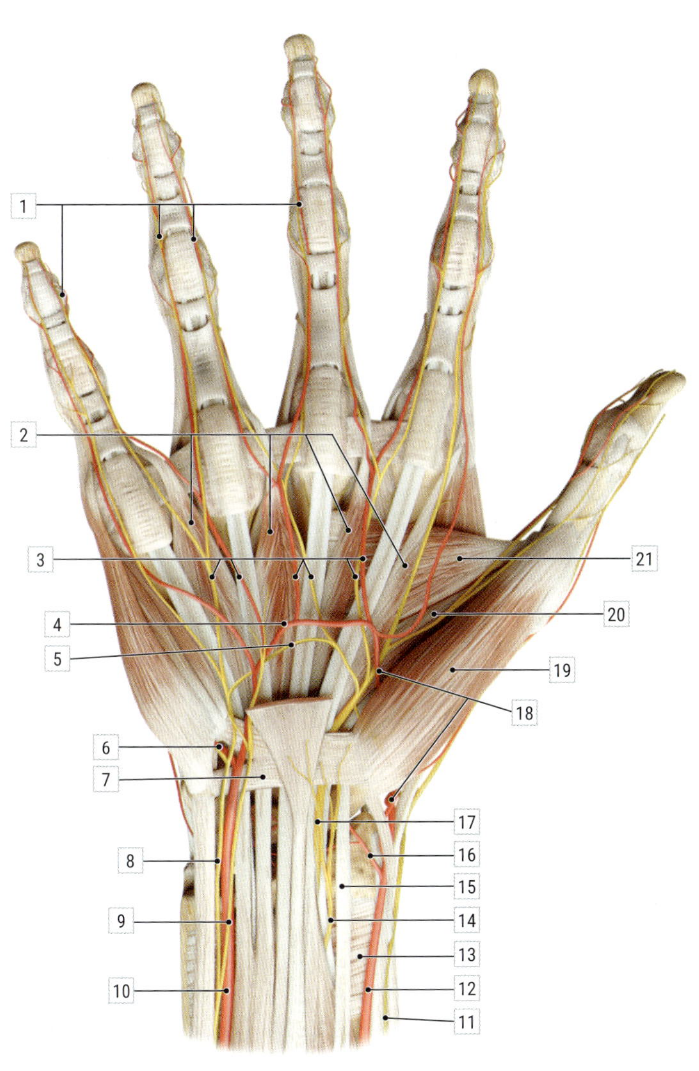

¿Qué arterias forman los arcos superficial y profundo de los dedos?

Disección superficial de la mano tras retirar la aponeurosis palmar y el músculo palmar corto.
Vista palmar o volar.

1	Aa. y Nn. digitales palmares propios
2	Mm. lumbricales
3	Aa. y Nn. digitales palmares comunes
4	Arco palmar superficial
5	N. mediano, R. comunicante con el N. cubital
6	A. y N. cubitales, Rr. profundos
7	Retináculo flexor/Lig. transverso del carpo
8	N. cubital, R. superficial
9	N. cubital, R. palmar
10	A. cubital
11	N. radial, R. superficial
12	A. radial
13	M. pronador cuadrado
14	N. mediano, R. palmar
15	M. flexor radial del carpo
16	A. radial, R. carpiana palmar
17	N. mediano
18	A. radial, R. palmar superficial
19	M. abductor corto del pulgar
20	M. flexor corto del pulgar
21	M. aductor del pulgar

Estos arcos se forman por conexiones entre las arterias radial y cubital.

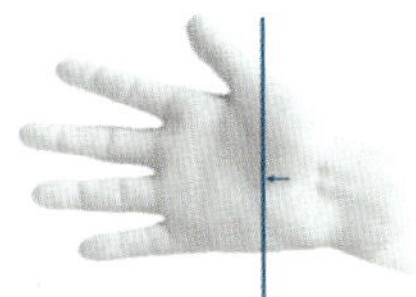

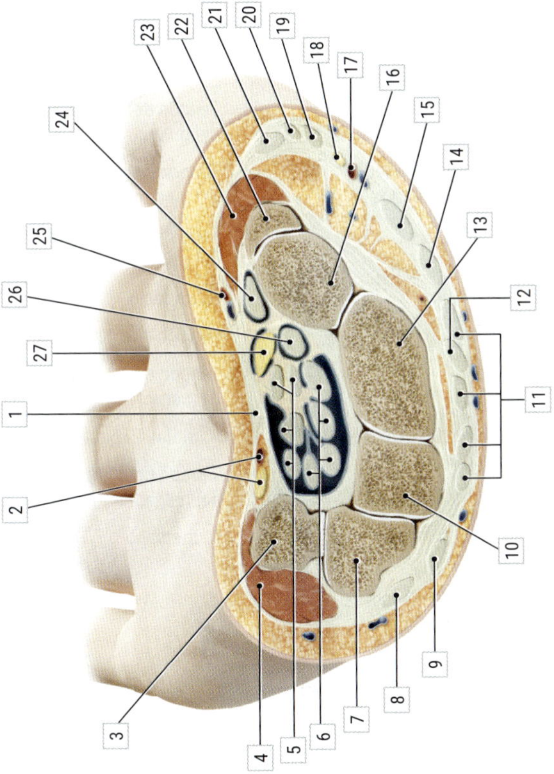

¿Qué tendones y nervio se encuentran en el túnel carpiano?

Sección transversa a nivel del túnel carpiano.
Vista proximal.

1	Retináculo flexor/ Lig. transverso del carpo
2	A. y N. cubitales
3	H. pisiforme
4	Mm. de la eminencia hipotenar
5	Tendones del M. flexor superficial de los dedos
6	Tendones del M. flexor profundo de los dedos
7	H. piramidal
8	Tendón del M. extensor cubital del carpo
9	Tendón del M. extensor del meñique
10	H. ganchoso
11	Tendones del M. extensor de los dedos
12	Tendón del M. extensor del índice
13	H. grande
14	Tendón del M. extensor radial corto del carpo
15	Tendón del M. extensor radial largo del carpo
16	H. escafoides
17	A. radial
18	N. radial, R. superficial
19	Tendón del M. extensor largo del pulgar
20	Tendón del M. abductor largo del pulgar
21	Tendón del M. extensor corto del pulgar
22	H. trapecio
23	Mm. de la eminencia tenar
24	Tendón del M. flexor radial del carpo
25	A. radial, R. palmar superficial
26	Tendón del M. flexor largo del pulgar
27	N. mediano

 Los tendones de los músculos flexores superficial y profundo de los dedos y el tendón del músculo flexor largo del pulgar. También se encuentra el nervio mediano.

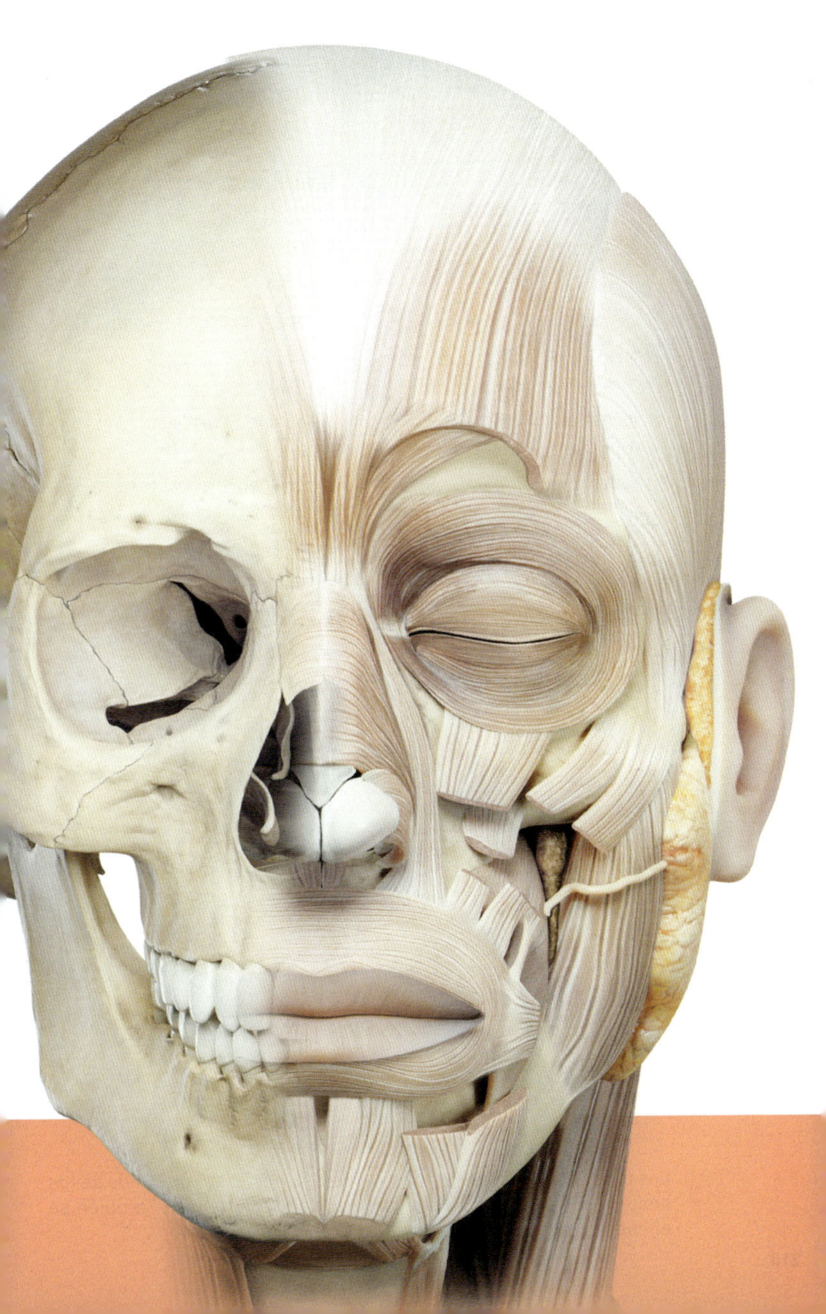

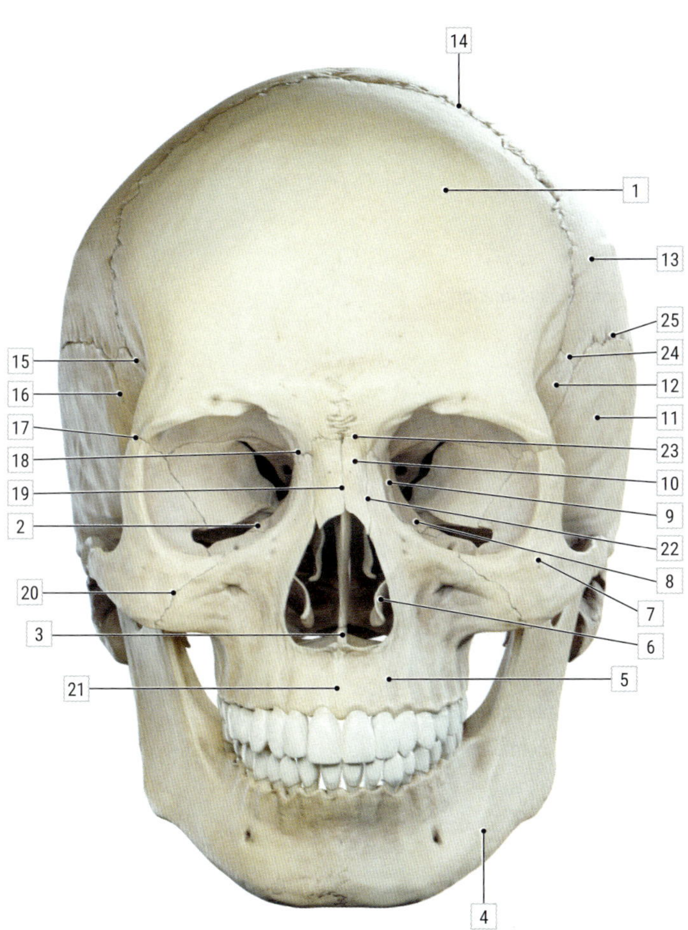

¿Cómo se denomina el foramen craneal hacia las fosas nasales?

Anatomía externa del cráneo.
Vista facial o frontal.

1	H. frontal
2	H. palatino
3	Vómer
4	Mandíbula
5	Maxilar
6	Cornete nasal inferior
7	H. cigomático
8	H. etmoides
9	H. lagrimal
10	H. nasal
11	H. temporal
12	H. esfenoides
13	H. parietal
14	Sutura coronal
15	Sutura esfenofrontal
16	Sutura esfenoescamosa
17	Sutura frontocigomática
18	Sutura frontomaxilar
19	Sutura internasal
20	Sutura cigomaticomaxilar
21	Sutura intermaxilar
22	Sutura nasomaxilar
23	Sutura frontonasal
24	Sutura esfenoparietal
25	Sutura escamosa

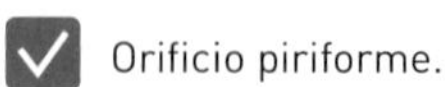 Orificio piriforme.

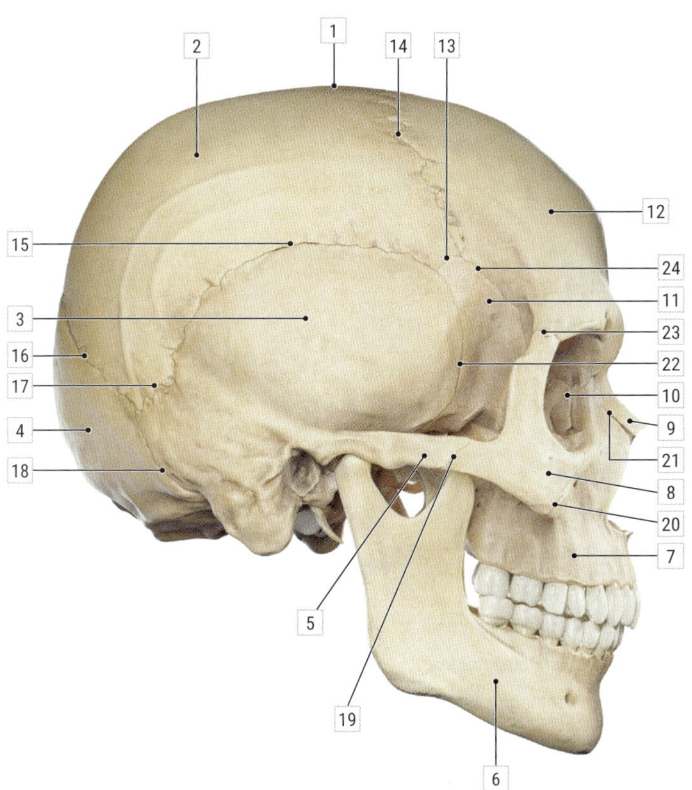

¿Cuál es la principal articulación sinovial del cráneo?

Anatomía externa del cráneo.
Vista lateral.

1	Vértice
2	H. parietal
3	H. temporal
4	H. occipital
5	Arco cigomático
6	Mandíbula
7	Maxilar
8	H. cigomático
9	H. nasal
10	H. lagrimal
11	H. esfenoides
12	H. frontal
13	Sutura esfenoparietal
14	Sutura coronal
15	Sutura escamosa
16	Sutura lambdoidea
17	Sutura parietomastoidea
18	Sutura occipitomastoidea
19	Sutura temporocigomática
20	Sutura cigomaticomaxilar
21	Sutura nasomaxilar
22	Sutura esfenoescamosa
23	Sutura frontocigomática
24	Sutura esfenofrontal

 La articulación temporomandibular.

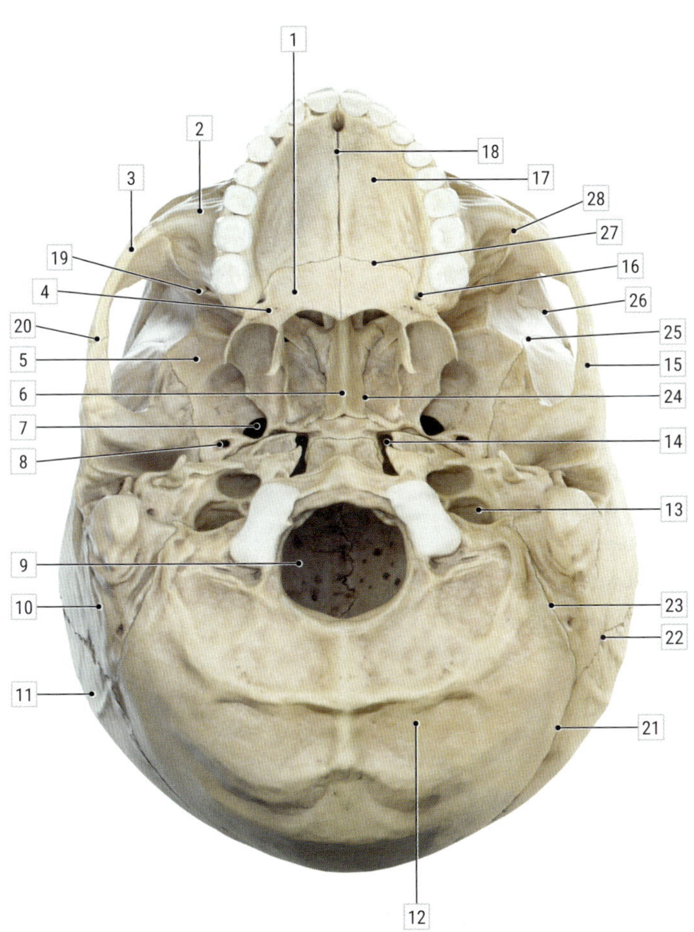

¿Qué hueso del cráneo se vería en una vista inferior y no aparece en la imagen?

Anatomía externa del cráneo.
Vista inferior o cara externa de la base del cráneo.

1	H. palatino
2	Maxilar
3	H. cigomático
4	Forámenes palatinos menores
5	H. esfenoides
6	Vómer
7	Foramen oval
8	Foramen espinoso
9	Foramen magno
10	H. temporal
11	H. parietal
12	H. occipital
13	Foramen yugular
14	Foramen *lacerum*
15	Arco cigomático
16	Foramen y conducto palatino mayor
17	Paladar óseo
18	Sutura palatina media
19	Sutura esfenocigomática
20	Sutura temporocigomática
21	Sutura lambdoidea
22	Sutura parietomastoidea
23	Sutura occipitomastoidea
24	Sutura esfenovomeriana
25	Sutura esfenoescamosa
26	Sutura esfenofrontal
27	Sutura palatina transversa
28	Sutura cigomaticomaxilar

✓ La mandíbula.

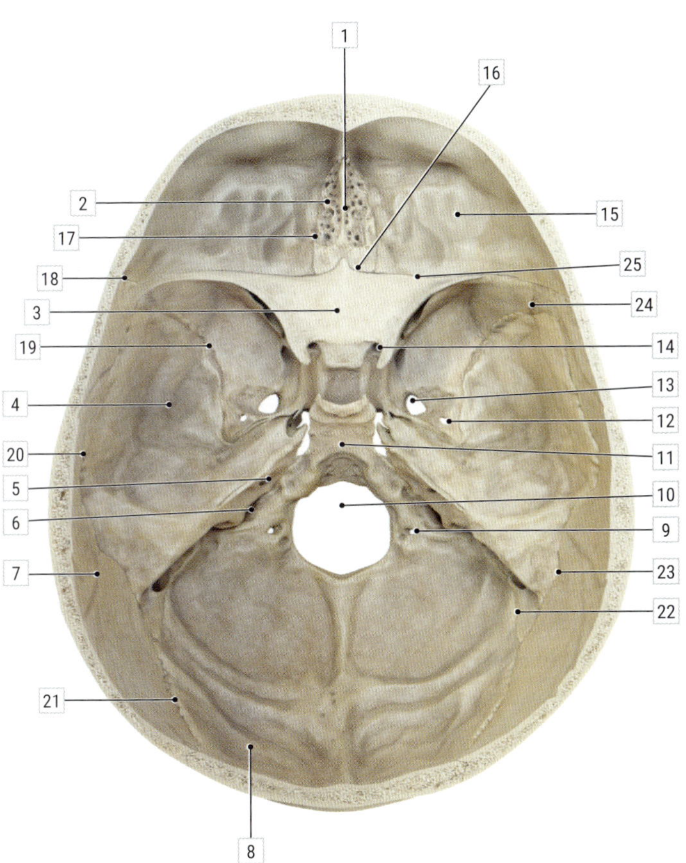

¿En qué parte del esfenoides se ubica la glándula pituitaria o hipófisis?

Anatomía de la cavidad craneal.
Cara interna de la base del cráneo.

1	H. etmoides
2	Lámina cribosa
3	H. esfenoides
4	H. temporal
5	Conducto auditivo interno
6	Foramen yugular
7	H. parietal
8	H. occipital
9	Conducto del N. hipogloso
10	Foramen magno
11	Clivus
12	Foramen espinoso
13	Foramen oval
14	Conducto óptico
15	H. frontal
16	Sutura esfenoetmoidal
17	Sutura frontoetmoidal
18	Sutura coronal
19	Sutura esfenoescamosa
20	Sutura escamosa
21	Sutura lambdoidea
22	Sutura occipitomastoidea
23	Sutura parietomastoidea
24	Sutura esfenoparietal
25	Sutura esfenofrontal

 En la fosa hipofisaria.

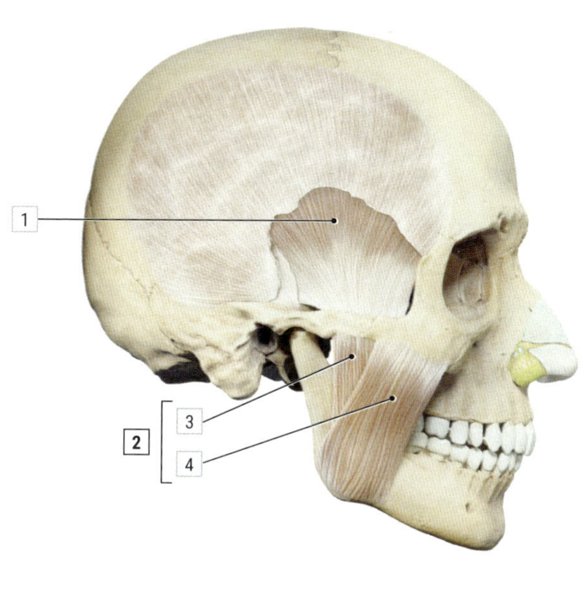

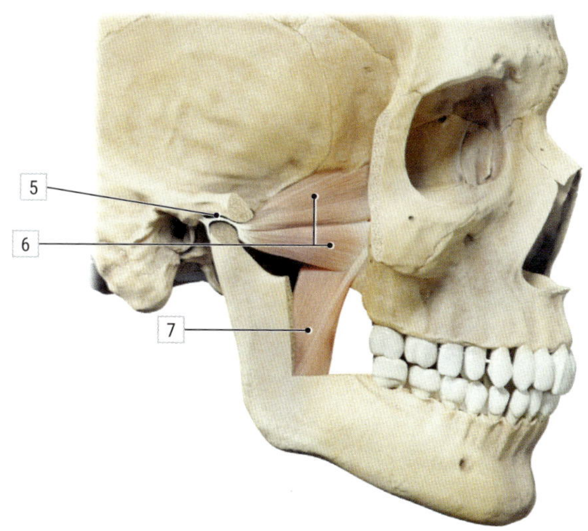

¿Qué nervio inerva todos los músculos de la masticación que se ven en las imágenes?

Anatomía de los músculos masticadores.
Vistas laterales.

1	M. temporal
2	M. masetero
3	Porción profunda
4	Porción superficial
5	Art. temporomandibular (disco articular)
6	M. pterigoideo lateral
7	M. pterigoideo medial

✓ El nervio trigémino (NC V).

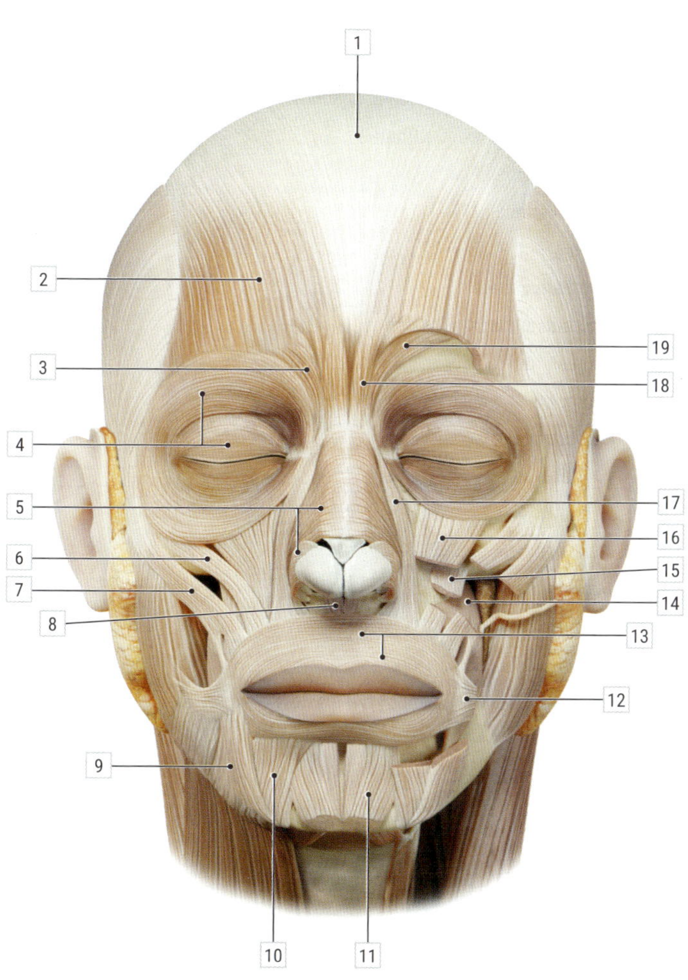

¿Qué nervio inerva todos los músculos de la expresión facial?

Anatomía de los músculos faciales.
Vista anterior.

1	Aponeurosis epicraneal (galea aponeurótica)
2	M. occipitofrontal (vientre frontal)
3	M. depresor superciliar
4	M. orbicular del ojo
5	M. nasal
6	M. cigomático menor
7	M. cigomático mayor
8	M. depresor del tabique nasal
9	M. depresor del ángulo de la boca
10	M. depresor del labio inferior
11	M. mentoniano
12	M. risorio
13	M. orbicular de la boca
14	M. buccinador
15	M. elevador del ángulo de la boca
16	M. elevador del labio superior
17	M. elevador del labio superior y del ala de la nariz
18	M. prócer
19	M. corrugador superciliar

El nervio facial (NC VII).

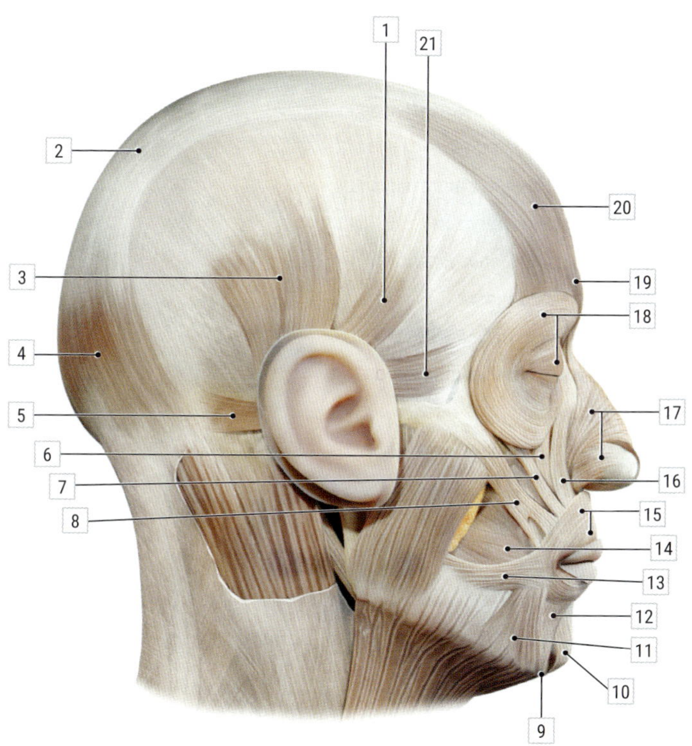

¿Cuál de los músculos de la imagen es del tipo digástrico?

Anatomía de los músculos faciales.
Vista lateral.

1	M. temporoparietal
2	Aponeurosis epicraneal (galea aponeurótica)
3	M. auricular superior
4	M. occipitofrontal (vientre occipital)
5	M. auricular posterior
6	M. elevador del labio superior
7	M. cigomático menor
8	M. cigomático mayor
9	M. transverso del mentón
10	M. mentoniano
11	M. depresor del ángulo de la boca
12	M. depresor del labio inferior
13	M. risorio
14	M. buccinador
15	M. orbicular de la boca
16	M. elevador del labio superior y del ala de la nariz
17	M. nasal
18	M. orbicular del ojo
19	M. prócer
20	M. occipitofrontal (vientre frontal)
21	M. auricular anterior

El músculo occipitofrontal, que tiene dos vientres separados por una aponeurosis intermedia, la aponeurosis epicraneal.

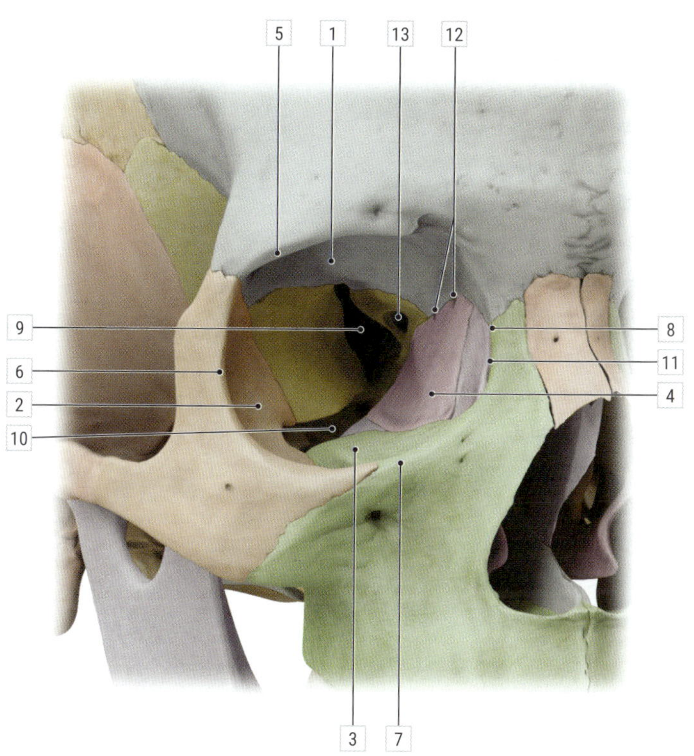

¿Qué conducto conecta la órbita con las fosas nasales?

Anatomía de la órbita.
Vista anterolateral.

1	Pared superior (techo)
2	Pared lateral
3	Pared inferior (suelo)
4	Pared medial
5	Borde supraorbitario
6	Borde lateral
7	Borde infraorbitario
8	Borde medial
9	Fisura orbitaria superior
10	Fisura orbitaria inferior
11	Surco lagrimal
12	Forámenes etmoidales
13	Conducto óptico

✓ El conducto nasolagrimal.

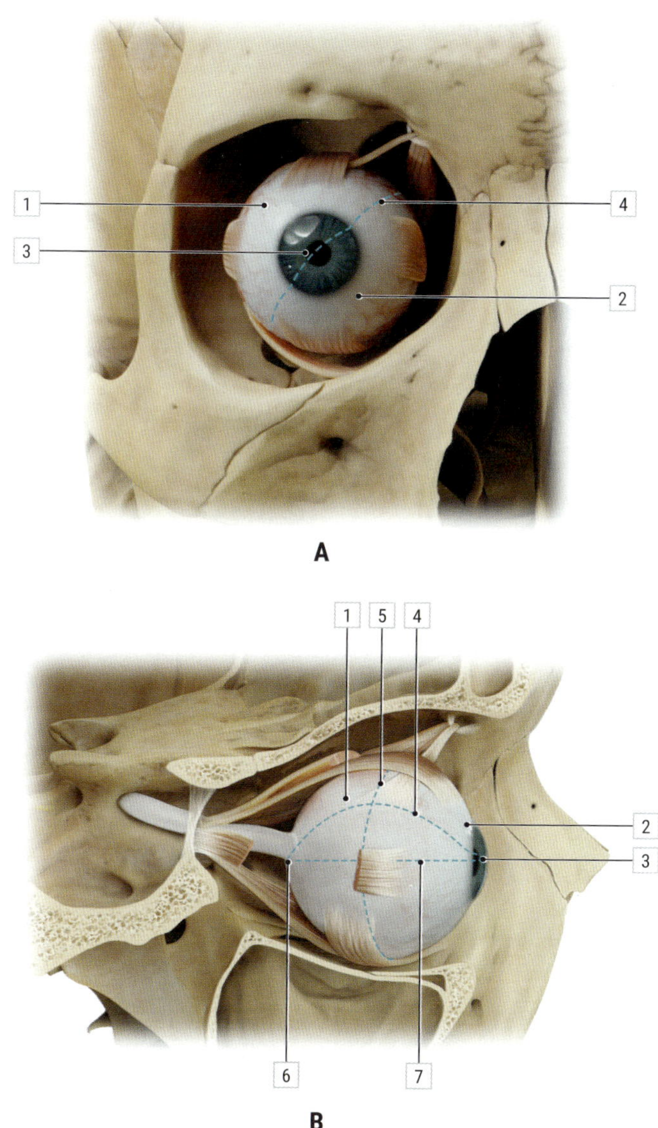

A

B

¿Entre qué estructuras se sitúa el eje externo del globo ocular?

Anatomía del globo ocular.

A. Vista anterior.

B. Vista lateral.

1	Segmento posterior
2	Segmento anterior
3	Polo anterior
4	Meridiano
5	Ecuador
6	Polo posterior
7	Eje externo del globo ocular

Entre los polos anterior y posterior.

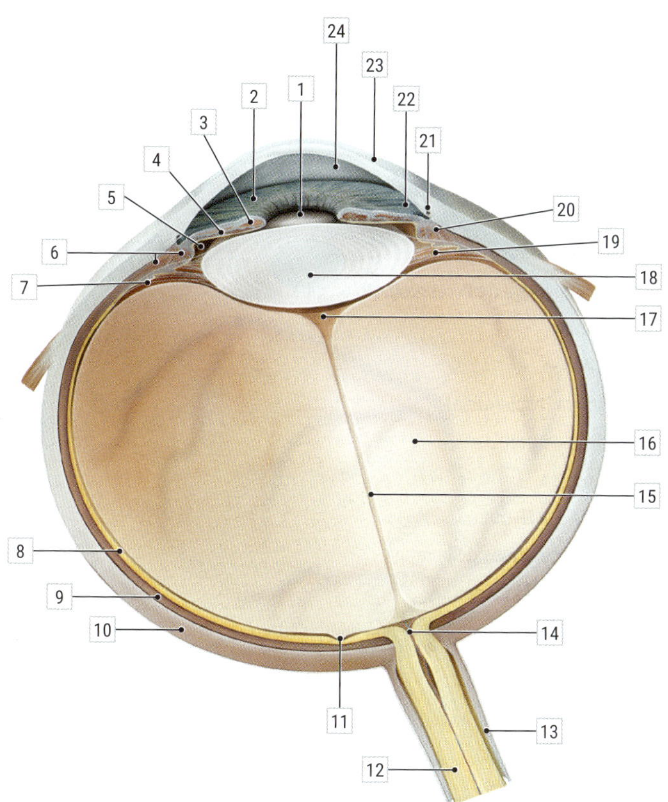

¿Qué estructuras que se observan en la imagen forman las capas fibrosa, vascular y nerviosa?

Anatomía del globo ocular.
Sección axial.

1	Pupila
2	Iris
3	M. esfínter de la pupila
4	M. dilatador de la pupila
5	Cámara posterior
6	M. ciliar
7	Porción ciega de la retina (porción ciliar)
8	Retina
9	Coroides
10	Esclera (esclerótica)
11	Fóvea central
12	N. óptico
13	Vaina del N. óptico
14	A. y V. centrales de la retina
15	Conducto hialoideo
16	Cámara postrema (vítrea) con cuerpo vítreo
17	Fosa hialoidea
18	Cristalino
19	Zónula ciliar
20	Cuerpo ciliar
21	Seno venoso de la esclera
22	Ángulo iridocorneal
23	Córnea
24	Cámara anterior

Capa fibrosa: esclerótica y córnea; capa vascular: coroides, cuerpo ciliar e iris; capa nerviosa o interna: retina.

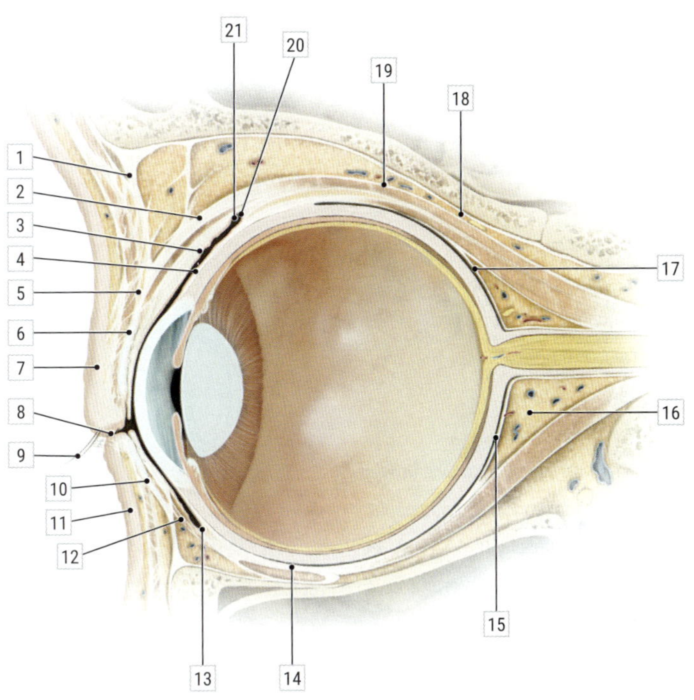

¿Qué es la periórbita?

Anatomía de las estructuras accesorias del ojo.
Sección sagital de los párpados y de la órbita.

1	Tabique orbitario
2	M. elevador del párpado superior
3	Conjuntiva palpebral
4	Conjuntiva ocular
5	M. tarsal superior
6	Tarso superior
7	Párpado superior
8	Hendidura palpebral
9	Pestañas
10	Tarso inferior
11	Párpado inferior
12	M. tarsal inferior
13	Fondo de saco conjuntival inferior
14	Lig. suspensorio del globo ocular
15	Espacio epiescleral
16	Cuerpo adiposo de la órbita
17	Vaina del globo ocular
18	Periórbita
19	Fascia muscular
20	Fondo de saco conjuntival superior
21	Saco conjuntival

✔ El periostio del hueso que rodea la órbita.

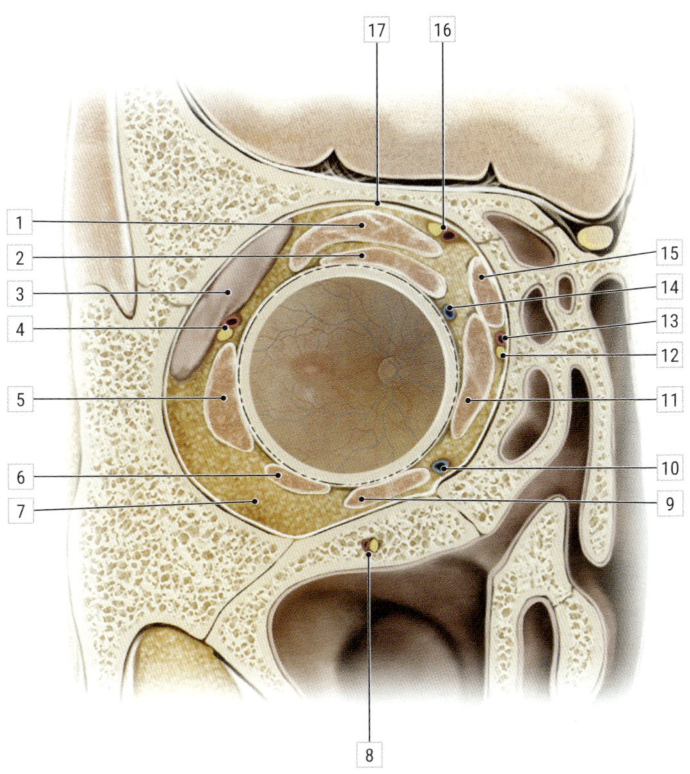

¿Dónde se sitúa la glándula lagrimal?

Anatomía de las estructuras accesorias del ojo.
Sección coronal de la órbita.

1	M. elevador del párpado superior
2	M. recto superior
3	Glándula lagrimal
4	A. y N. lagrimales
5	M. recto lateral
6	M. recto inferior
7	Cuerpo adiposo de la órbita
8	A. y N. infraorbitarios
9	M. oblicuo inferior
10	V. oftálmica inferior
11	M. recto medial
12	N. infratroclear
13	A. oftálmica
14	V. oftálmica superior
15	M. oblicuo superior
16	A. y N. supraorbitarios
17	Periórbita

 En la fosa lagrimal, en la zona lateral del techo de la órbita.

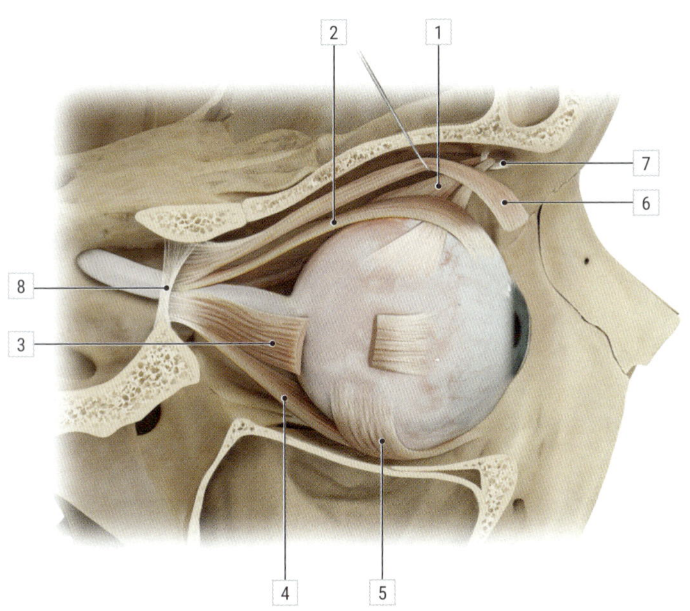

¿Qué músculos extraoculares, motores del ojo, se encuentran en la órbita?

Músculos extraoculares.
Vista lateral.

1	M. oblicuo superior
2	M. recto superior
3	M. recto lateral
4	M. recto inferior
5	M. oblicuo inferior
6	M. elevador del párpado superior
7	Tróclea
8	Anillo tendinoso común

Los músculos rectos superior, inferior, medial y lateral; y los múscu-los oblicuos superior e inferior.

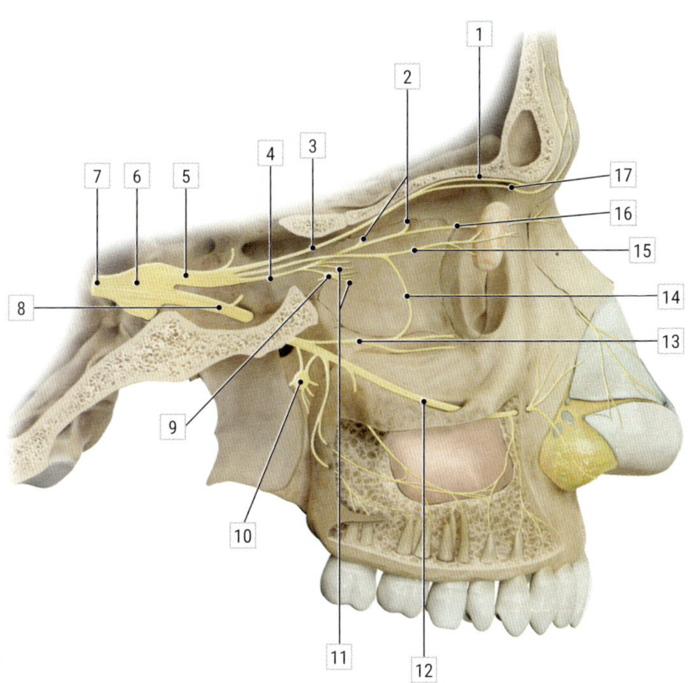

¿Qué nervio de la órbita no pasa por la fisura orbitaria superior?

Anatomía de los nervios de la órbita.
Vista lateral.

1 N. supraorbitario
2 Nn. etmoidales
3 N. frontal
4 N. nasociliar
5 N. oftálmico
6 Ganglio del trigémino
7 N. trigémino (raíz sensitiva)
8 N. maxilar
9 Ganglio ciliar
10 Ganglio pterigopalatino
11 Nn. ciliares
12 N. infraorbitario
13 N. cigomático
14 R. comunicante con el N. cigomático
15 N. lagrimal
16 N. infratroclear
17 N. supratroclear

✓ El nervio óptico, que pasa por el conducto óptico.

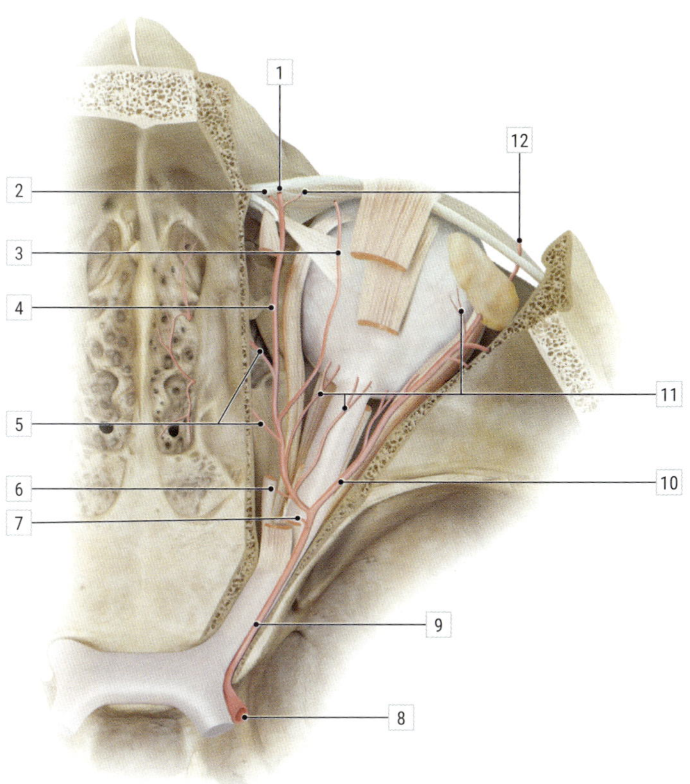

¿Por qué espacio accede la arteria oftálmica a la órbita?

Arterias de la órbita.
Vista superior.

1 A. supratroclear

2 A. nasal dorsal

3 A. supraorbitaria

4 A. oftálmica

5 Aa. etmoidales

6 Aa. musculares

7 A. central de la retina (porción extraocular)

8 A. carótida interna

9 A. oftálmica

10 A. lagrimal

11 Aa. ciliares

12 Aa. palpebrales

✓ Por el conducto óptico.

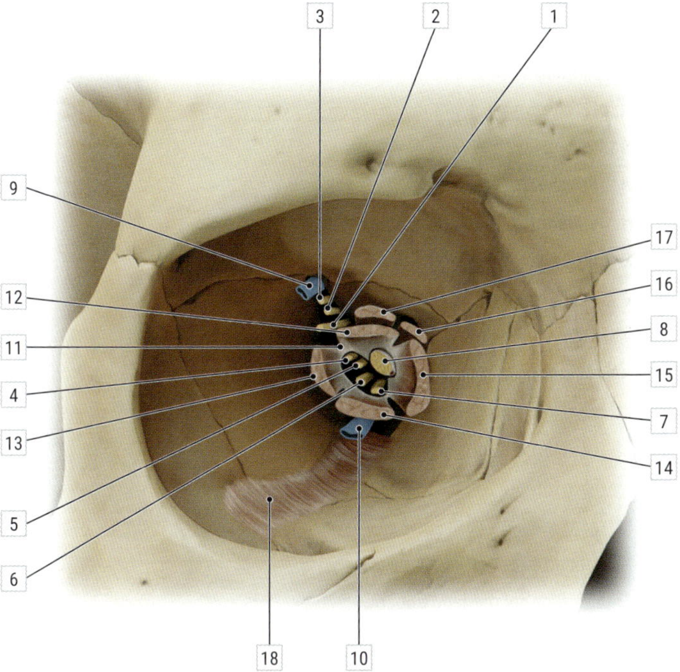

¿Qué estructura sirve de origen común a los músculos extraoculares de la órbita?

Anatomía de la órbita.
Vista anterior profunda.

1 N. troclear
2 N. frontal
3 N. lagrimal
4 N. oculomotor (R. superior)
5 N. nasociliar
6 N. *abducens*
7 N. oculomotor (R. inferior)
8 N. óptico
9 V. oftálmica superior
10 V. oftálmica inferior
11 Anillo tendinoso común
12 M. recto superior
13 M. recto lateral
14 M. recto inferior
15 M. recto medial
16 M. oblicuo superior
17 M. elevador del párpado superior
18 M. orbitario

✓ El anillo tendinoso común.

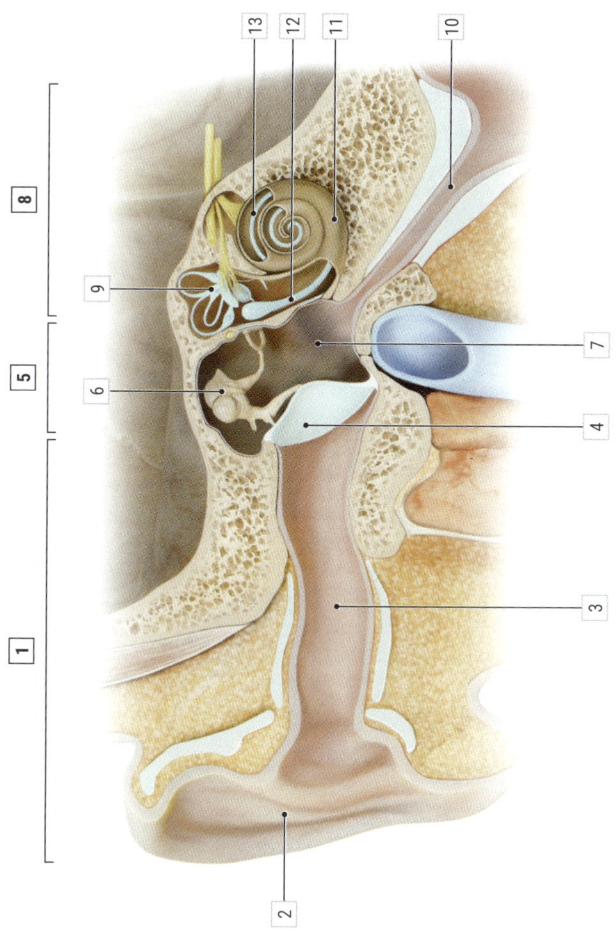

¿Cuáles son los tres huesecillos que se encuentran en el oído medio?

Anatomía del oído.
Vista idealizada de una sección coronal del oído.

1	Oído externo
2	Oreja (pabellón auricular)
3	Conducto auditivo externo
4	Membrana timpánica
5	Oído medio
6	Huesecillos del oído
7	Cavidad timpánica (caja del tímpano)
8	Oído interno
9	Laberinto vestibular
10	Trompa auditiva
11	Laberinto óseo
12	Laberinto membranoso
13	Laberinto coclear

✓ Martillo, yunque y estribo.

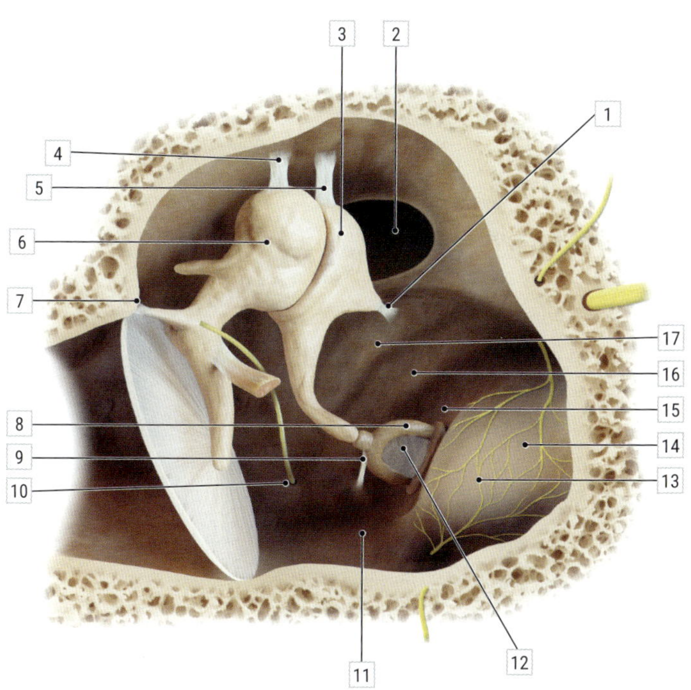

¿Dónde se localiza la cavidad timpánica?

Anatomía del oído medio.
Sección coronal de la cavidad timpánica.

1	Lig. posterior del yunque
2	Entrada al antro
3	Yunque
4	Lig. superior del martillo
5	Lig. superior del yunque
6	Martillo
7	Lig. lateral del martillo
8	Estribo
9	M. del estribo (estapedio)
10	Abertura timpánica del conductillo de la cuerda del tímpano
11	Fosita de la ventana coclear (redonda)
12	Membrana estapedial
13	Surco del promontorio (con el plexo timpánico)
14	Promontorio
15	Fosita de la ventana vestibular (oval)
16	Prominencia del conducto facial
17	Prominencia del conducto semicircular lateral

✓ En la porción petrosa del hueso temporal.

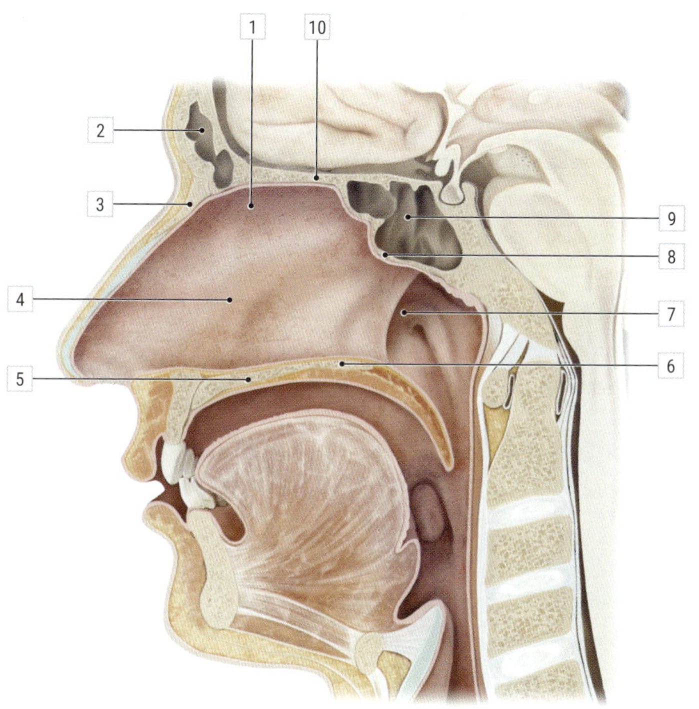

¿Cómo se denomina el espacio que comunica una cavidad nasal con la nasofaringe?

Anatomía de la cavidad nasal.
Sección sagital con membrana mucosa.

1	Membrana mucosa (porción olfatoria)
2	Seno frontal
3	H. nasal
4	Membrana mucosa (porción respiratoria)/Tabique nasal
5	Maxilar (Apóf. palatina)
6	H. palatino (lámina horizontal)
7	Coana
8	H. esfenoides (cuerpo)
9	Seno esfenoidal
10	H. etmoides

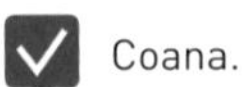 Coana.

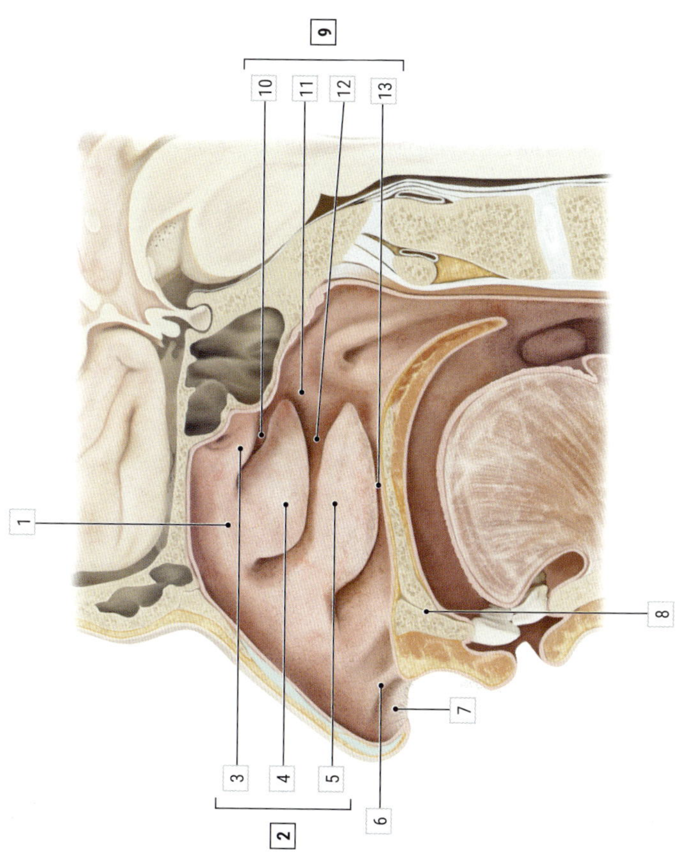

? ¿Cómo se denomina el cornete que se puede encontrar de manera inconstante?

Anatomía de la cavidad nasal.
Vista de la pared lateral con membrana mucosa.

1	Surco olfatorio
2	Cornete nasal
3	Superior
4	Medio
5	Inferior
6	Limen nasal
7	Vestíbulo nasal
8	Conducto incisivo
9	Meato
10	Nasal superior
11	Nasofaríngeo
12	Nasal medio
13	Nasal inferior

✓ Cornete supremo.

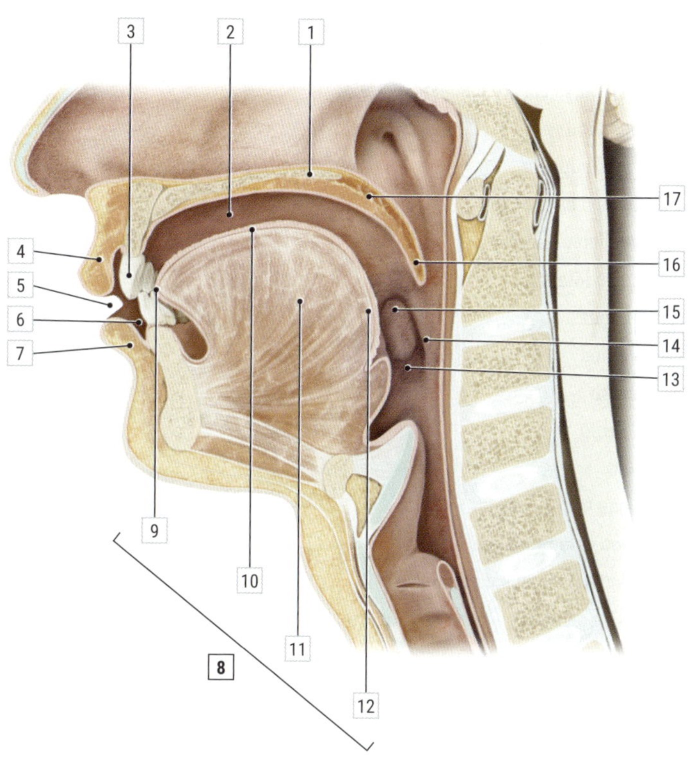

¿Qué huesos forman el paladar duro?

Anatomía seccional de la boca.
Sección sagital de la cavidad bucal.

1	Paladar duro
2	Cavidad bucal propiamente dicha
3	Dientes
4	Labio superior
5	Orificio de la boca
6	Vestíbulo bucal
7	Labio inferior
8	Lengua
9	Vértice
10	Dorso
11	Cuerpo
12	Raíz
13	Fosa (seno) tonsilar
14	Arco palatofaríngeo
15	Amígdala (tonsila) palatina
16	Úvula palatina
17	Paladar blando (velo palatino)

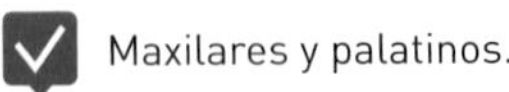

Maxilares y palatinos.

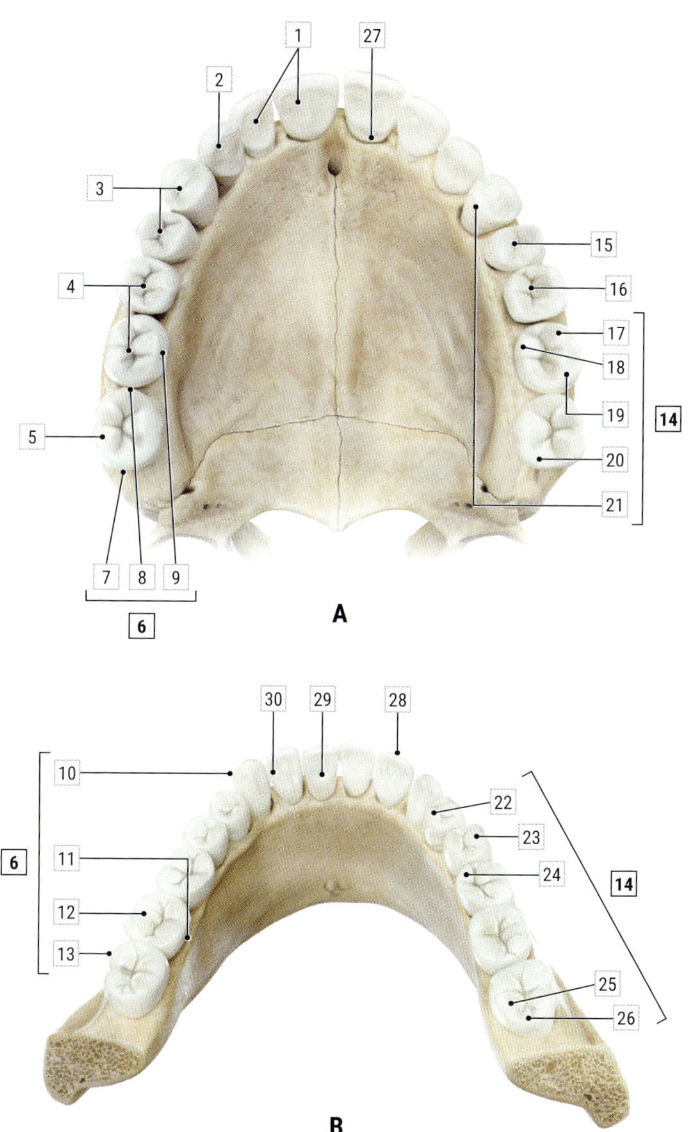

¿Cuántos dientes tiene una dentadura completa adulta?

Anatomía de los dientes.
A. Vista inferior de arco dental superior permanente.
B. Vista posterosuperior del arco dental inferior permanente.

1	Dientes incisivos	16	Fisura oclusal
2	Diente canino	17	Mesiobucal
3	Dientes premolares	18	Mesiopalatina
4	Dientes molares	19	Distobucal
5	Tercer molar (muela del juicio)	20	Distopalatina
6	Cara	21	Palatina
7	Distal	22	Lingual
8	Mesial	23	Bucal
9	Palatina	24	Mesiolingual
10	Vestibular (labial)	25	Distolingual
11	Lingual	26	Distal
12	Oclusal	27	Cíngulo
13	Vestibular (bucal)	28	Borde incisal
14	Cúspide	29	Tubérculo del diente
15	Fosa oclusal	30	Cresta marginal

32.

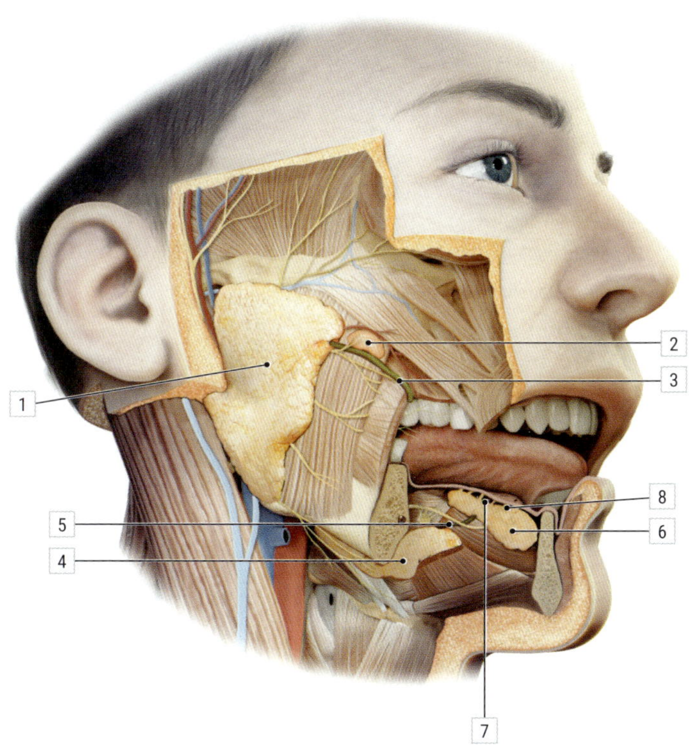

¿Dónde drena el conducto parotídeo?

Anatomía de las glándulas salivares.

1. Glándula parótida
2. Glándula parótida accesoria
3. Conducto parotídeo
4. Glándula submandibular
5. Conducto submandibular
6. Glándula sublingual
7. Conducto sublingual mayor
8. Conductos sublinguales menores

✓ A la papila del conducto parotídeo, a nivel del segundo molar superior.

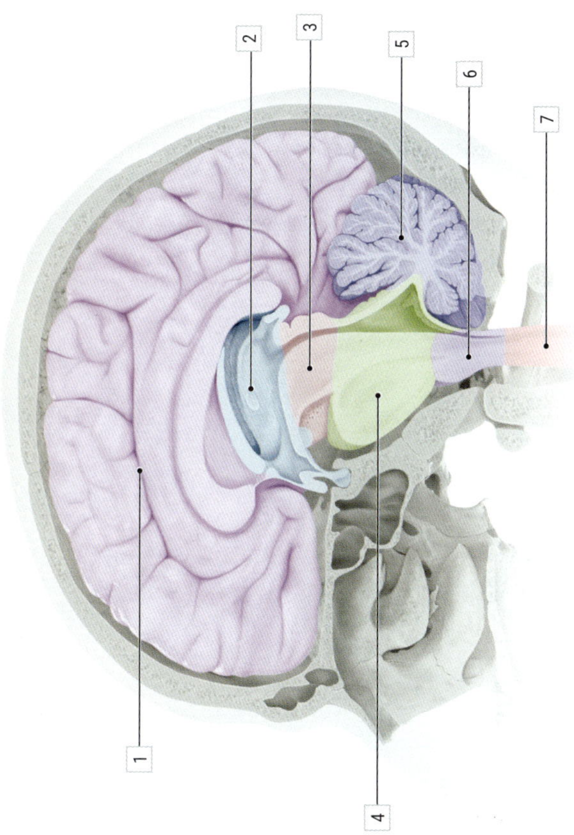

¿Qué vesícula encefálica deriva en una vesícula secundaria y parte del encéfalo con el mismo nombre?

Divisiones del encéfalo.
Sección sagital del encéfalo *in situ*.

1 Prosencéfalo (telencéfalo)

2 Prosencéfalo (diencéfalo)

3 Mesencéfalo

4 Rombencéfalo (puente o protuberancia)

5 Rombencéfalo (cerebelo)

6 Rombencéfalo (bulbo raquídeo o médula oblongada)

7 Médula espinal

✓ El mesencéfalo.

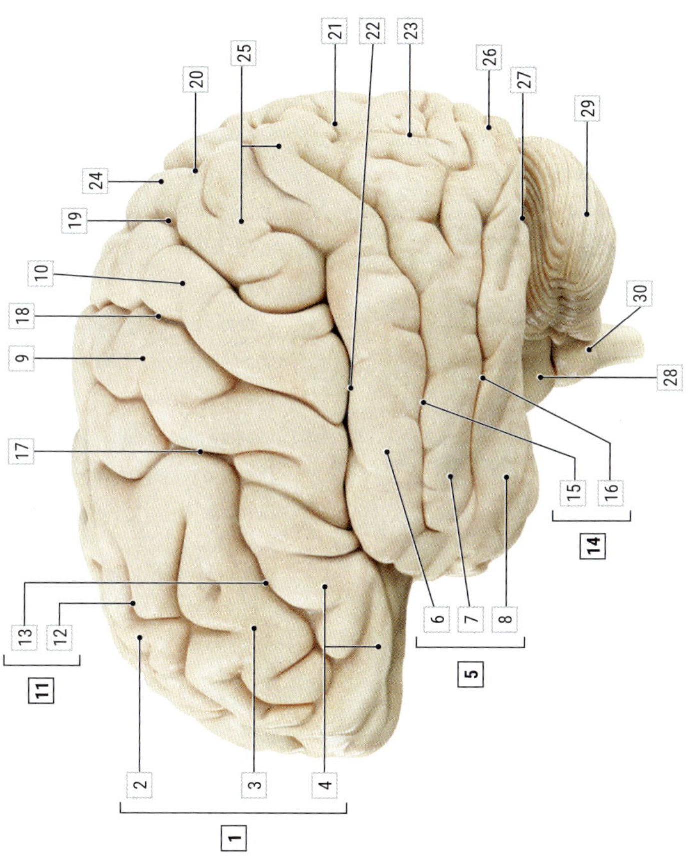

¿Qué surco separa los lóbulos frontal y parietal?

Morfología externa del encéfalo.
Vista lateral izquierda del encéfalo.

1	Giros frontales	16	Inferior
2	Superior	17	Surco precentral
3	Medio	18	Surco central
4	Inferior	19	Surco postcentral
5	Giros temporales	20	Surco intraparietal
6	Superior	21	Surco occipital transverso
7	Medio	22	Surco lateral
8	Inferior	23	Surco semilunar
9	Giro precentral	24	Lobulillo parietal superior
10	Giro postcentral	25	Lobulillo parietal inferior
11	Surcos frontales	26	Lóbulo occipital
12	Superior	27	Incisura preoccipital
13	Inferior	28	Puente o protuberancia
14	Surcos temporales	29	Cerebelo
15	Superior	30	Bulbo raquídeo o médula oblongada

✓ El surco central.

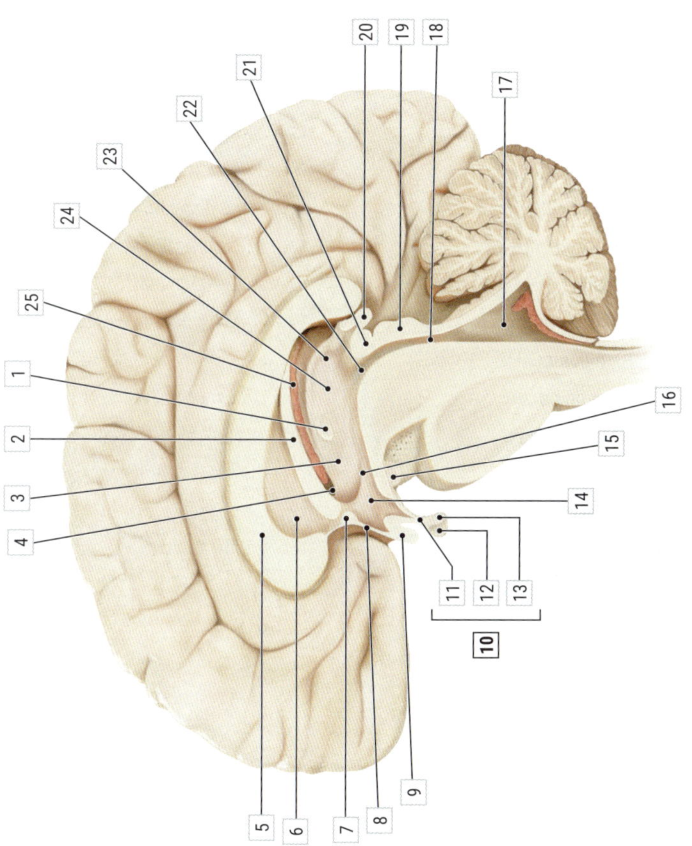

¿Qué estructuras que se muestran en la imagen conectan los dos hemisferios?

Morfología externa del encéfalo.
Sección sagital del encéfalo.

1	Adhesión intertalámica
2	Fórnix (cuerpo)
3	Tercer ventrículo
4	Foramen interventricular
5	Cuerpo calloso
6	*Septum pellucidum*
7	Comisura anterior
8	Lámina terminal
9	Quiasma óptico
10	Hipófisis
11	Infundíbulo
12	Adenohipófisis
13	Neurohipófisis
14	Hipotálamo
15	Cuerpo (tubérculo) mamilar
16	Surco hipotalámico
17	Cuarto ventrículo
18	Acueducto mesencefálico (cerebral)
19	Lámina tectal
20	Glándula pineal (epífisis)
21	Comisura posterior (epitalámica)
22	Orificio del acueducto mesencefálico
23	Habénula
24	Tálamo
25	Plexo coroideo

 El cuerpo calloso y las comisuras anterior y posterior.

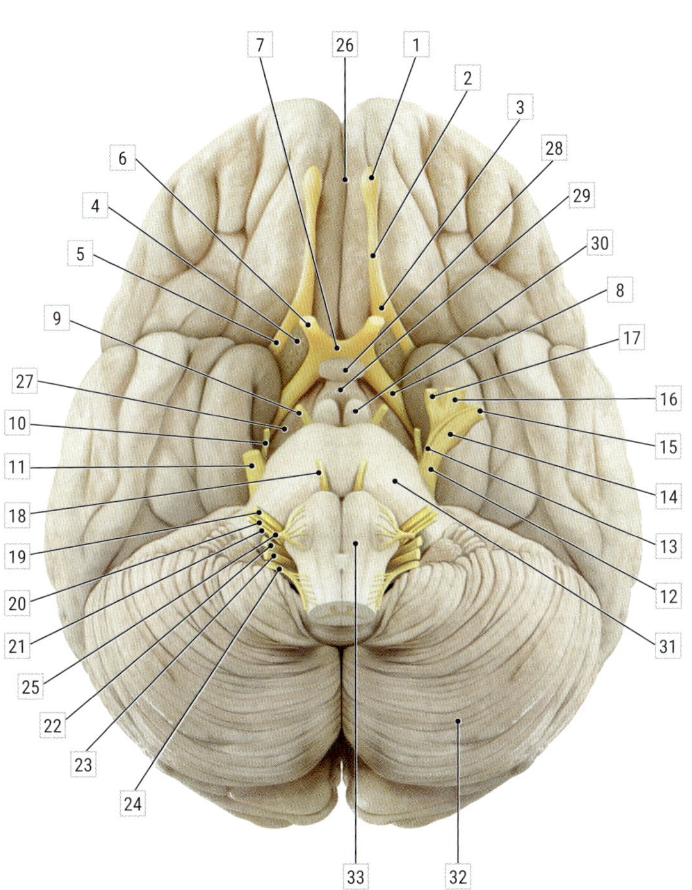

¿Cómo se denomina el surco entre el puente y el bulbo raquídeo de donde salen varios nervios craneales?

Morfología externa del encéfalo.
Vista inferior del encéfalo.

1	Bulbo olfatorio	18	N. *abducens* (NC VI)
2	Tracto olfatorio	19	N. facial (NC VII)
3	Trígono olfatorio	20	N. intermedio
4	Sustancia perforada anterior	21	N. vestibulococlear (NC VIII)
5	Estría olfatoria lateral	22	N. glosofaríngeo (NC IX)
6	N. óptico (NC II)	23	N. vago (NC X)
7	Quiasma óptico	24	N. accesorio (NC XI)
8	Tracto óptico	25	N. hipogloso (NC XII)
9	N. oculomotor (NC III)	26	Fisura longitudinal cerebral
10	N. troclear (NC IV)	27	Mesencéfalo
11	N. trigémino (NC V)	28	Hipófisis (glándula pituitaria)
12	N. trigémino (raíz sensitiva)	29	Túber *cinereum*
13	N. trigémino (raíz motora)	30	Cuerpo (tubérculo) mamilar
14	Gl. del trigémino	31	Puente (protuberancia)
15	N. mandibular (NC V3)	32	Cerebelo
16	N. maxilar (NC V2)	33	Bulbo raquídeo (médula oblongada)
17	N. oftálmico (NC V1)		

 Surco bulbopontino.

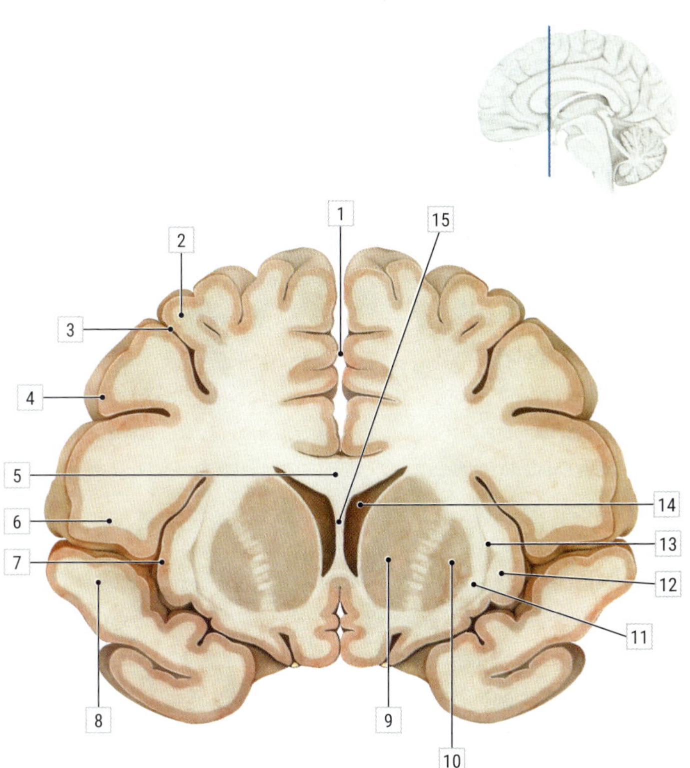

¿Cómo se denomina el conjunto de los núcleos putamen y globos pálidos medial y lateral? ¿Y el núcleo caudado y el putamen?

Sección coronal del prosencéfalo a nivel nivel de la cabeza del núcleo caudado.

1. Fisura longitudinal cerebral
2. Giros cerebrales
3. Surcos cerebrales
4. Córtex (corteza) cerebral
5. Cuerpo calloso
6. Opérculo frontal
7. Ínsula
8. Opérculo temporal
9. Núcleo caudado (cabeza)
10. Putamen
11. Cápsula externa
12. Cápsula extrema
13. Claustro
14. Ventrículo lateral (asta frontal o anterior)
15. *Septum pellucidum*

Núcleo lenticular y cuerpo estriado.

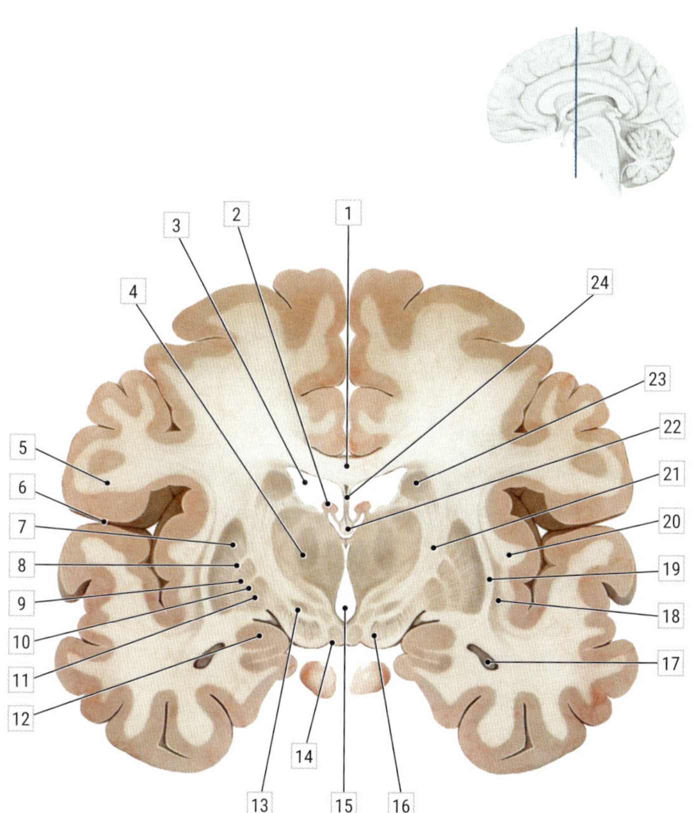

¿Qué estructura separa los ventrículos laterales?

Sección coronal del prosencéfalo a nivel de los cuerpos (tubérculos) mamilares.

1	Cuerpo calloso (cuerpo)
2	Plexo coroideo
3	Ventrículo lateral (porción central o cuerpo)
4	Tálamo
5	Opérculo parietal
6	Surco lateral
7	Putamen
8	Lámina medular lateral
9	Globo pálido lateral
10	Lámina medular medial
11	Globo pálido medial
12	Cuerpo amigdalino
13	Subtálamo (núcleo subtalámico)
14	Cuerpo (tubérculo) mamilar
15	Tercer ventrículo
16	Hipotálamo
17	Ventrículo lateral (asta temporal o inferior)
18	Claustro
19	Cápsula externa
20	Cápsula extrema
21	Cápsula interna
22	Fórnix (columna)
23	Núcleo caudado (cuerpo)
24	*Septum pellucidum*

 El *septum pellucidum*.

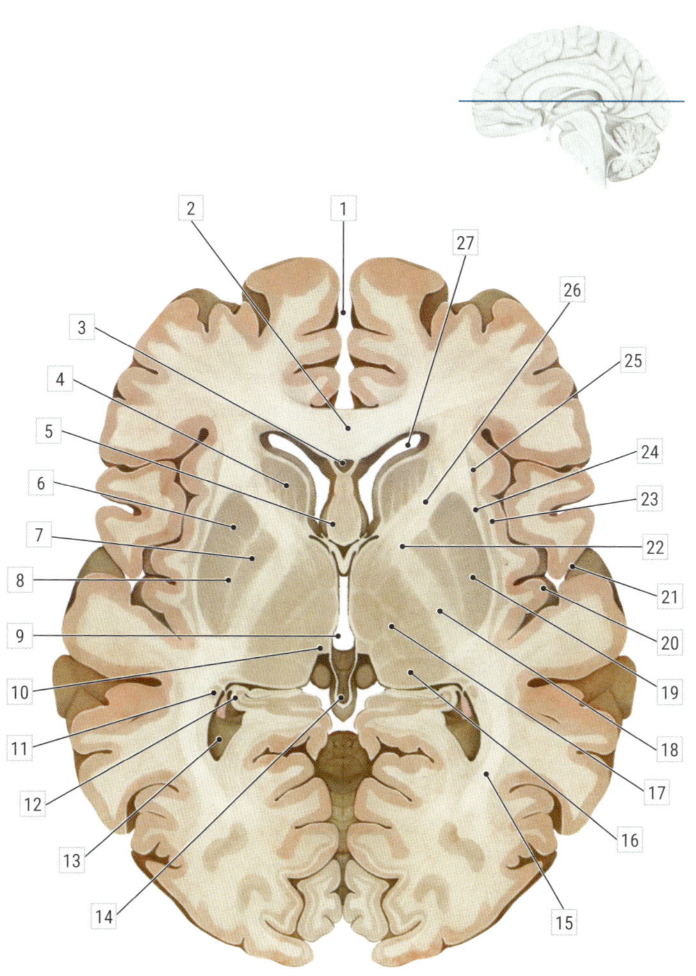

¿Qué porción de la cápsula interna separa el núcleo caudado del lenticular? ¿Y el tálamo del lenticular?

Sección axial del prosencéfalo a nivel del tálamo.

1	Fisura longitudinal cerebral	15	Radiación óptica
2	Cuerpo calloso (rodilla)/ Fórceps menor (frontal)	16	Pulvinar del tálamo
3	*Septum pellucidum* (cavidad)	17	Tálamo
4	Núcleo caudado (cabeza)	18	Cápsula interna (brazo posterior)
5	Fórnix (columna)	19	Núcleo lenticular
6	Putamen	20	Ínsula
7	Globo pálido lateral	21	Surco lateral
8	Lámina medular lateral	22	Cápsula interna (rodilla)
9	Tercer ventrículo	23	Cápsula extrema
10	Habénula	24	Cápsula externa
11	Núcleo caudado (cola)	25	Claustro
12	Fimbria del hipocampo	26	Cápsula interna (brazo anterior)
13	Ventrículo lateral (asta occipital o posterior)	27	Ventrículo lateral (asta frontal o anterior)
14	Glándula pineal (epífisis)		

El brazo anterior y el brazo posterior.

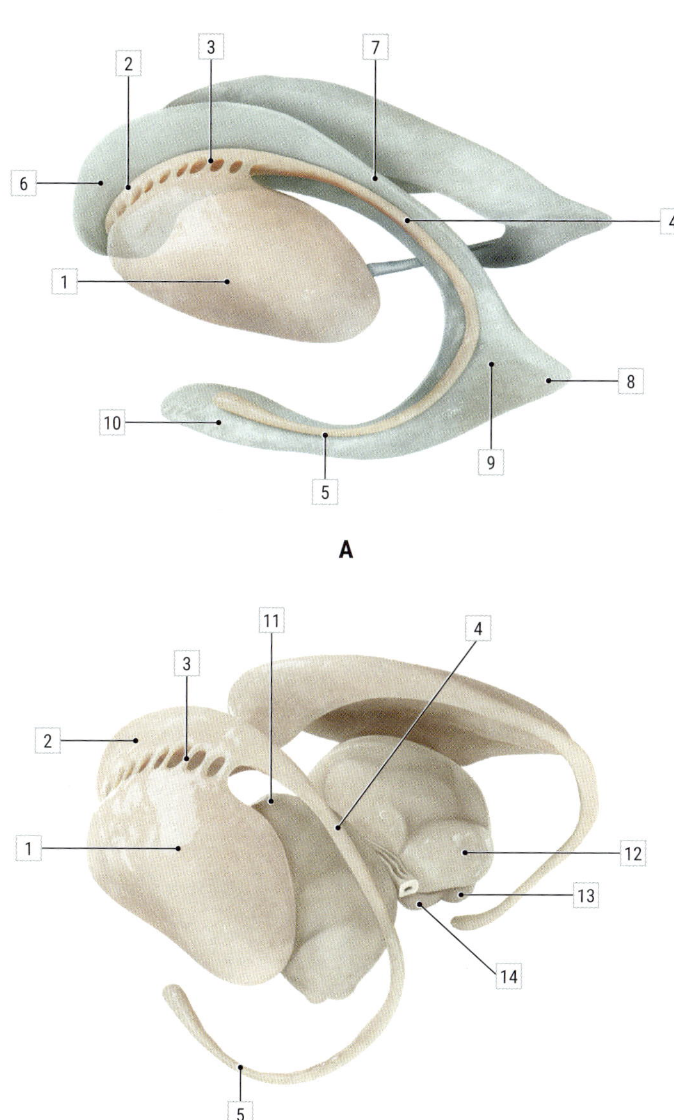

A

B

¿Qué núcleo forma parte de la pared lateral de los ventrículos laterales?

Anatomía de los núcleos basales.
A. Relación del cuerpo estriado con el ventrículo lateral.
B. Relación del cuerpo estriado con el tálamo.

1	Núcleo lenticular (putamen)
2	Núcleo caudado (cabeza)
3	Puentes grises caudolenticulares
4	Núcleo caudado (cuerpo)
5	Núcleo caudado (cola)
6	Ventrículo lateral (asta frontal o anterior)
7	Ventrículo lateral (porción central o cuerpo)
8	Ventrículo lateral (asta occipital o posterior)
9	Ventrículo lateral (atrio)
10	Ventrículo lateral (asta temporal o inferior)
11	Tubérculo anterior del tálamo
12	Pulvinar del tálamo
13	Metatálamo (cuerpo geniculado lateral)
14	Metatálamo (cuerpo geniculado medial)

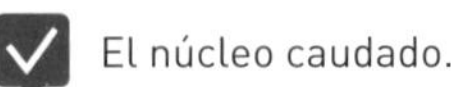
El núcleo caudado.

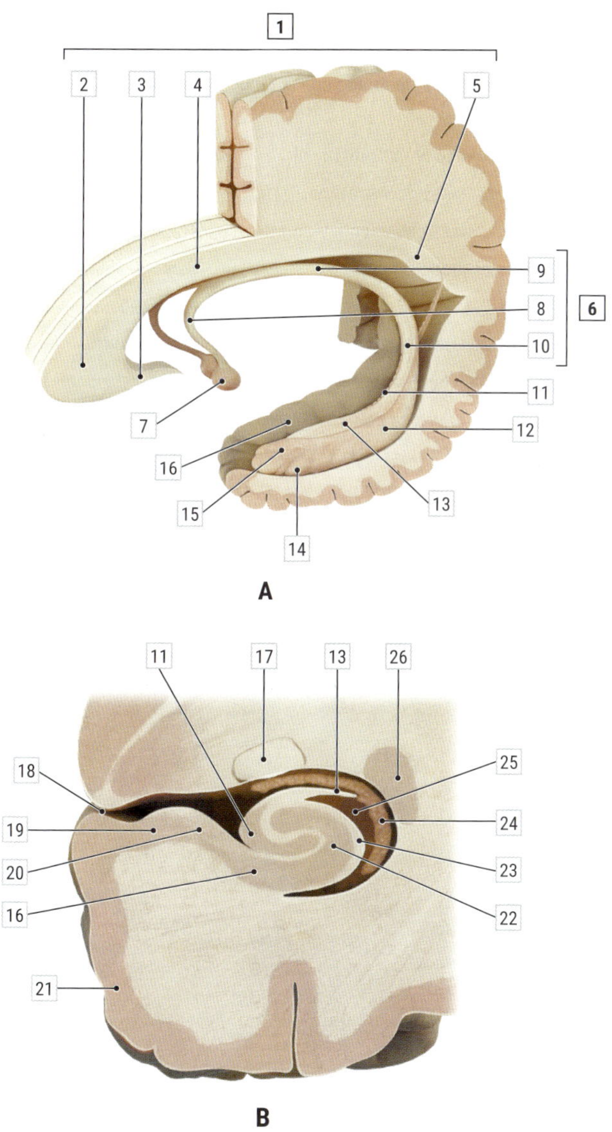

¿En qué lóbulo se halla el hipocampo?

Anatomía del hipocampo.
A. Vista anterolateral del hipocampo.
B. Sección coronal del hipocampo.

1	Cuerpo calloso		15	Pie del hipocampo
2	Rodilla		16	Subículo
3	Pico		17	Tracto óptico
4	Cuerpo		18	Surco del hipocampo
5	Rodete		19	Parasubículo
6	Fórnix		20	Presubículo
7	Núcleo mamilar		21	Giro parahipocampal
8	Columna		22	Asta de Ammon (hipocampo propio)
9	Cuerpo		23	Álveo
10	Pilar		24	Plexo coroideo
11	Giro dentado		25	Ventrículo lateral (asta temporal o inferior)
12	Hipocampo		26	Núcleo caudado (cola)
13	Fimbria del hipocampo			
14	Digitaciones del hipocampo			

En el lóbulo temporal.

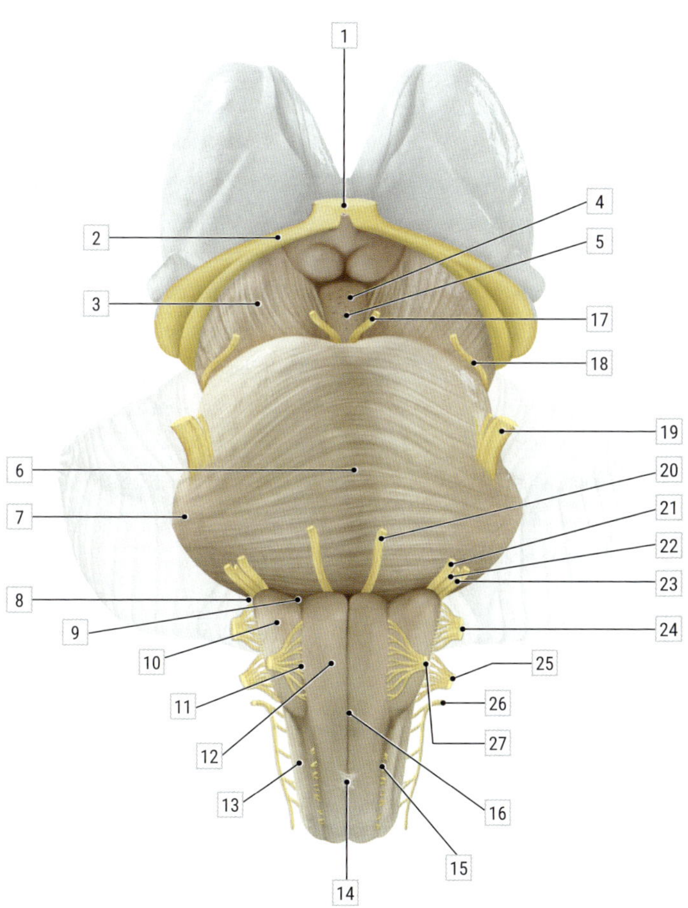

¿Cuáles son las estructuras básicas que forman el tronco del encéfalo?

Morfología externa del tronco del encéfalo.
Vista anterior.

1	Quiasma óptico
2	Tracto óptico
3	Pie peduncular
4	Sustancia perforada posterior
5	Fosa interpeduncular
6	Surco basilar
7	Pedúnculo cerebeloso medio
8	Ángulo pontocerebeloso
9	Surco bulbopontino
10	Oliva
11	Surco preolivar
12	Pirámide bulbar
13	Cordón lateral
14	Decusación piramidal
15	Surco anterolateral
16	Fisura media anterior
17	N. oculomotor (NC III)
18	N. troclear (NC IV)
19	N. trigémino (NC V)
20	N. *abducens* (NC VI)
21	N. facial (NC VII)
22	N. intermedio
23	N. vestibulococlear (NC VIII)
24	N. glosofaríngeo (NC IX)
25	N. vago (NC X)
26	N. accesorio (NC XI)
27	N. hipogloso (NC XII)

El bulbo raquídeo, el puente y el mesencéfalo.

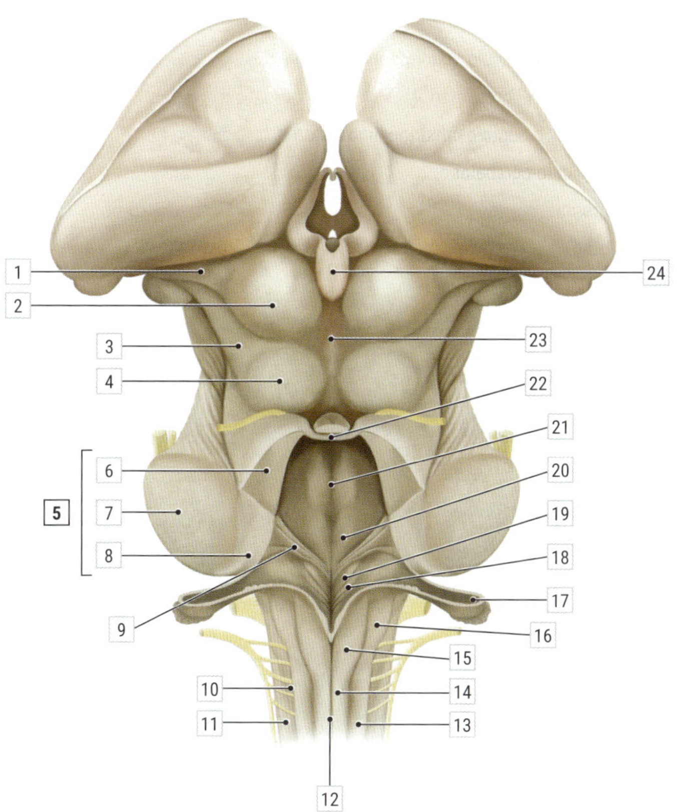

¿De dónde proviene cada una de las partes del pedúnculo cerebeloso?

Morfología externa del tronco del encéfalo.
Vista posterior.

1	Brazo del colículo superior
2	Colículo (tubérculo cuadrigémino) superior
3	Brazo del colículo inferior
4	Colículo (tubérculo cuadrigémino) inferior
5	Pedúnculo cerebeloso
6	Superior
7	Medio
8	Inferior
9	Estrías medulares del cuarto ventrículo
10	Surco posterolateral
11	Cordón lateral
12	Surco medio posterior
13	Fascículo cuneiforme
14	Fascículo grácil
15	Tubérculo grácil
16	Tubérculo cuneiforme
17	Orificio lateral
18	Trígono del N. vago
19	Trígono del N. hipogloso
20	Colículo facial
21	Fosa romboidal (suelo del cuarto ventrículo)
22	Velo medular superior (seccionado)
23	Lámina tectal (cuadrigémina)
24	Epífisis

El inferior conecta el cerebelo al bulbo raquídeo, el medio al puente y el superior al mesencéfalo.

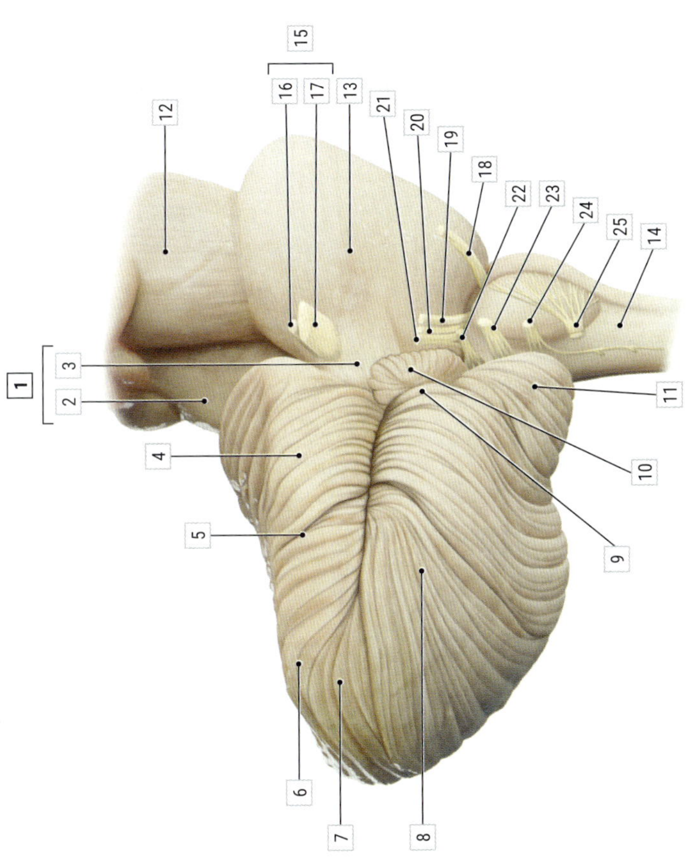

¿Cómo se llama la parte central del cerebelo que une los dos hemisferios?

Morfología externa del tronco del encéfalo y cerebelo.
Vista lateral derecha.

1	Pedúnculo cerebeloso
2	Superior
3	Medio
4	Lóbulo anterior del cerebelo
5	Fisura prima (preclival)
6	Fisuras del cerebelo
7	Láminas del cerebelo
8	Lóbulo posterior del cerebelo
9	Fisura posterolateral
10	Lóbulo floculonodular
11	Amígdala del cerebelo
12	Mesencéfalo
13	Puente (protuberancia)
14	Bulbo raquídeo (médula oblongada)
15	N. trigémino (NC V)
16	Raíz motora
17	Raíz sensitiva
18	N. *abducens* (NC VI)
19	N. facial (NC VII)
20	N. intermedio
21	N. vestibulococlear (NC VIII)
22	N. glosofaríngeo (NC IX)
23	N. vago (NC X)
24	N. accesorio (NC XI)
25	N. hipogloso (NC XII)

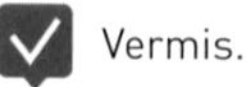

Vermis.

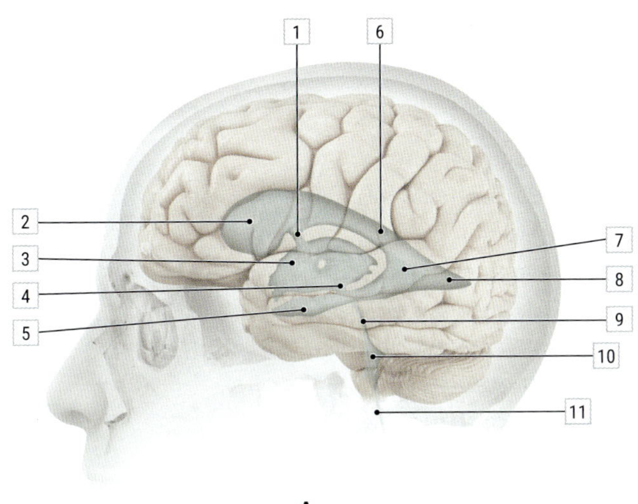

A

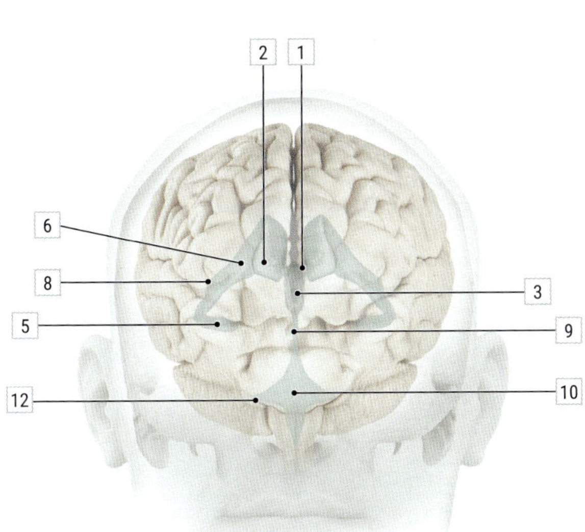

B

¿Qué núcleo encefálico forma gran parte de las paredes del tercer ventrículo?

Anatomía de los ventrículos del encéfalo.
A. Vista lateral izquierda.
B. Vista anterior.

1	Foramen interventricular
2	Ventrículo lateral (asta frontal o anterior)
3	Tercer ventrículo
4	Orificio del acueducto mesencefálico (cerebral)
5	Ventrículo lateral (asta temporal o inferior)
6	Ventrículo lateral (porción central o cuerpo)
7	Ventrículo lateral (atrio)
8	Ventrículo lateral (asta occipital o posterior)
9	Acueducto mesencefálico (cerebral)
10	Cuarto ventrículo
11	Conducto central (médula espinal)
12	Receso lateral

✓ El tálamo.

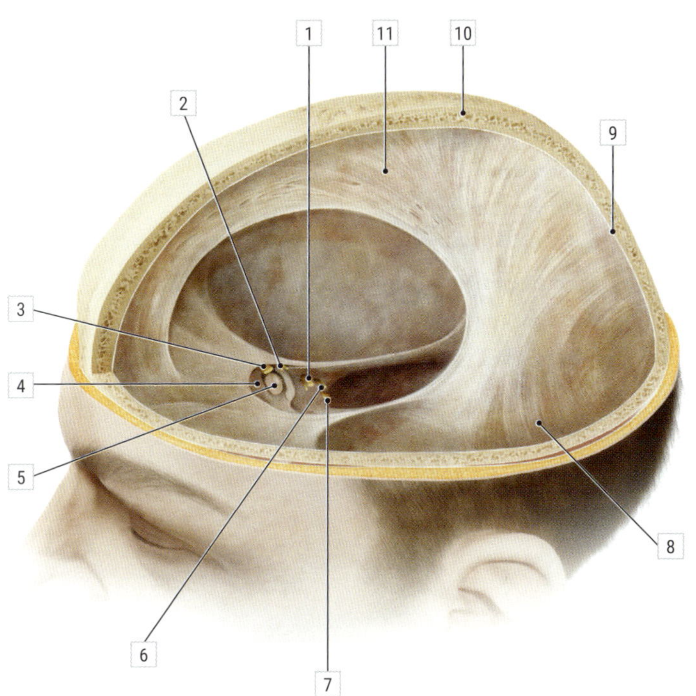

¿Qué estructuras separan la tienda del cerebelo?

Anatomía de las meninges.
Vista lateral izquierda de la duramadre craneal sin el encéfalo.

1	N. trigémino (NC V)
2	Nn. oculomotor (NC III) y troclear (NC IV)
3	N. óptico (NC II)
4	Diafragma sellar
5	Hipófisis (glándula pituitaria)
6	Nn. facial (NC VII) y vestibulococlear (NC VIII)
7	Nn. glosofaríngeo (NC IX), vago (NC X) y accesorio (NC XI)
8	Tentorio (tienda del cerebelo)
9	Duramadre craneal (encefálica)
10	Calvaria
11	Hoz del cerebro

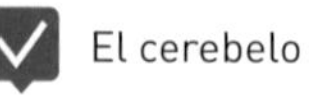 El cerebelo del cerebro.

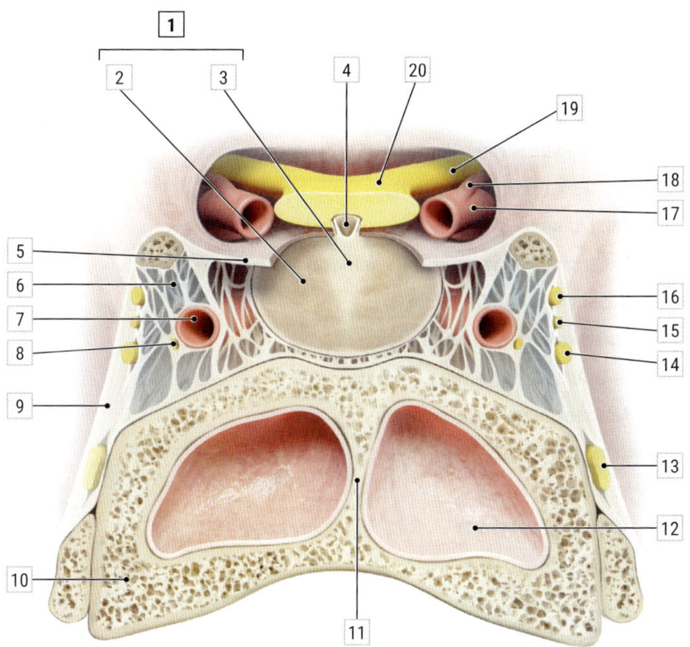

¿Al lado de qué estructura del hueso esfenoides se localiza el seno cavernoso?

Anatomía de los senos venosos durales.
Sección coronal de la silla turca.

1	Hipófisis
2	Adenohipófisis o lóbulo anterior
3	Neurohipófisis o lóbulo posterior
4	Neurohipófisis (infundíbulo)
5	Diafragma sellar
6	Seno cavernoso
7	A. carótida interna (porción cavernosa)
8	N. *abducens* (NC VI)
9	Duramadre craneal (encefálica)
10	H. esfenoides (cuerpo)
11	Tabique intersinusal esfenoidal
12	Seno esfenoidal
13	N. maxilar (NC V2)
14	N. oftálmico (NC V1)
15	N. troclear (NC IV)
16	N. oculomotor (NC III)
17	A. carótida interna (porción cerebral)
18	A. oftálmica
19	N. óptico (NC II)
20	Quiasma óptico

✓ De la silla turca.

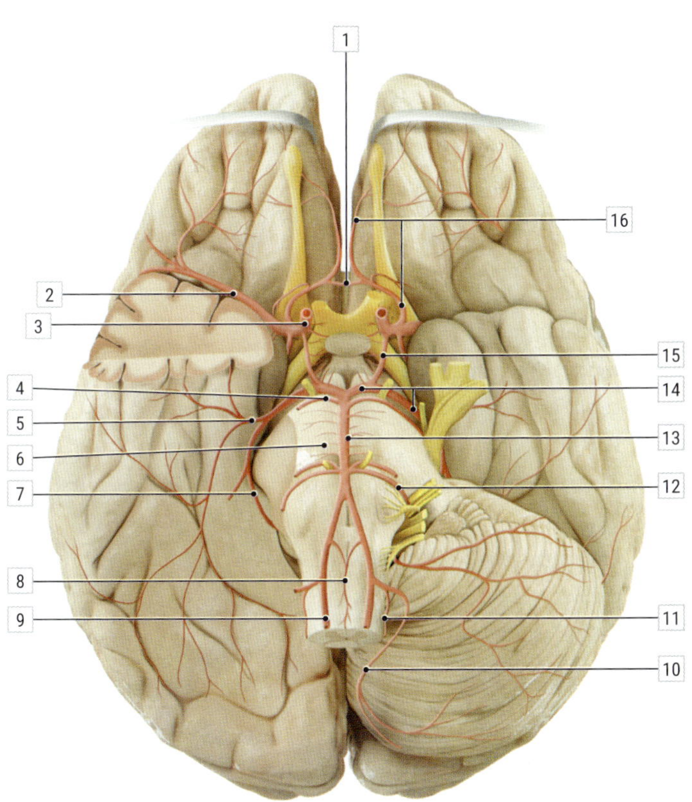

¿Qué tres arterias forman el círculo arterial cerebral?

Anatomía de las arterias del encéfalo.
Vista inferior del encéfalo.

1	A. comunicante anterior
2	A. cerebral media (porción esfenoidal u horizontal)
3	A. carótida interna (porción cerebral)
4	A. cerebelosa superior
5	A. occipital lateral
6	Aa. pontinas
7	A. occipital medial
8	A. espinal anterior
9	A. vertebral (porción intracraneal)
10	A. cerebelosa posteroinferior
11	A. espinal posterior
12	A. cerebelosa anteroinferior
13	A. basilar
14	A. cerebral posterior
15	A. comunicante posterior
16	A. cerebral anterior

Una arteria basilar y dos carótidas internas.

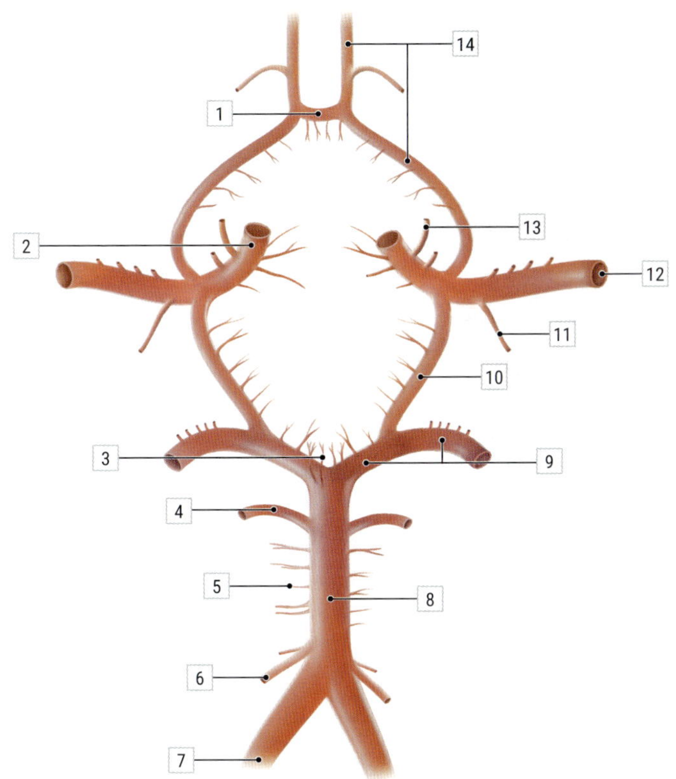

¿Con qué otro nombre se conoce el círculo arterial del cerebro?

Anatomía de las arterias del encéfalo.
Imagen esquemática del círculo arterial del cerebro.

1	A. comunicante anterior
2	A. carótida interna (porción cerebral)
3	Aa. mesencefálicas
4	A. cerebelosa superior
5	Aa. pontinas
6	A. cerebelosa anteroinferior
7	A. vertebral (porción intracraneal)
8	A. basilar
9	A. cerebral posterior
10	A. comunicante posterior
11	A. coroidea anterior
12	A. cerebral media
13	A. oftálmica
14	A. cerebral anterior

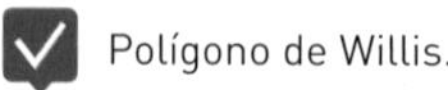
Polígono de Willis.

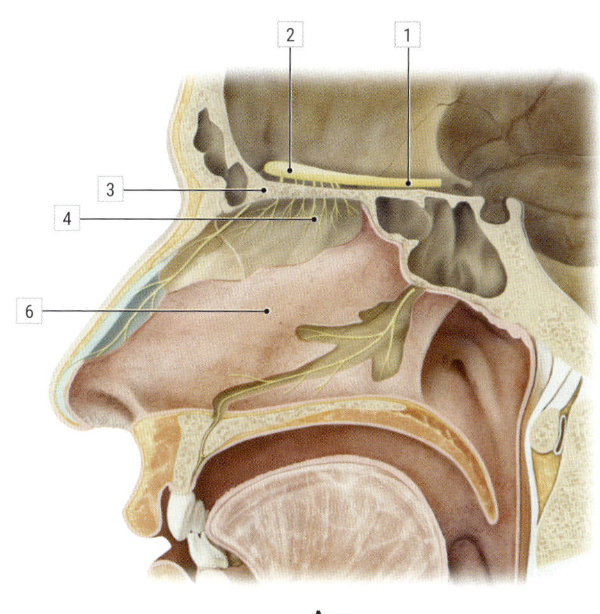

A

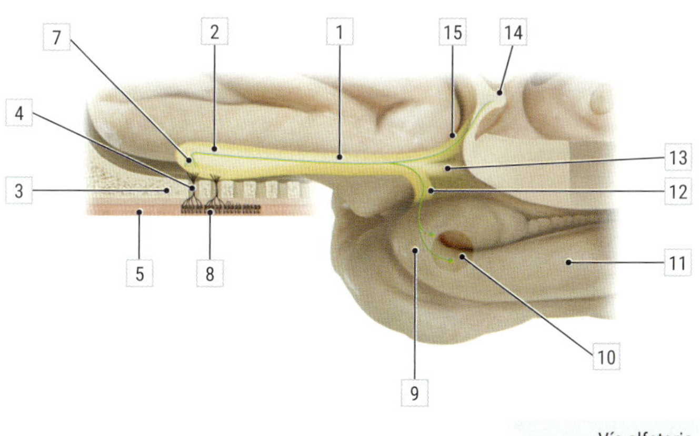

B

¿En qué fosa del cráneo se localiza el nervio olfatorio?

Anatomía del nervio olfatorio (NC I).
A. Sección sagital de la cavidad o fosa nasal.
B. Imagen esquemática de la vía olfatoria.

1	Tracto olfatorio
2	Bulbo olfatorio
3	Lámina cribosa (H. etmoides)
4	Nn. olfatorios
5	Membrana mucosa (porción olfatoria)
6	Membrana mucosa (porción respiratoria)
7	Segunda neurona (célula mitral)
8	Primera neurona (neurona bipolar)
9	Uncus o gancho (vía olfatoria consciente)
10	Amígdala (vía olfatoria refleja)
11	Giro parahipocampal
12	Estría olfatoria lateral
13	Tubérculo olfatorio
14	Comisura anterior
15	Estría olfatoria medial

✔ En la fosa craneal anterior.

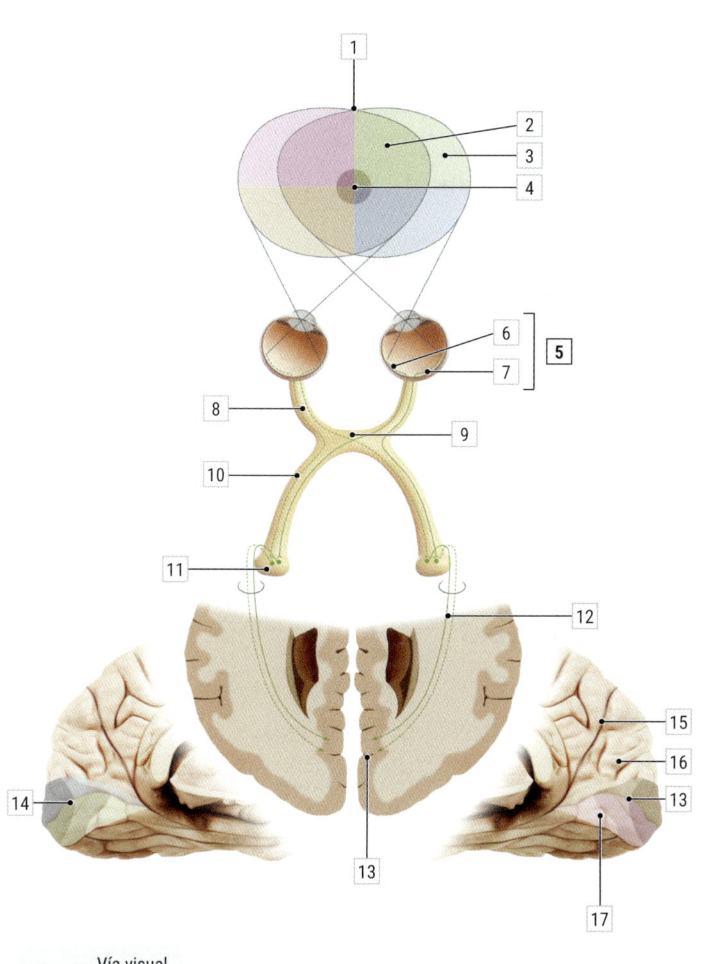

¿Qué porción de la retina se cruza en el quiasma óptico?

Anatomía de las vías visuales conscientes.

1 Campo visual
2 Zona de visión binocular
3 Zona de visión monocular
4 Zona de visión macular
5 Retina
6 Porción nasal
7 Porción temporal
8 N. óptico
9 Quiasma óptico
10 Tracto óptico
11 Cuerpo geniculado lateral
12 Radiación óptica (fibras geniculocalcarinas)
13 Surco calcarino
14 Representación del campo visual en el lóbulo occipital
15 Surco parietooccipital
16 Cuña
17 Giro lingual

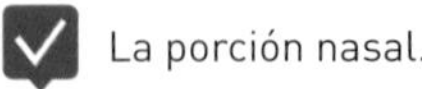 La porción nasal.

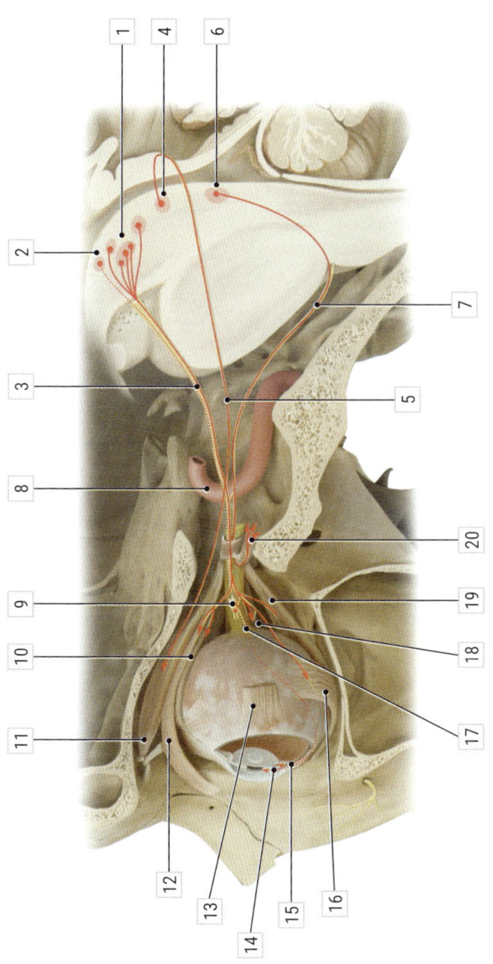

Las fibras parasimpáticas del nervio oculomotor, ¿a qué músculos inervan?

Anatomía de los nervios oculomotor (NC III), troclear (NC IV) y *abducens* (NC VI).
Vista lateral.

1	Núcleo del N. oculomotor
2	Núcleos accesorios del N. oculomotor
3	N. oculomotor
4	Núcleo del N. troclear
5	N. troclear
6	Núcleo del N. *abducens*
7	N. *abducens*
8	A. carótida interna
9	Gl. ciliar
10	M. recto superior
11	M. oblicuo superior
12	M. elevador del párpado superior
13	M. recto lateral
14	M. esfínter de la pupila
15	M. ciliar
16	M. oblicuo inferior
17	Nn. ciliares cortos
18	M. recto medial
19	M. recto inferior
20	M. recto lateral (rechazado)

✓ A los músculos ciliar y esfínter de la pupila.

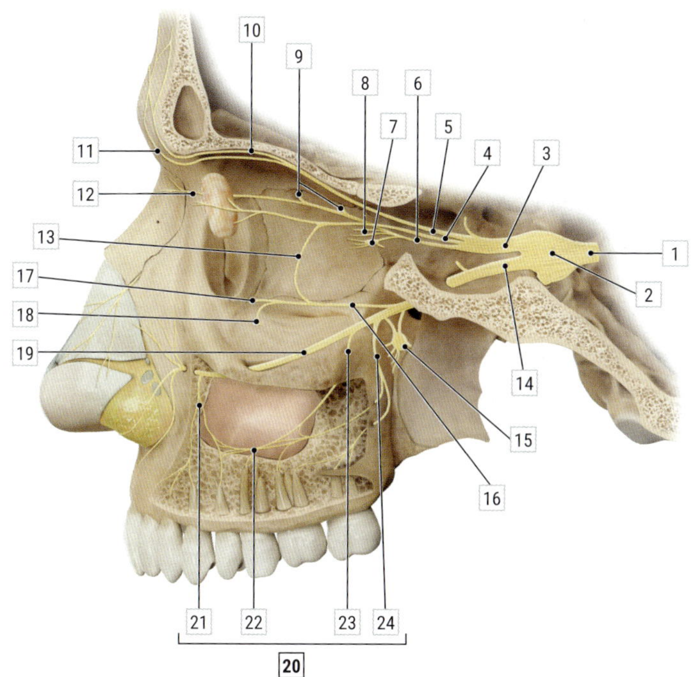

¿Por qué orificios del cráneo sale cada uno de los tres nervios que forman el trigémino?

Anatomía del nervio trigémino (NC V).
Vista lateral izquierda de los nervios oftálmico y maxilar.

1	N. trigémino (raíz sensitiva)
2	Gl. del trigémino
3	N. oftálmico (V1)
4	N. lagrimal
5	N. frontal
6	N. nasociliar
7	Gl. ciliar
8	Nn. ciliares largos
9	Nn. etmoidales
10	N. supraorbitario
11	N. supratroclear
12	N. infratroclear
13	R. comunicante con el N. cigomático
14	N. maxilar (V2)
15	Gl. pterigopalatino
16	N. cigomático
17	R. cigomaticotemporal
18	R. cigomaticofacial
19	N. infraorbitario
20	Rr. alveolares
21	Rr. superiores anteriores
22	Plexo dentario superior
23	R. superior medio
24	Rr. superiores posteriores

El oftálmico (V1) por la fisura orbitaria superior, el maxilar (V2) por el foramen redondo mayor y el mandibular (V3) por el foramen oval.

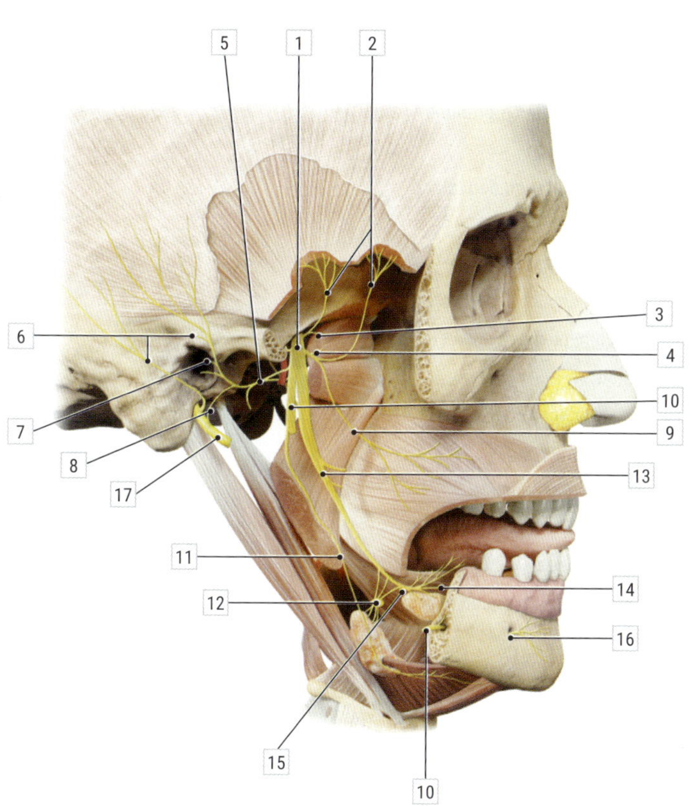

Además del trigémino, ¿de qué otro nervio transporta fibras el nervio lingual?

Anatomía del nervio trigémino (NC V).
Vista lateral derecha del nervio mandibular.

1	N. mandibular
2	Nn. temporales profundos
3	N. maseterino
4	N. del M. pterigoideo lateral
5	N. auriculotemporal
6	Nn. auriculares
7	N. del conducto auditivo externo
8	Rr. comunicantes con el N. facial
9	N. bucal
10	N. alveolar inferior
11	N. milohioideo
12	Gl. submandibular
13	N. lingual
14	N. sublingual
15	Rr. comunicantes con el N. hipogloso
16	N. mentoniano
17	N. facial

✓ Del nervio facial (NC VII).

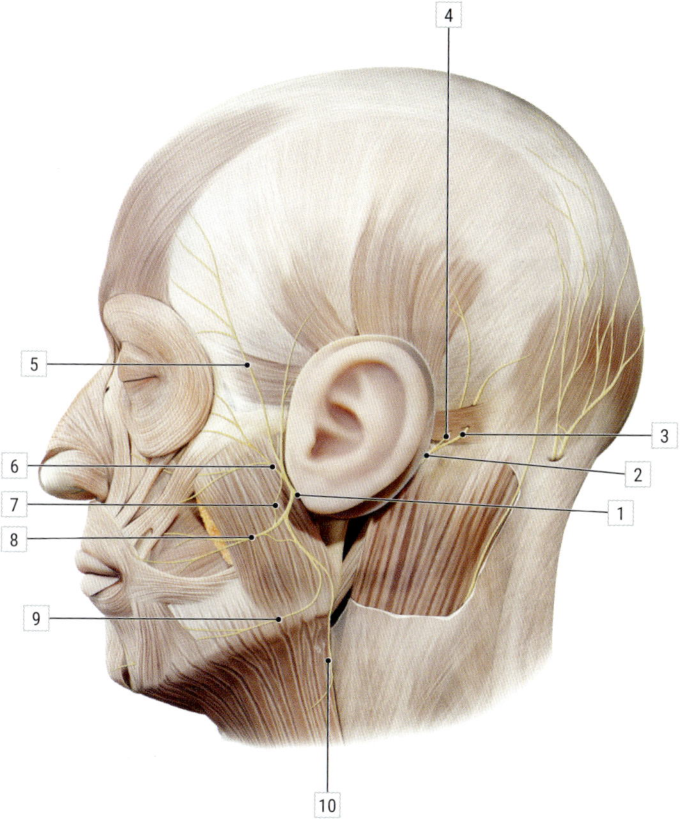

¿Qué estructura (no representada) atraviesa el nervio facial antes de dar las ramas que se observan?

Vista lateral izquierda del nervio facial (NC VII).

1	N. facial
2	N. auricular posterior
3	R. occipital
4	R. auricular
5	Rr. temporales
6	Rr. cigomáticos
7	Plexo intraparotídeo
8	Rr. bucales
9	R. marginal mandibular
10	R. cervical

✓ La glándula parótida.

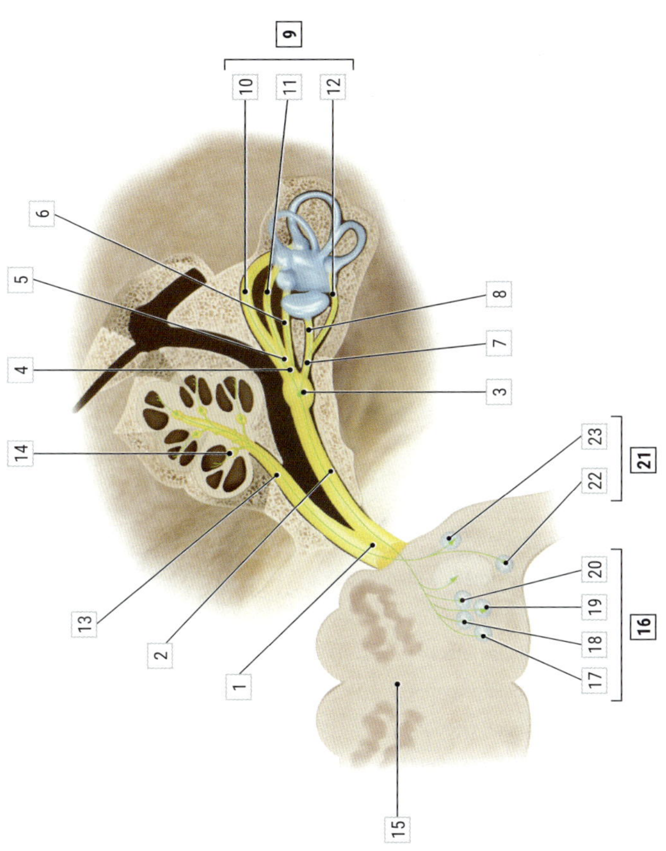

¿En qué orificio se encuentra la salida del nervio vestibulococlear del cráneo hacia el tronco del encéfalo?

Anatomía del nervio vestibulococlear (NC VIII).
Imagen esquemática de una sección axial de la porción petrosa del hueso temporal.

1	N. vestibulococlear
2	N. vestibular
3	Gl. vestibular
4	Porción superior
5	N. utriculoampular
6	N. utricular
7	Porción inferior
8	N. sacular
9	Nn. ampulares
10	N. ampular lateral
11	N. ampular anterior
12	N. ampular posterior
13	N. coclear
14	Gl. espiral (coclear)
15	Bulbo raquídeo (médula oblongada)
16	Núcleos vestibulares
17	Núcleo vestibular lateral
18	Núcleo vestibular superior
19	Núcleo vestibular inferior
20	Núcleo vestibular medial
21	Núcleos cocleares
22	Núcleo coclear posterior
23	Núcleo coclear anterior

 En el conducto auditivo interno.

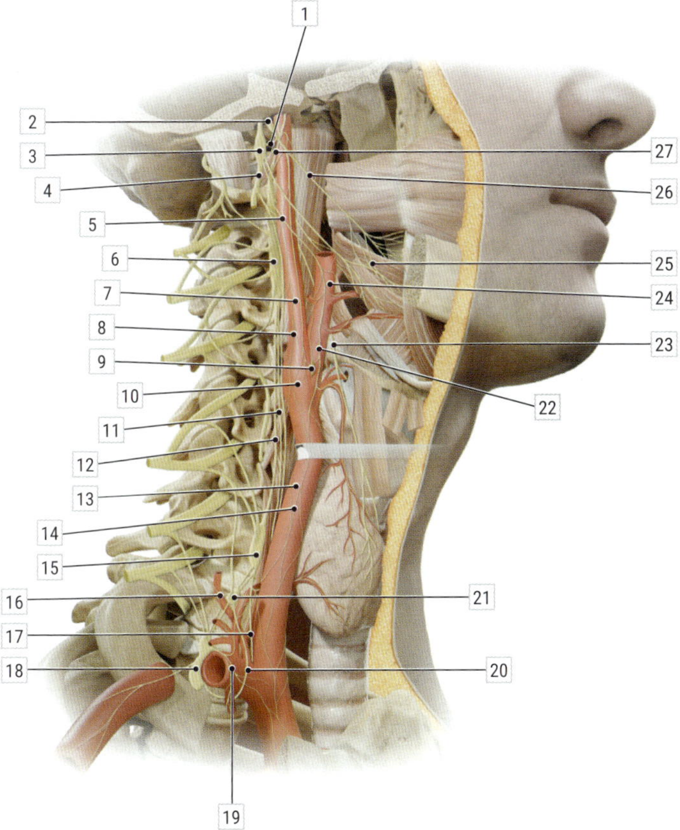

¿Qué nervio craneal monitoriza el glomus (cuerpo) carotídeo y el seno carotídeo?

Imagen anterolateral del cuello con los nervios craneales IX y X y el tronco simpático.

1 R. comunicante con el N. glosofaríngeo (NC X)	15 Gl. cervical medio
2 Gl. inferior (NC IX)	16 Plexo vertebral
3 Gl. inferior (NC X)	17 N. cardíaco cervical medio
4 N. vago (NC X)	18 Gl. cervicotorácico (estrellado)
5 Nn. carotídeos externos	19 Plexo subclavio
6 Gl. cervical superior	20 Asa subclavia
7 A. carótida interna	21 Gl. vertebral
8 Plexo carotídeo interno	22 Plexo carotídeo externo
9 Glomus (cuerpo) carotídeo	23 N. laríngeo superior (NC X)
10 Seno carotídeo	24 A. carótida externa
11 N. cardíaco cervical superior	25 Plexo faríngeo
12 Tronco simpático	26 N. glosofaríngeo (NC IX)
13 A. carótida común	27 N. carotídeo interno
14 Plexo carotídeo común	

El nervio glosofaríngeo (NC IX).

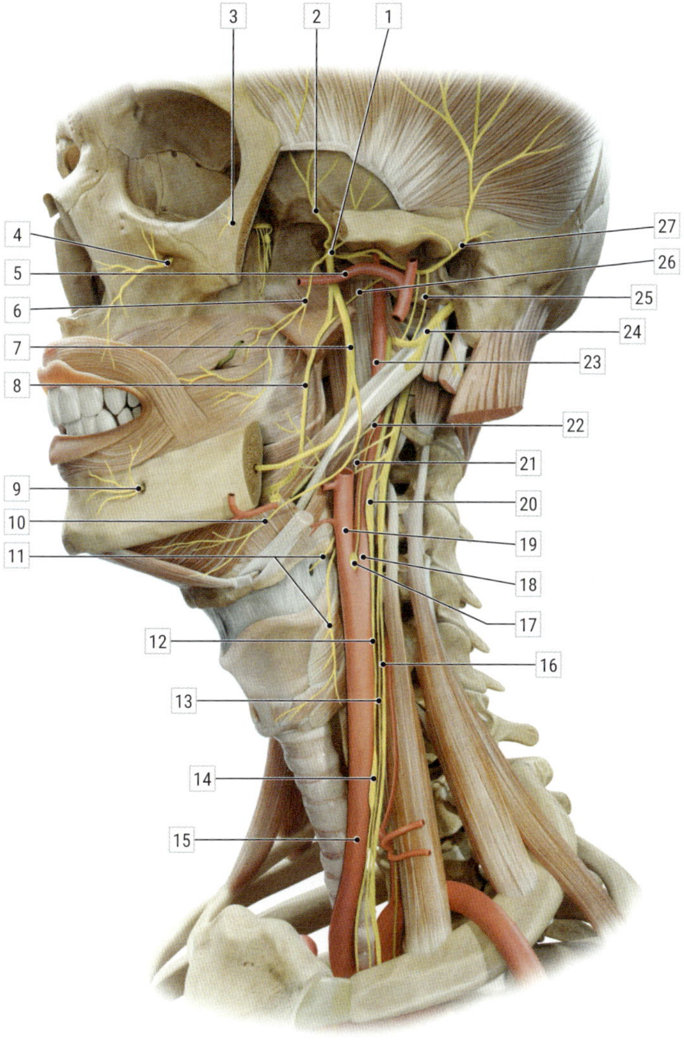

¿Qué nervio se encuentra en la vaina carotídea junto con la arteria carótida común y la vena yugular interna?

Vista anterolateral del cuello con el nervio vago y el tronco simpático.

1	N. mandibular (NC V)	14	Gl. cervical medio
2	Nn. temporales profundos (NC V)	15	A. carótida común
3	N. cigomaticofacial (NC V)	16	N. vago (NC X)
4	N. infraorbitario (NC V)	17	Glomus (cuerpo) carotídeo
5	A. maxilar	18	Seno carotídeo
6	N. bucal (NC V)	19	A. carótida externa
7	N. alveolar inferior (NC V)	20	Gl. cervical superior
8	N. lingual (NC V)	21	Plexo faríngeo
9	N. mentoniano (NC V)	22	N. glosofaríngeo (NC IX)
10	N. milohioideo (NC V)	23	A. carótida interna
11	N. laríngeo superior (NC X)	24	N. facial (NC VII)
12	Tronco simpático	25	Rr. comunicantes con el N. facial
13	Rr. cardíacos cervicales superiores	26	Cuerda del tímpano
		27	N. auriculotemporal (NC V)

✓ Del nervio vago (NC X).

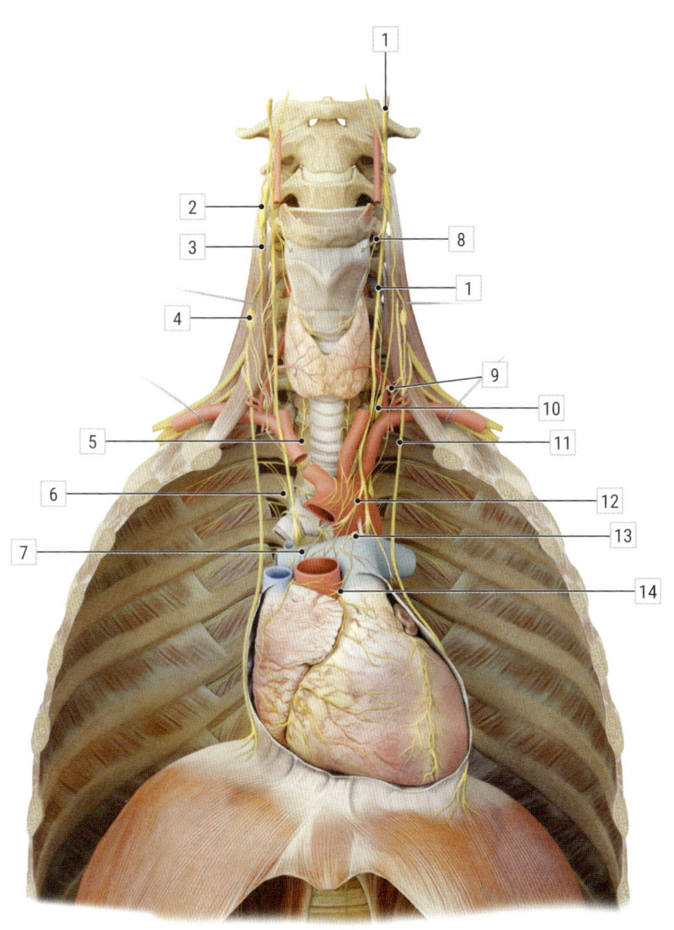

¿De qué nervio craneal se forma el nervio laríngeo recurrente?

Anatomía del nervio vago (NC X).
Vista anterior superficial del mediastino.

1	N. vago
2	Gl. cervical superior
3	Tronco simpático
4	Gl. cervical medio
5	N. laríngeo recurrente derecho
6	Gl. torácico
7	Plexo pulmonar
8	N. laríngeo superior
9	Gl. vertebral
10	Gl. cervicotorácico (estrellado)
11	N. frénico
12	N. laríngeo recurrente izquierdo
13	Gls. cardíacos
14	Plexo cardíaco

El nervio vago (NC X).

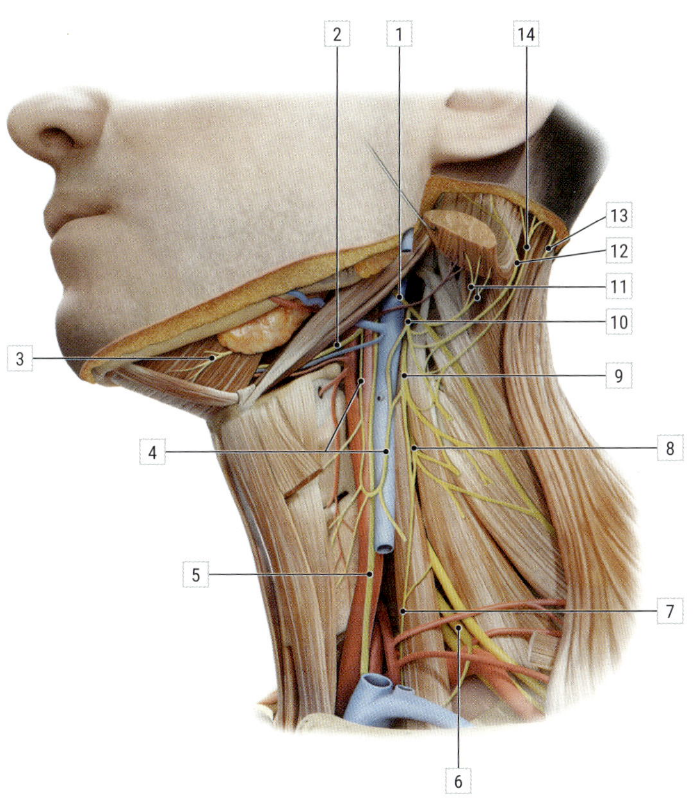

¿Qué nervio craneal forma la raíz superior del asa cervical?

Vista lateral del cuello con los nervios hipogloso, vago y accesorio, y con el plexo cervical.

1 N. accesorio (NC XI)

2 N. hipogloso (NC XII)

3 N. milohioideo (NC V)

4 Asa cervical

5 N. vago (NC X)

6 Plexo braquial

7 N. frénico

8 N. espinal C4

9 N. espinal C3

10 N. espinal C2

11 Rr. musculares (NC XI)

12 N. auricular mayor

13 N. occipital mayor

14 N. occipital menor

El nervio hipogloso (NC XII).

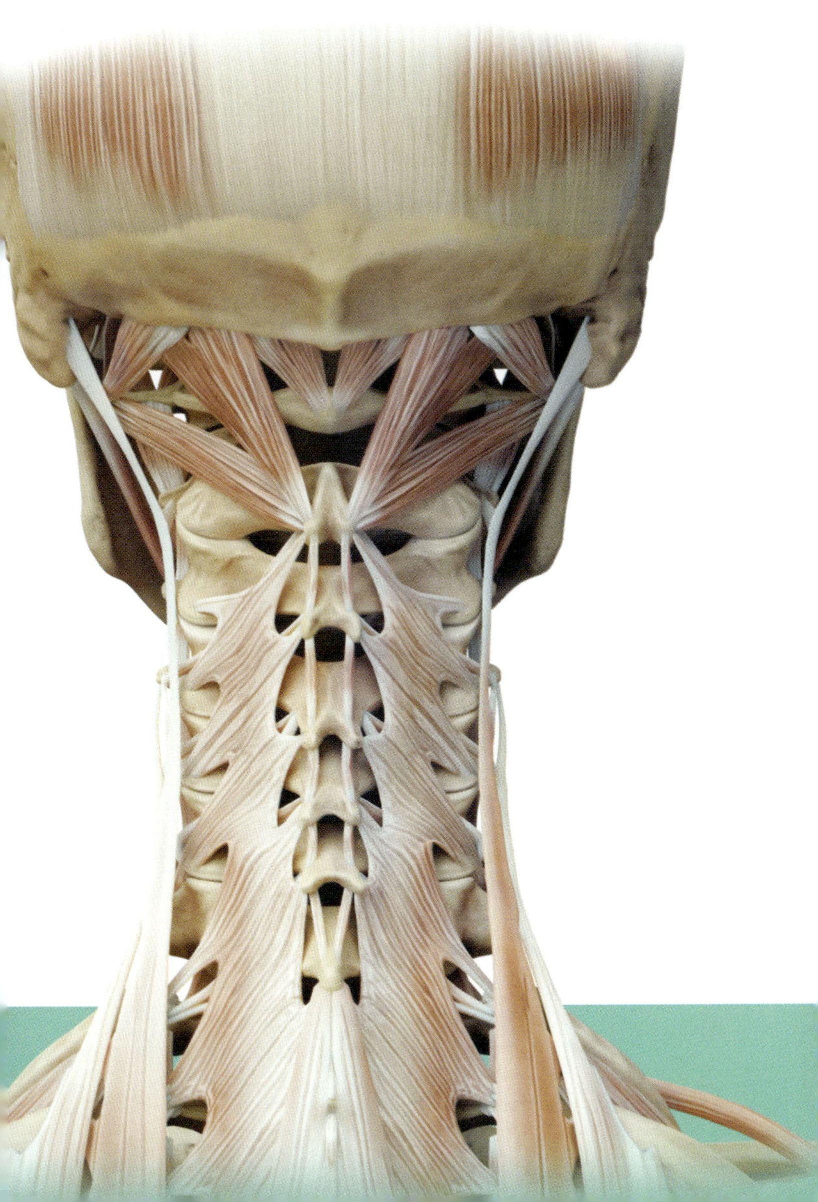

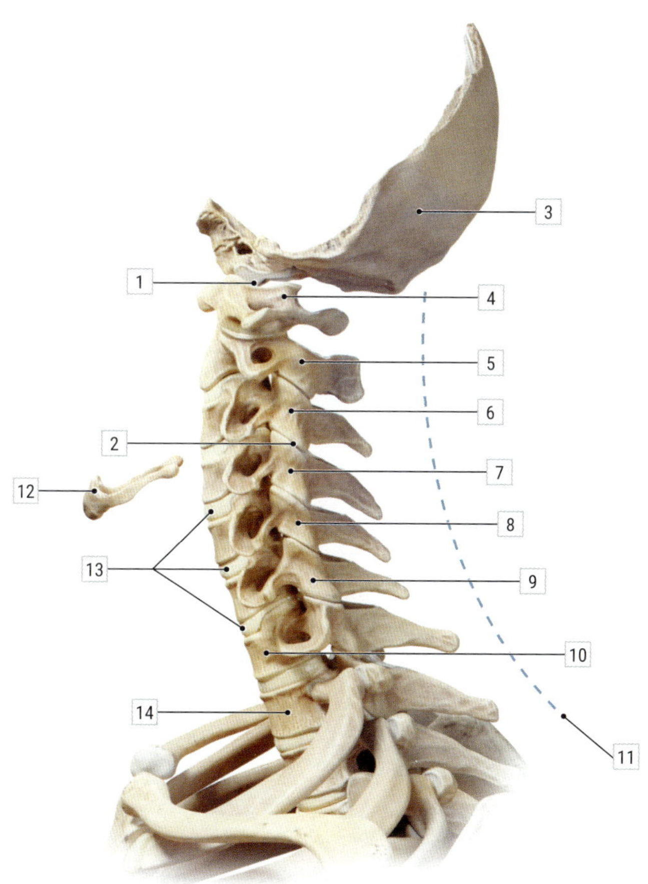

¿Qué otro nombre recibe la vértebra C VII?

Columna vertebral cervical con el hueso occipital.
Vista lateral izquierda.

1	Art. atlantooccipital
2	Art. cigapofisaria
3	H. occipital
4	Atlas (C I)
5	Axis (C II)
6	C III
7	C IV
8	C V
9	C VI
10	C VII
11	Lordosis cevical
12	H. hioides
13	Discos intervertebrales
14	T I

 Vértebra prominente.

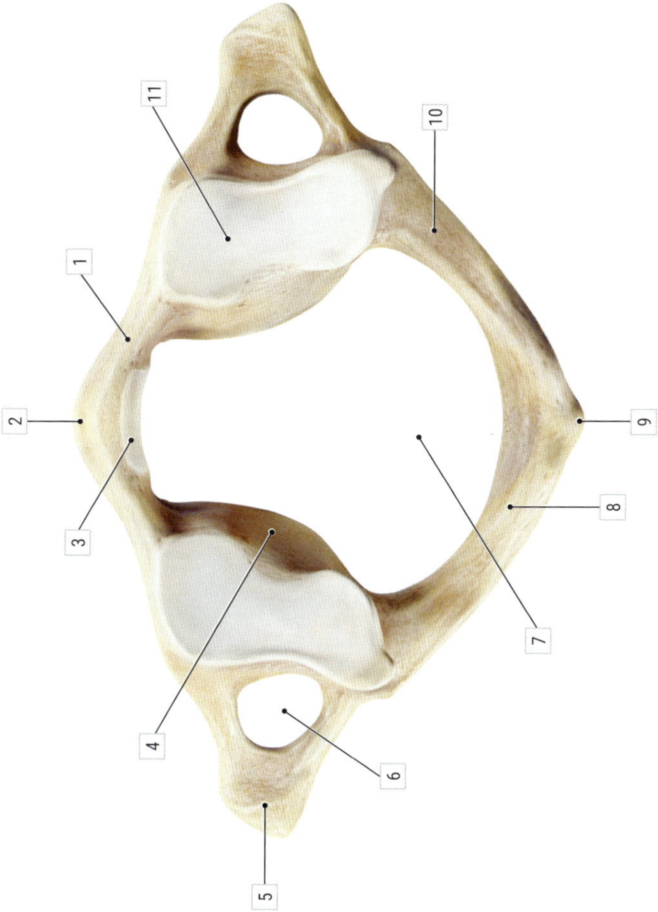

¿Con qué huesos se articula el atlas?

Atlas (C I).
Vista craneal.

1   Arco anterior

2   Tubérculo anterior

3   Fosa del diente (odontoidea)

4   Masa lateral

5   Apóf. transversa

6   Foramen transverso

7   Foramen vertebral

8   Arco posterior

9   Tubérculo posterior

10   Surco de la A. vertebral

11   Carilla articular superior

Cranealmente con el occipital y caudalmente con el axis (C II).

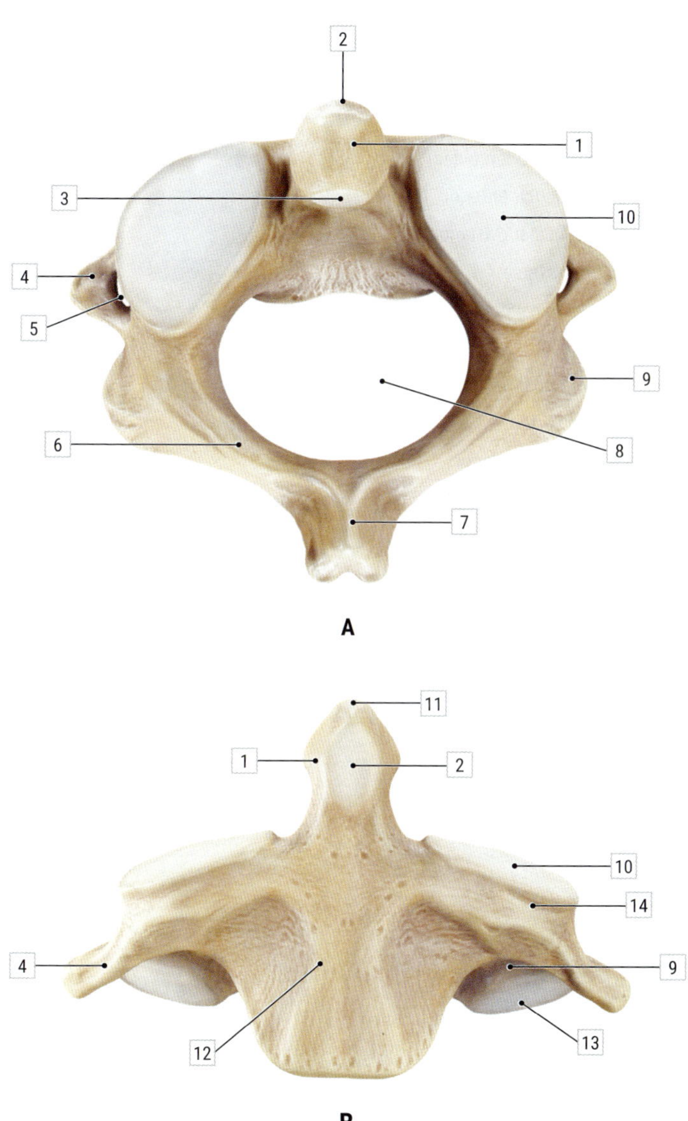

Respecto a una vértebra típica cervical, ¿qué estructura destaca en el axis?

Axis (C II).
A. Vista craneal.
B. Vista anterior.

1	Diente (apóf. odontoides)
2	Carilla articular anterior
3	Carilla articular posterior
4	Apóf. transversa
5	Foramen transverso
6	Lámina
7	Apóf. espinosa
8	Foramen vertebral
9	Apóf. articular inferior
10	Carilla articular superior
11	Vértice del diente
12	Cuerpo
13	Carilla articular inferior
14	Apóf. articular superior

✓ El diente o apófisis odontoides.

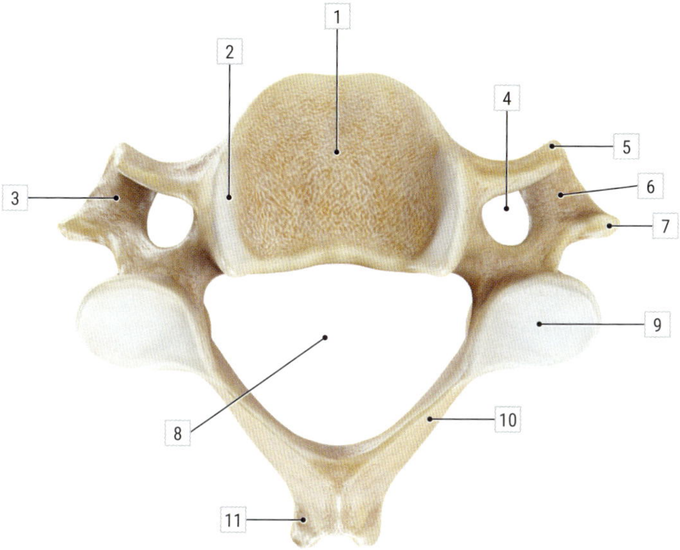

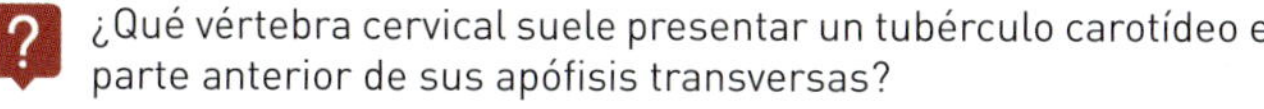

A

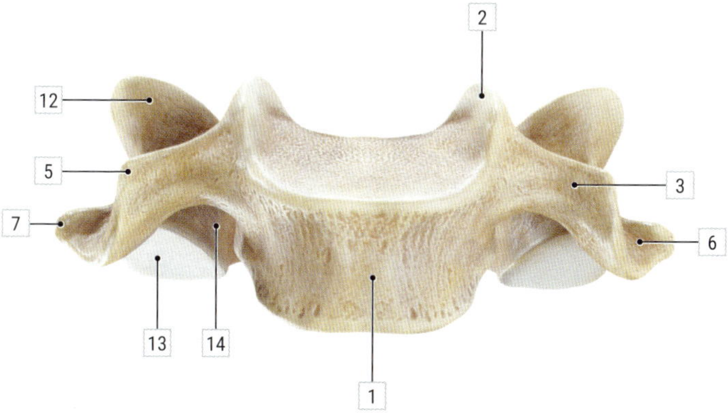

B

¿Qué vértebra cervical suele presentar un tubérculo carotídeo en la parte anterior de sus apófisis transversas?

Vértebra cervical típica C III-VII con sus principales detalles.
A. Vista craneal.
B. Vista anterior.

1	Cuerpo
2	Apóf. unciforme
3	Apóf. transversa
4	Foramen transverso
5	Tubérculo anterior
6	Surco del N. espinal
7	Tubérculo posterior
8	Foramen vertebral
9	Carilla articular superior
10	Lámina
11	Apóf. espinosa
12	Apóf. articular superior
13	Carilla articular inferior
14	Apóf. articular inferior

C VI.

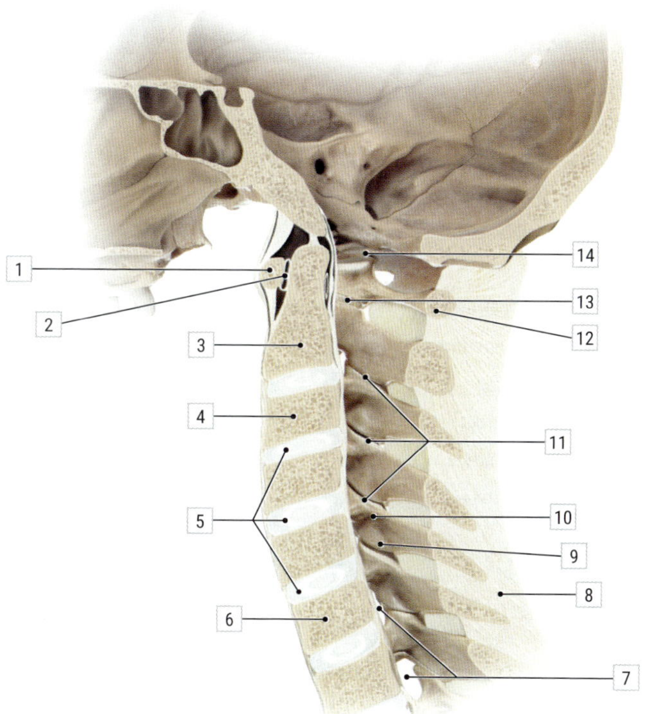

¿Qué tipo de articulaciones son las cigapofisarias?

Corte sagital y medio de la columna vertebral cervical articulada con el hueso occipital, para visualizar sus articulaciones.

1	Atlas, arco anterior
2	Art. atlantoaxial media
3	Axis, cuerpo
4	C III
5	Sínfisis intervertebrales, discos intervertebrales
6	C VI
7	Forámenes intervertebrales
8	Lig. nucal
9	Apóf. articular inferior
10	Apóf. articular superior
11	Arts. cigapofisarias
12	Atlas, arco posterior
13	Art. atlantoaxial lateral
14	Art. atlantooccipital

✓ Articulaciones sinoviales planas.

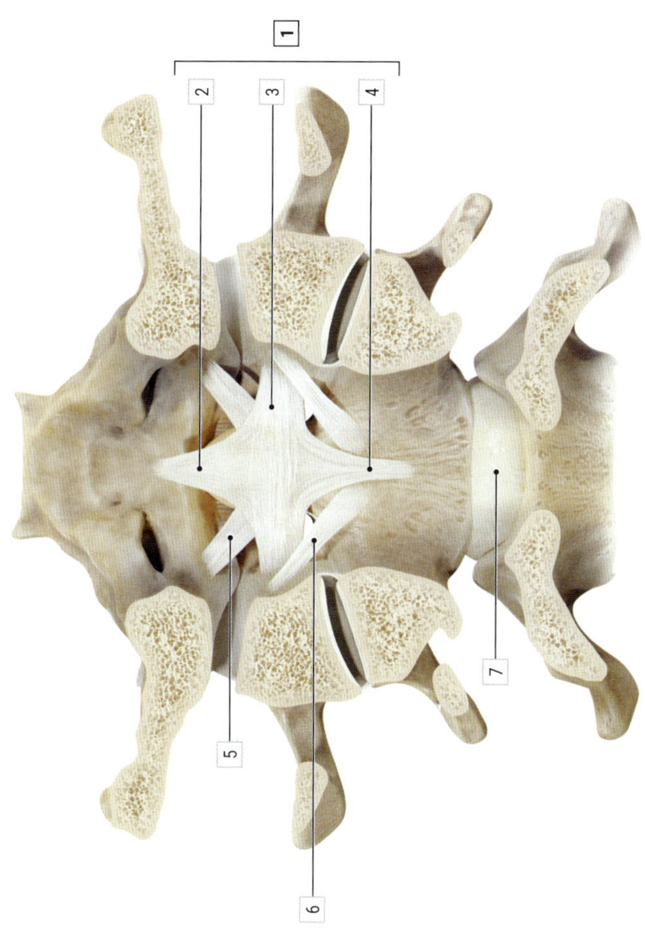

¿Qué articulaciones se forman entre el atlas y el occipital? ¿Y entre el atlas y el axis?

Ligamentos de las articulaciones suboccipitales.
Se ha retirado la membrana tectoria.

1	Lig. cruciforme del atlas
2	Fascículo longitudinal, porción superior
3	Lig. transverso del atlas
4	Fascículo longitudinal, porción inferior
5	Lig. alar
6	Lig. atlantoaxial accesorio
7	Disco intervertebral C II-C III

Entre el atlas y el occipital se forman dos articulaciones atlantoocci-
pitales; entre el atlas y el axis se forma una articulación atlantoaxial
media (arco anterior del atlas con el diente del axis) y dos articulaciones atlantoaxiales laterales.

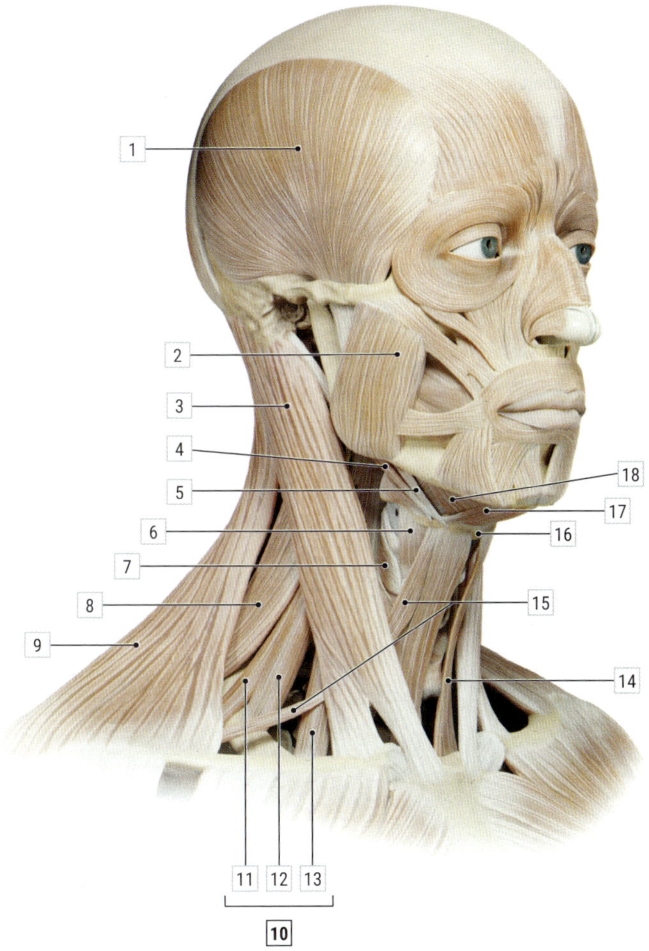

¿Qué músculo sirve para delimitar la parte anterior de la lateral del cuello?

Musculatura de la cabeza y el cuello.
Vista oblicua anterior derecha.

1	M. temporal
2	M. masetero
3	M. esternocleidomastoideo
4	M. digástrico, vientre posterior
5	M. estilohioideo
6	M. tirohioideo
7	M. cricotiroideo
8	M. elevador de la escápula
9	M. trapecio
10	Mm. escalenos
11	M. escaleno posterior
12	M. escaleno medio
13	M. escaleno anterior
14	M. esternohioideo
15	M. omohioideo (vientres superior e inferior)
16	H. hioides
17	M. digástrico, vientre anterior
18	M. milohioideo

 El músculo esternocleidomastoideo.

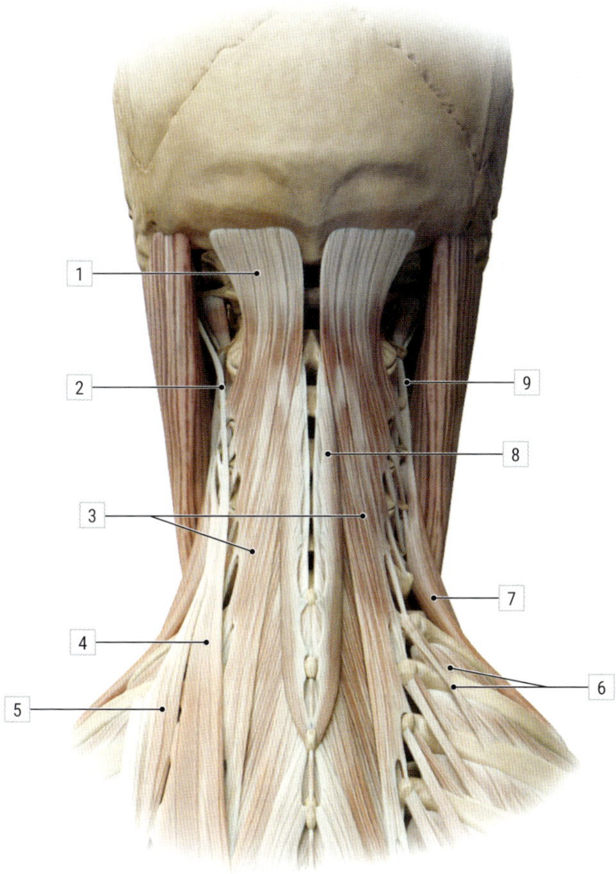

¿Qué porciones del erector de la columna llegan hasta la porción cervical? ¿Y hasta la cabeza?

Musculatura del cuello.
Vista posterior, plano profundo.

1	M. semiespinoso de la cabeza
2	M. longísimo de la cabeza
3	M. semiespinoso cervical
4	M. longísimo cervical
5	M. iliocostal cervical
6	Mm. elevadores de las costillas largo y corto
7	M. escaleno posterior
8	M. espinoso cervical
9	Lig. y M. intertransverso

A la porción cervical llegan todas (iliocostal, longísimo y espinoso).
A la cabeza solo llega el longísimo.

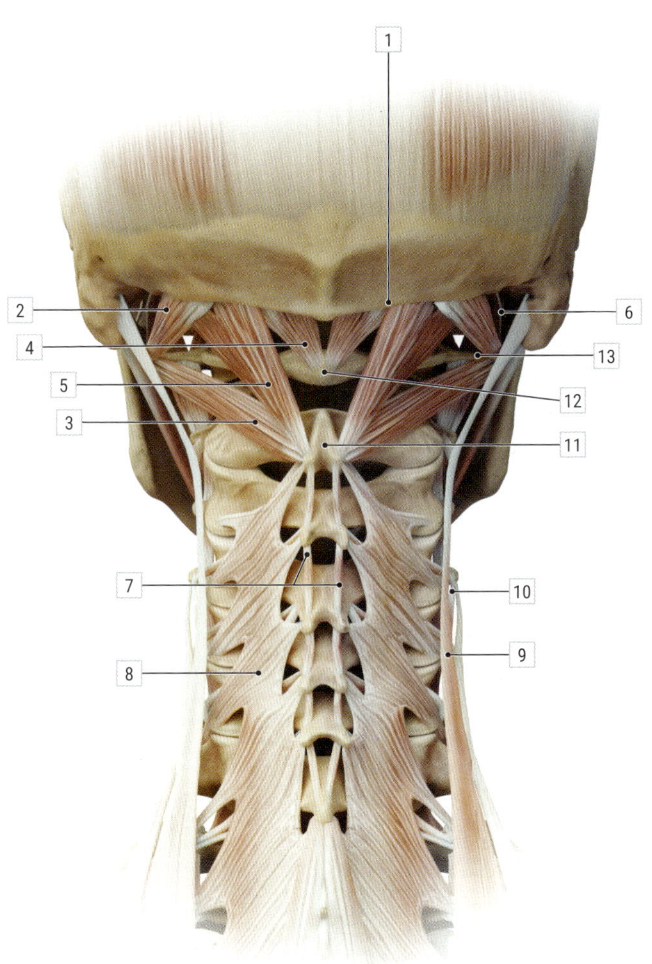

¿Entre qué estructuras óseas se encuentran los músculos subocci-pitales posteriores?

Musculatura de la cabeza y cuello.
Vista posterior con musculatura suboccipital.

1. Línea nucal inferior
2. M. oblicuo superior
3. M. oblicuo inferior
4. M. recto posterior menor
5. M. recto posterior mayor
6. M. recto lateral
7. Mm. y Ligs. interespinosos
8. Mm. multífidos, porción cervical
9. M. longísimo de la cabeza
10. M./Lig. intertransverso
11. Apóf. espinosa del axis
12. Tubérculo posterior del atlas
13. Apóf. transversa del atlas

✓ Entre la apófisis espinosa del axis, las apófisis transversas del atlas y las líneas nucales inferiores del occipital.

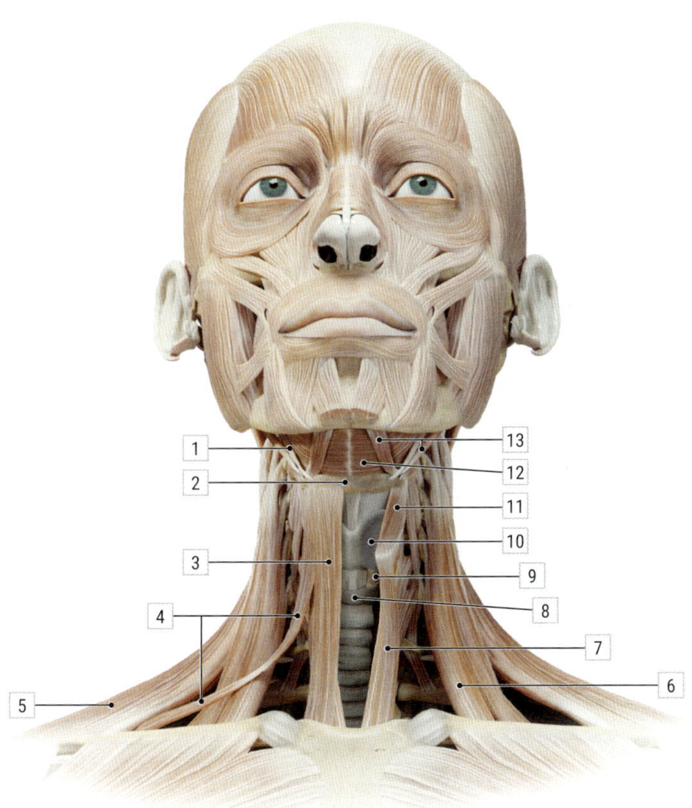

¿Qué músculos forman la musculatura infrahioidea? ¿Y la supra-hioidea?

Musculatura anterior del cuello.

Vista anterior. A la izquierda (derecha del modelo), se ha retirado el músculo esternocleidomastoideo para poder observar la musculatura hioidea en conjunto. A la derecha, se han retirado los músculos esternohioideo y omohioideo para ver la capa profunda.

1	M. estilohioideo
2	H. hioides
3	M. esternohioideo
4	M. omohioideo, vientres superior e inferior
5	M. trapecio
6	M. escaleno anterior
7	M. esternotiroideo
8	Cartílago cricoides
9	M. cricotiroideo
10	Cartílago tiroides
11	M. tirohioideo
12	M. milohioideo
13	M. digástrico, vientres anterior y posterior

Musculatura infrahioidea: omohioideo, esternohioideo, esternotiroideo y tirohioideo. Musculatura suprahioidea: digástrico, estilohioideo, milohioideo y geniohioideo.

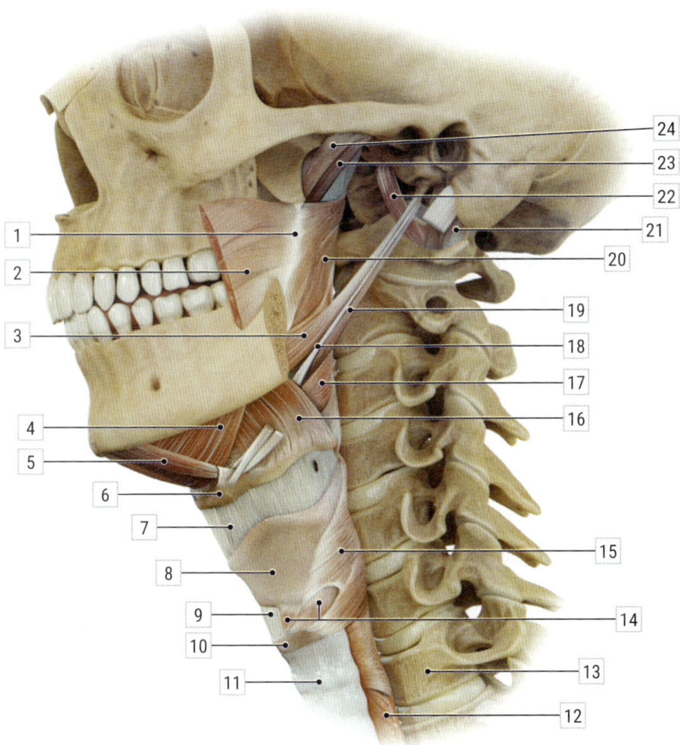

¿En qué tres porciones se divide el músculo constrictor de la faringe?

Preparaciones de la musculatura profunda del cuello y la faringe.
Vista oblicua anterior izquierda.

1   Rafe pterigomandibular
2   M. buccinador
3   M. estilogloso
4   M. milohioideo
5   M. digástrico, vientre anterior
6   H. hioides
7   Membrana tirohioidea
8   Cartílago tiroides
9   Lig. cricotiroideo
10   Cartílago cricoides
11   Tráquea
12   Esófago
13   C VII
14   M. cricotiroideo
15   M. constrictor inferior de la faringe
16   M. hiogloso
17   M. constrictor medio de la faringe
18   Lig. estilohioideo
19   M. estilofaríngeo
20   M. constrictor superior de la faringe
21   M. recto lateral de la cabeza
22   M. recto anterior de la cabeza
23   M. elevador del velo del paladar
24   M. tensor del velo del paladar

 En las porciones superior, media e inferior.

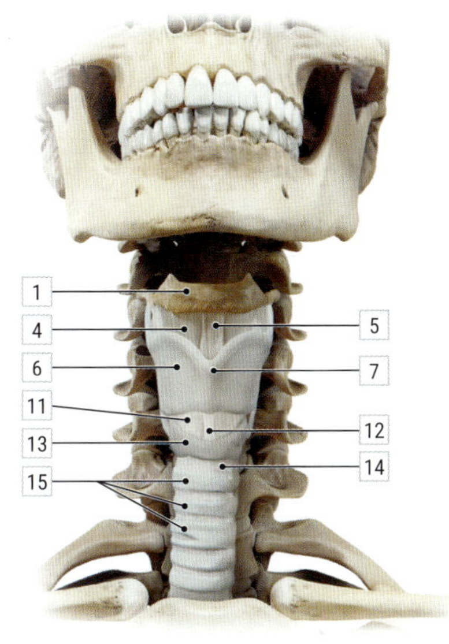

A

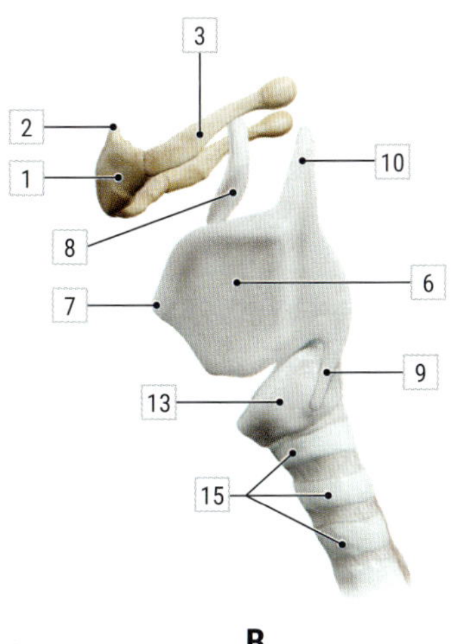

B

La nuez o nuez de Adán, ¿a qué estructura anatómica corresponde?

Laringe y tráquea, porción cervical.
A. Vista anterior.
B. Vista lateral izquierda.

1	H. hioides, cuerpo
2	H. hioides, asta menor
3	H. hioides, asta mayor
4	Membrana tirohioidea
5	Lig. tirohioideo medio
6	Cartílago tiroides
7	Prominencia laríngea
8	Cartílago epiglótico
9	Asta inferior
10	Asta superior
11	Membrana cricotiroidea
12	Lig. cricotiroideo medio
13	Cartílago cricoides
14	Lig. cricotraqueal
15	Cartílagos traqueales

✓ A la prominencia laríngea.

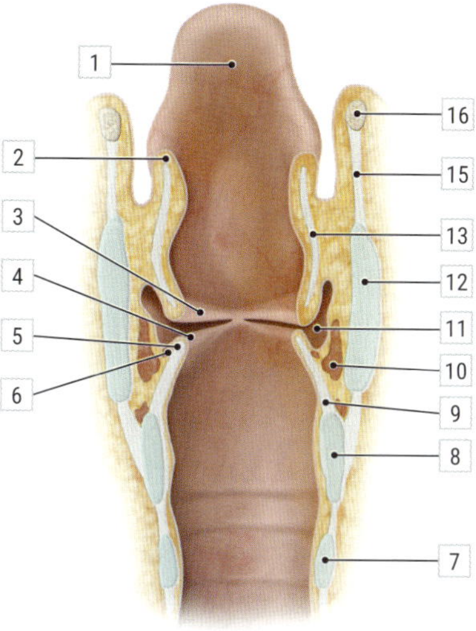

A

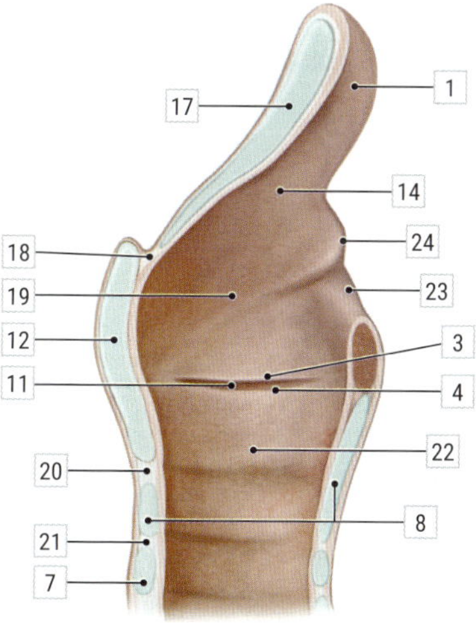

B

 ¿Dónde se ubican las cuerdas vocales (verdaderas) o ligamentos vocales?

Espacios y cavidades laríngeas.
A. Corte frontal, vista posterior.
B. Corte sagital, vista lateral izquierda.

1	Epiglotis
2	Pliegue ariepiglótico
3	Pliegue vestibular
4	Pliegue vocal
5	Lig. vocal
6	M. vocal
7	Cartílago traqueal
8	Cartílago cricoides
9	Cono elástico
10	M. tiroaritenoideo
11	Ventrículo laríngeo
12	Cartílago tiroides
13	Membrana cuadrangular
14	Membrana cuadrangular (cubierta por mucosa)
15	Membrana tirohioidea
16	H. hioides, asta mayor
17	Cartílago epiglótico
18	Lig. tiroepiglótico
19	Vestíbulo laríngeo
20	Lig. cricotiroideo medio
21	Lig. cricotraqueal
22	Cavidad infraglótica
23	Tubérculo corniculado
24	Tubérculo cuneiforme

En los pliegues vocales.

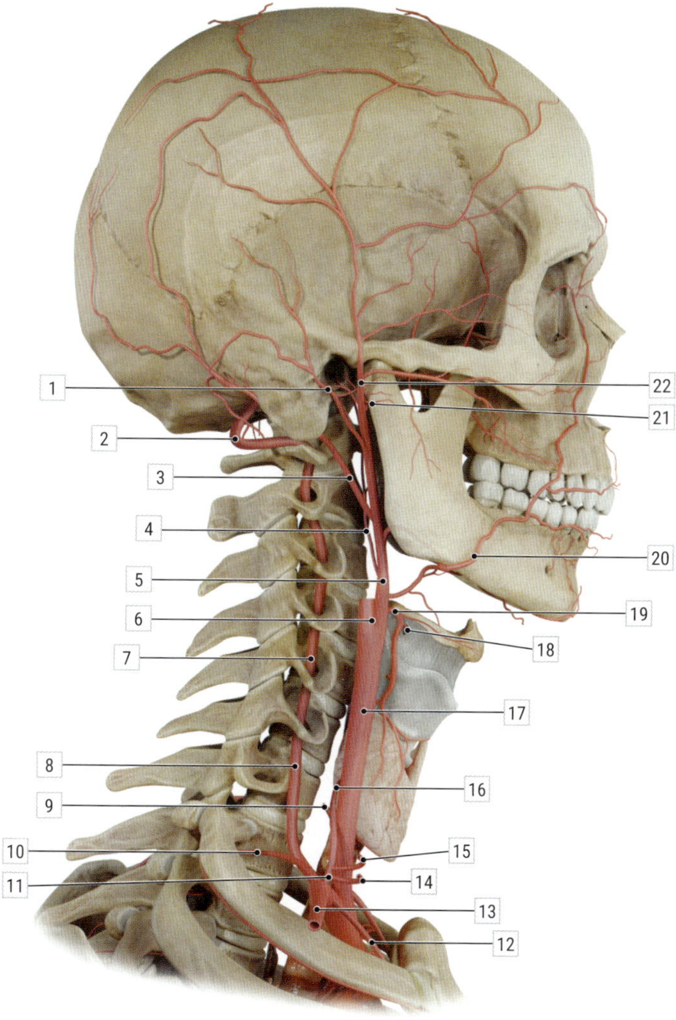

¿Qué arteria se localiza en los forámenes transversos de las vértebras cervicales?

Arterias del cuello.
Vista lateral.

1	A. auricular posterior
2	A. vertebral, porción atloidea
3	A. occipital
4	A. faríngea ascendente
5	A. carótida externa
6	Bifurcación carotídea
7	A. vertebral, porción transversa
8	A. vertebral, porción prevertebral
9	A. cervical ascendente
10	A. intercostal suprema
11	Tronco tirocervical
12	A. torácica interna
13	A. subclavia
14	A. supraescapular
15	A. transversa del cuello
16	A. tiroidea inferior
17	A. carótida común
18	A. laríngea superior
19	A. tiroidea superior
20	A. facial
21	A. maxilar
22	A. temporal superficial

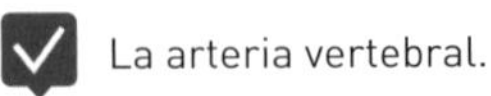 La arteria vertebral.

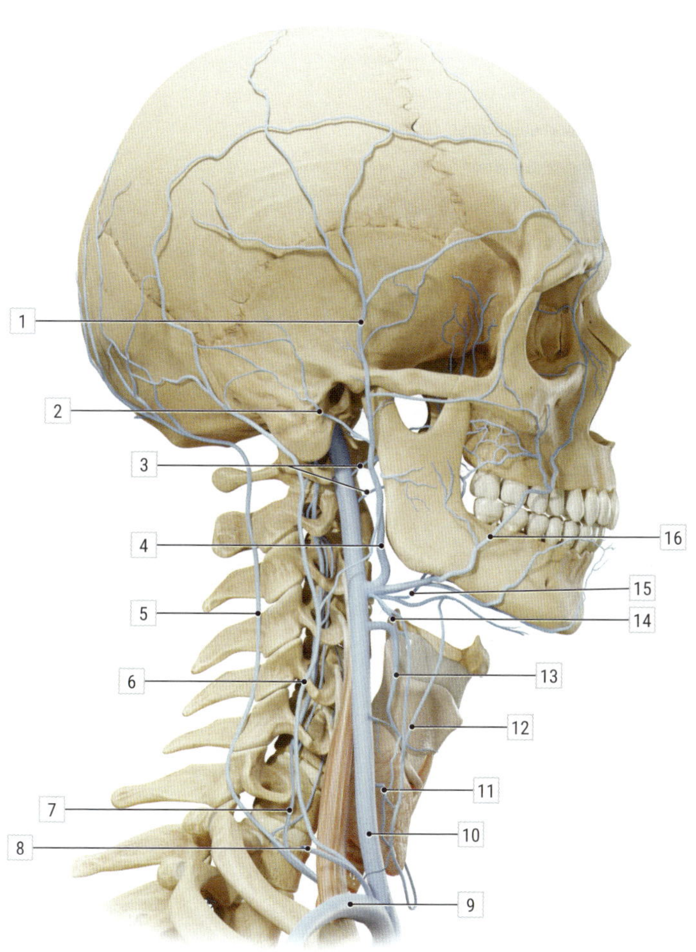

¿En qué vena acaba drenando la sangre de la cabeza y el cuello?

Venas del cuello.
Vista lateral derecha.

1	V. temporal superficial
2	V. auricular posterior
3	Vv. para el plexo faríngeo
4	V. retromandibular
5	V. cervical profunda
6	V. yugular externa
7	V. vertebral
8	V. supraescapular
9	V. subclavia
10	V. yugular interna
11	V. tiroidea media
12	V. yugular anterior
13	V. tiroidea superior
14	V. laríngea superior
15	V. lingual
16	V. facial

En las venas braquiocefálicas.

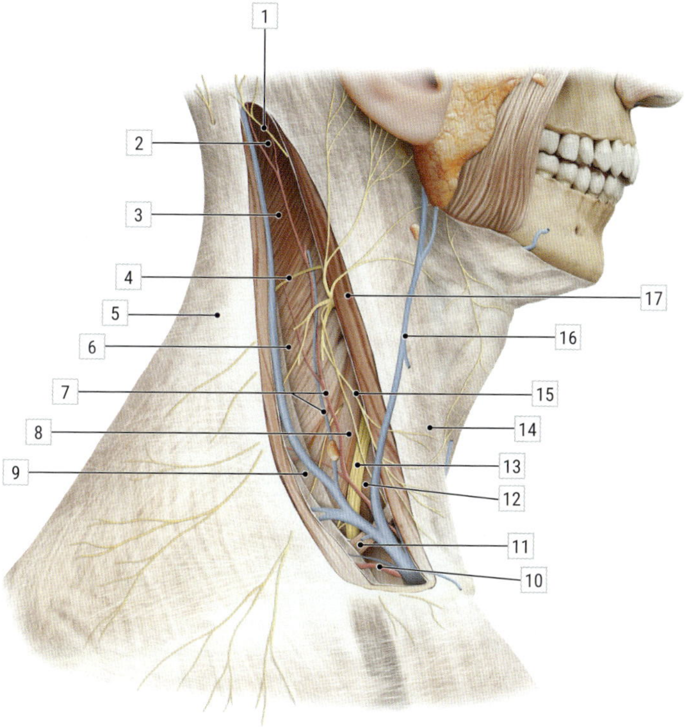

¿Qué estructuras nerviosas emergen hacia superficial por la porción media y posterior del esternocleidomastoideo?

Disección profunda del triángulo lateral del cuello.
Vista lateral del lado derecho.

1   N. occipital menor
2   M. semiespinoso de la cabeza
3   M. esplenio de la cabeza
4   N. accesorio (NC XI)
5   M. trapecio (profundo a la fascia superficial)
6   M. elevador de la escápula
7   A. y V. transversas del cuello, Rr. superficiales
8   M. escaleno medio
9   M. escaleno posterior
10   A. supraescapular
11   M. omohioideo, vientre inferior
12   M. escaleno anterior
13   Plexo braquial
14   Fascia cervical, lámina superficial
15   N. transverso del cuello
16   V. yugular externa
17   M. esternocleidomastoideo

✓ El plexo cervical superficial.

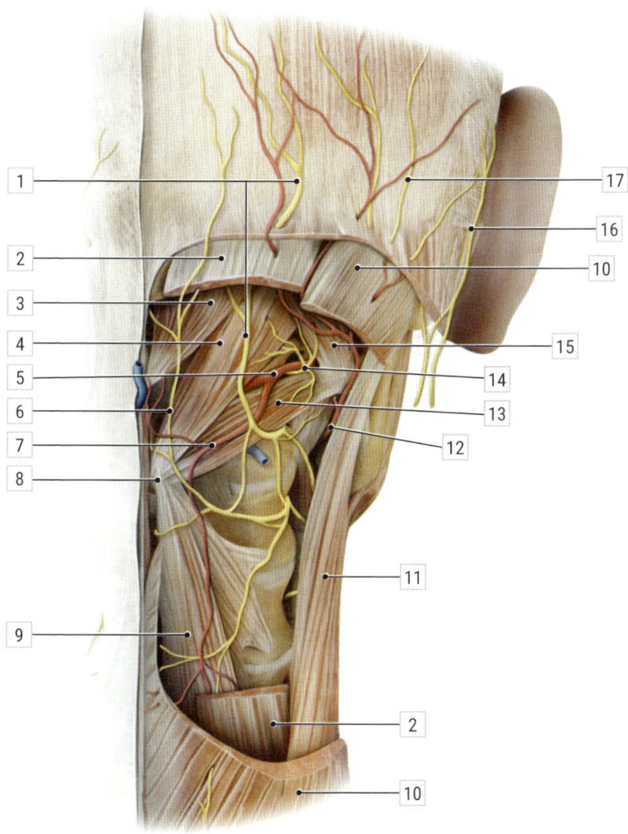

¿Qué nervio espinal cervical es solo motor?

Disección profunda hasta el triángulo suboccipital.
Vista posterior.

1	N. occipital mayor
2	M. semiespinoso de la cabeza
3	M. recto posterior menor de la cabeza
4	M. recto posterior mayor de la cabeza
5	A. vertebral
6	N. occipital tercero
7	A. vertebral, Rr. musculares
8	Apóf. espinosa del axis
9	M. semiespinoso cervical
10	M. esplenio de la cabeza
11	M. longísimo de la cabeza
12	A. occipital
13	M. oblicuo inferior de la cabeza
14	N. suboccipital
15	M. oblicuo superior de la cabeza
16	N. auricular mayor
17	N. occipital menor

✓ El nervio suboccipital o C1.

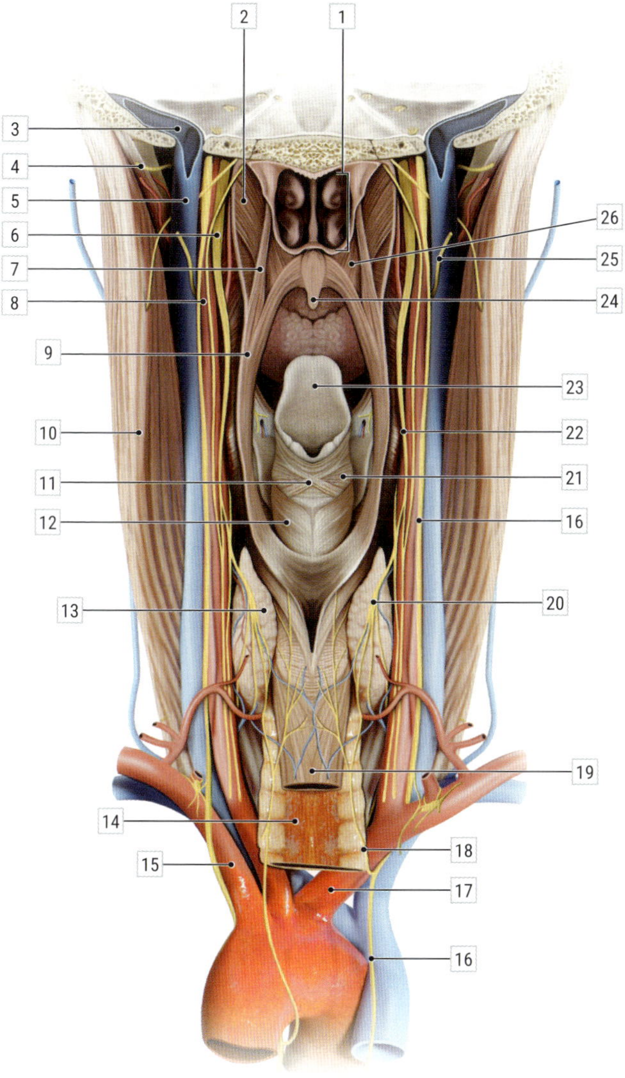

¿Qué músculo protege el paquete vasculonervioso profundo del cuello?

Disección de la región perifaríngea.
Vista posterior.

1	Coana	14	Tráquea
2	M. tensor del velo del paladar	15	A. subclavia izquierda
3	Seno sigmoideo	16	N. vago (NC X)
4	N. facial (NC VII)	17	Tronco braquiocefálico
5	V. yugular interna	18	N. laríngeo recurrente
6	Gl. cervical superior	19	Esófago
7	M. salpingofaríngeo	20	Gl. cervical medio
8	A. carótida interna	21	M. aritenoideo transverso
9	M. palatofaríngeo	22	Tronco simpático
10	M. esternocleidomastoideo	23	Epiglotis
11	M. aritenoideo oblicuo	24	M. de la úvula
12	M. cricoaritenoideo posterior	25	N. hipogloso (NC XII)
13	Glándula tiroides	26	M. elevador del velo del paladar

✓ El músculo esternocleidomastoideo.

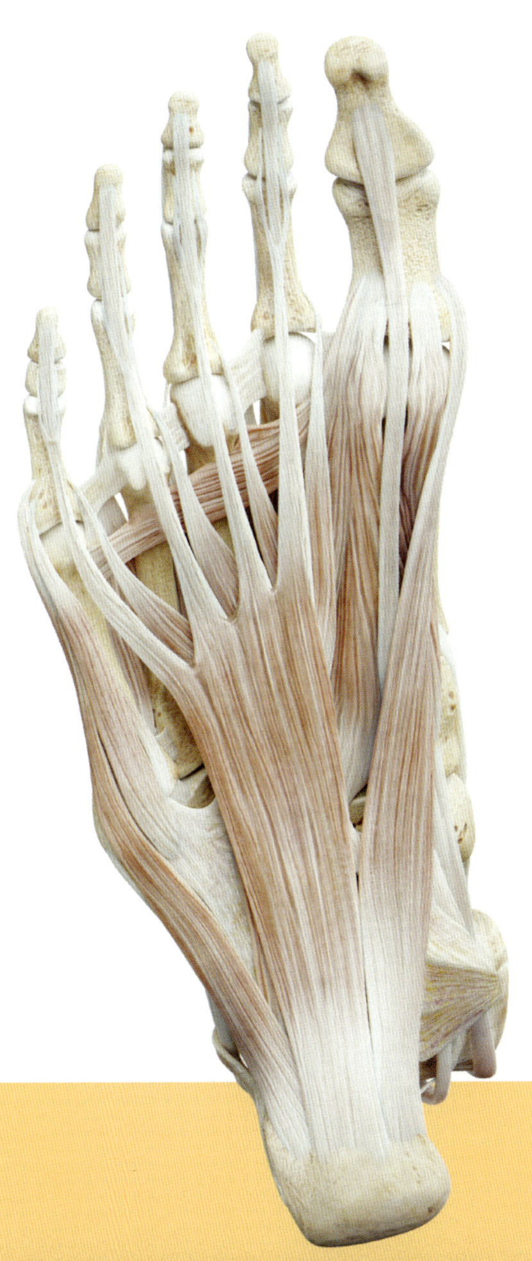

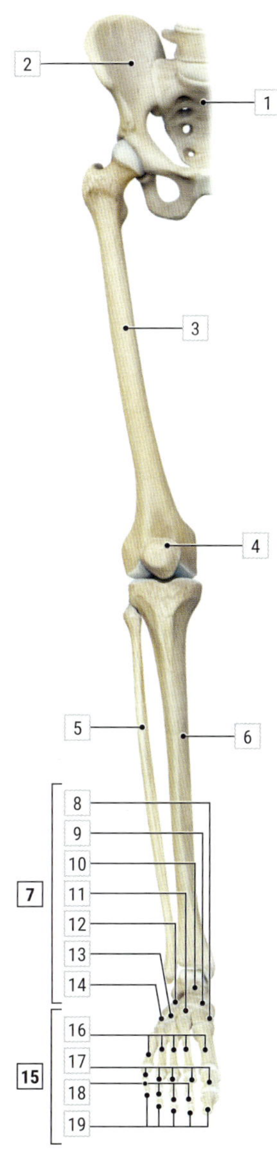

¿Cuáles son los huesos cortos del miembro inferior?

Vista general de los huesos del miembro inferior

Vista general de los huesos del miembro inferior.
Vista anterior.

1	H. sacro
2	H. coxal
3	Fémur
4	Rótula
5	Peroné
6	Tibia
7	Hh. del tarso (tarsianos)
8	Cuneiforme medial
9	Navicular
10	Astrágalo
11	Cuneiforme intermedio
12	Calcáneo
13	Cuneiforme lateral
14	Cuboides
15	Hh. de los dedos
16	Hh. del metatarso (metatarsianos)
17	Falanges proximales
18	Falanges medias
19	Falanges distales

✓ Los huesos del tarso o tarsianos.

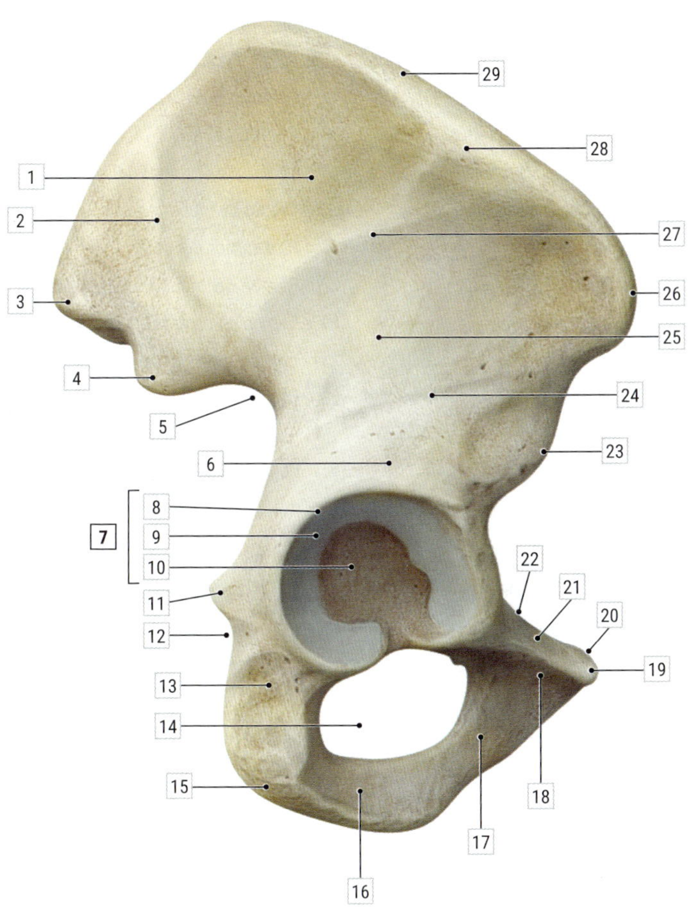

¿Qué tres huesos forman el coxal?

Hueso coxal.
Vista lateral.

1	Ala del ilion	16	R. del isquion
2	Línea glútea posterior	17	R. inferior del pubis
3	Espina ilíaca posterior superior	18	Cuerpo del pubis
4	Espina ilíaca posterior inferior	19	Tubérculo (espina) del pubis
5	Escotadura ciática mayor	20	Cresta del pubis
6	Cuerpo del ilion	21	R. superior del pubis
7	Acetábulo	22	Pecten del pubis (cresta pectínea)
8	Borde acetabular	23	Espina ilíaca anterior inferior
9	Carilla semilunar	24	Línea glútea inferior
10	Fosa acetabular	25	Cara glútea
11	Espina ciática	26	Espina ilíaca anterior superior
12	Escotadura ciática menor	27	Línea glútea anterior
13	Cuerpo del isquion	28	Tubérculo ilíaco
14	Foramen obturado	29	Cresta ilíaca
15	Tuberosidad isquiática		

✔ El ilion, el isquion y el pubis.

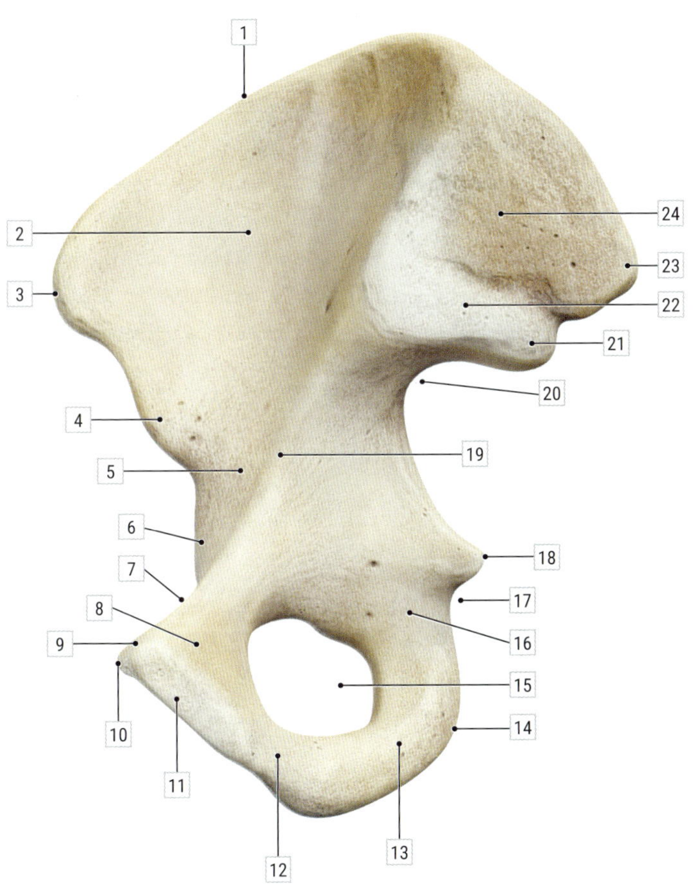

¿Qué tres superficies articulares tiene el coxal?

Hueso coxal.
Vista medial.

1	Cresta ilíaca
2	Fosa ilíaca
3	Espina ilíaca anterior superior
4	Espina ilíaca anterior inferior
5	Cuerpo del ilion
6	Eminencia iliopúbica
7	Pecten del pubis (cresta pectínea)
8	Cuerpo del pubis
9	Cresta del pubis
10	Tubérculo (espina) del pubis
11	Cara de la sínfisis
12	R. inferior del pubis
13	R. del isquion
14	Tuberosidad isquiática
15	Foramen obturado
16	Cuerpo del isquion
17	Escotadura ciática menor
18	Espina ciática
19	Línea arqueada
20	Escotadura ciática mayor
21	Espina ilíaca posterior inferior
22	Cara auricular
23	Espina ilíaca posterior superior
24	Tuberosidad ilíaca

El acetábulo (para el fémur), la cara de la sínfisis (para el otro pubis a través de un disco) y la cara auricular (para la cara auricular del sacro).

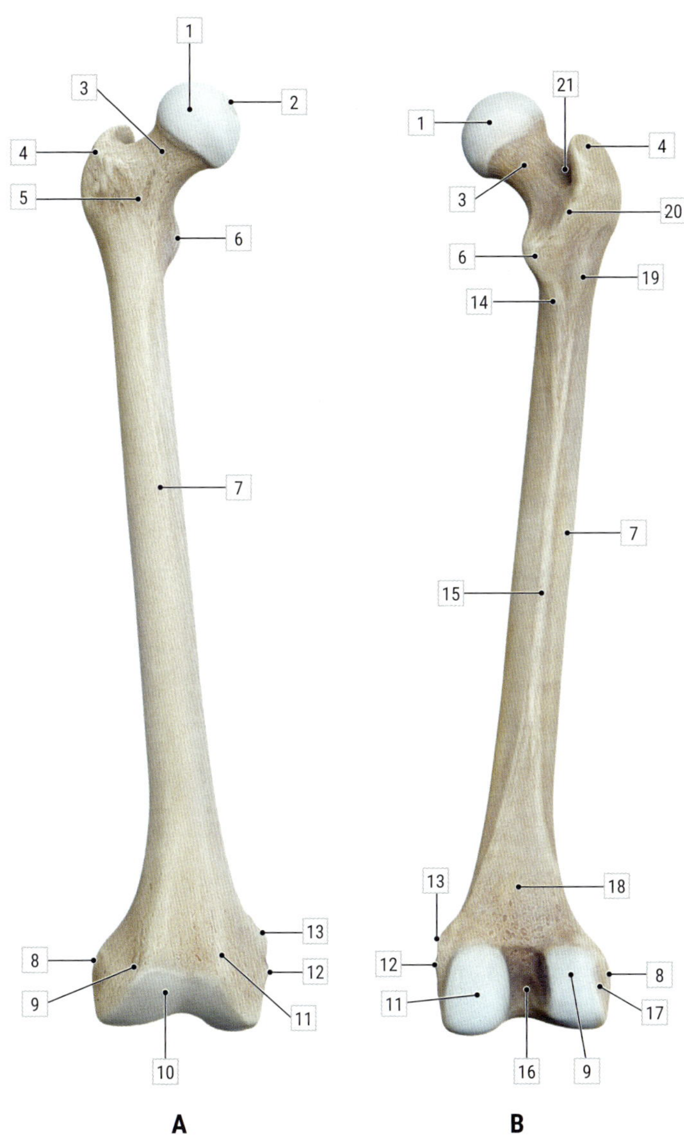

¿Qué ángulo se forma entre el cuerpo y el cuello del fémur?

Fémur.
A. Vista anterior.
B. Vista posterior.

1　Cabeza

2　Fosita de la cabeza femoral

3　Cuello

4　Trocánter mayor

5　Línea intertrocantérica

6　Trocánter menor

7　Cuerpo

8　Epicóndilo lateral

9　Cóndilo lateral

10　Carilla rotuliana

11　Cóndilo medial

12　Epicóndilo medial

13　Tubérculo del aductor

14　Línea pectínea

15　Línea áspera

16　Fosa intercondílea

17　Surco poplíteo

18　Cara poplítea

19　Tuberosidad glútea

20　Cresta intertrocantérica

21　Fosa troncantérica

El ángulo cervicodiafisario, de aproximadamente 125º.

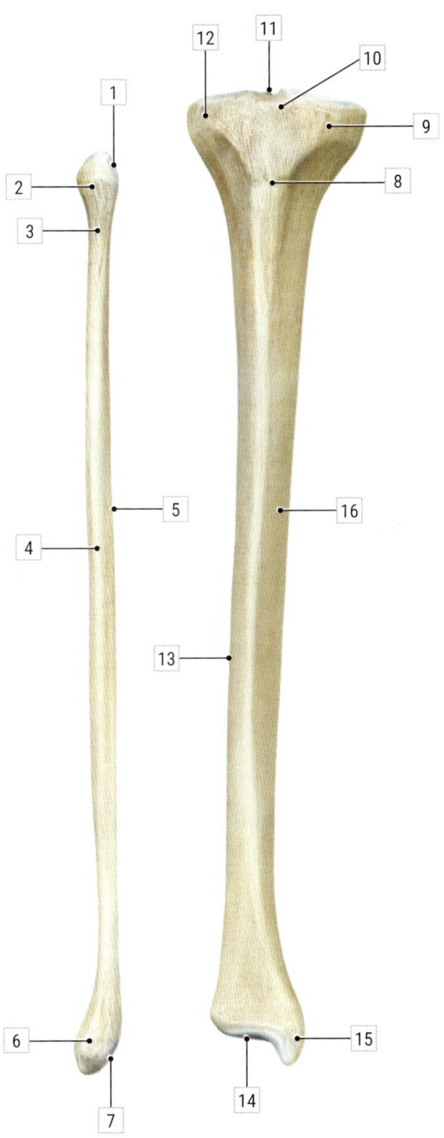

? Entre la tibia y el peroné se forman tres articulaciones; ¿cómo se llaman y de qué tipo son?

Tibia y peroné.
Vista anterior.

1	Carilla articular de la cabeza del peroné
2	Cabeza
3	Cuello
4	Cuerpo del peroné
5	Borde interóseo del peroné
6	Maléolo lateral
7	Carilla articular del maléolo lateral
8	Tuberosidad tibial
9	Cóndilo medial
10	Área intercondílea anterior
11	Eminencia intercondílea
12	Cóndilo lateral
13	Borde interóseo de la tibia
14	Carilla articular inferior
15	Maléolo medial
16	Cuerpo de la tibia

La tibioperonea proximal (de tipo sinovial), la tibioperonea distal (de tipo fibroso) y la membrana interósea (también de tipo fibroso).

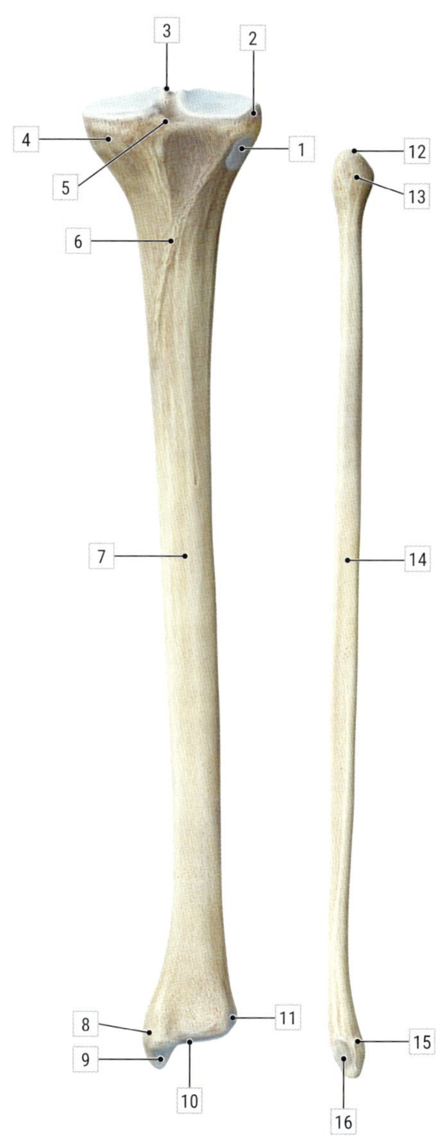

¿Con qué huesos se articula la tibia?

Tibia y peroné.
Vista posterior.

1	Carilla articular peroneal
2	Cóndilo lateral
3	Eminencia intercondílea
4	Cóndilo medial
5	Área intercondílea posterior
6	Línea del sóleo
7	Cuerpo de la tibia
8	Maléolo medial
9	Carilla articular del maléolo medial
10	Carilla articular inferior
11	Escotadura peroneal
12	Vértice de la cabeza del peroné
13	Cabeza
14	Cuerpo del peroné
15	Maléolo lateral
16	Fosa maleolar lateral

✓ Con el fémur, el peroné y el astrágalo.

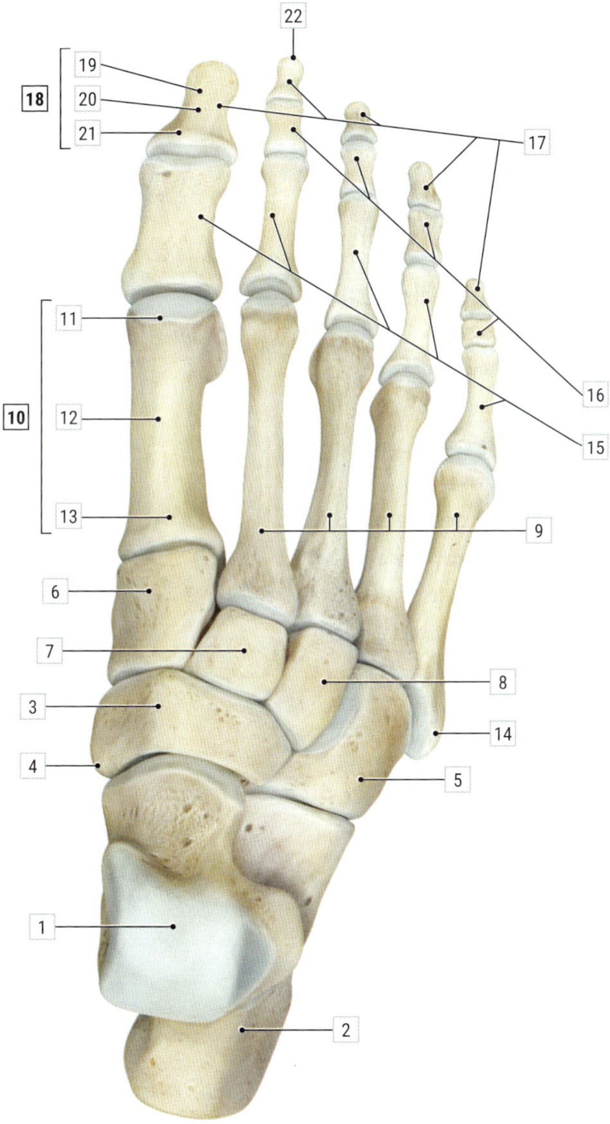

¿Qué huesos forman la articulación mediotarsiana o transversa del tarso?

Huesos del pie.
Vista superior.

1	Astrágalo
2	Calcáneo
3	H. navicular
4	Tuberosidad del H. navicular
5	H. cuboides
6	H. cuneiforme medial
7	H. cuneiforme intermedio
8	H. cuneiforme lateral
9	Hh. metatarsianos
10	H. metatarsiano I
11	Cabeza del H. metatarsiano I
12	Cuerpo del H. metatarsiano I
13	Base del H. metatarsiano I
14	Tuberosidad del H. metatarsiano V
15	Falanges proximales
16	Falanges medias
17	Falanges distales
18	Falange distal I
19	Cabeza de la falange distal I
20	Cuerpo de la falange distal I
21	Base de la falange distal I
22	Tuberosidad de la falange distal

 El astrágalo y el calcáneo, que se articulan con el navicular y el cuboides, respectivamente.

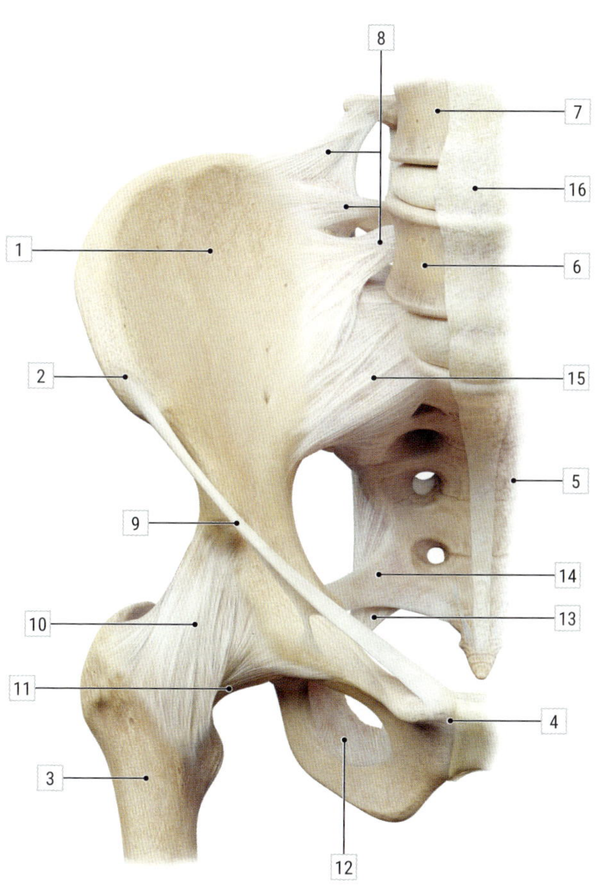

¿Qué ligamento de la cadera (articulación coxofemoral) no puede verse en esta perspectiva?

Articulaciones de la cintura pélvica.
Vista anterior.

1	H. ilíaco
2	Espina ilíaca anterior superior
3	Fémur
4	Tubérculo (espina) del pubis
5	H. sacro
6	L V
7	L IV
8	Lig. iliolumbar
9	Lig. inguinal
10	Lig. iliofemoral
11	Lig. pubofemoral
12	Membrana obturadora
13	Lig. sacrotuberoso
14	Lig. sacroespinoso
15	Ligs. sacroilíacos anteriores
16	Lig. longitudinal anterior

El ligamento isquiofemoral, que es posterior.

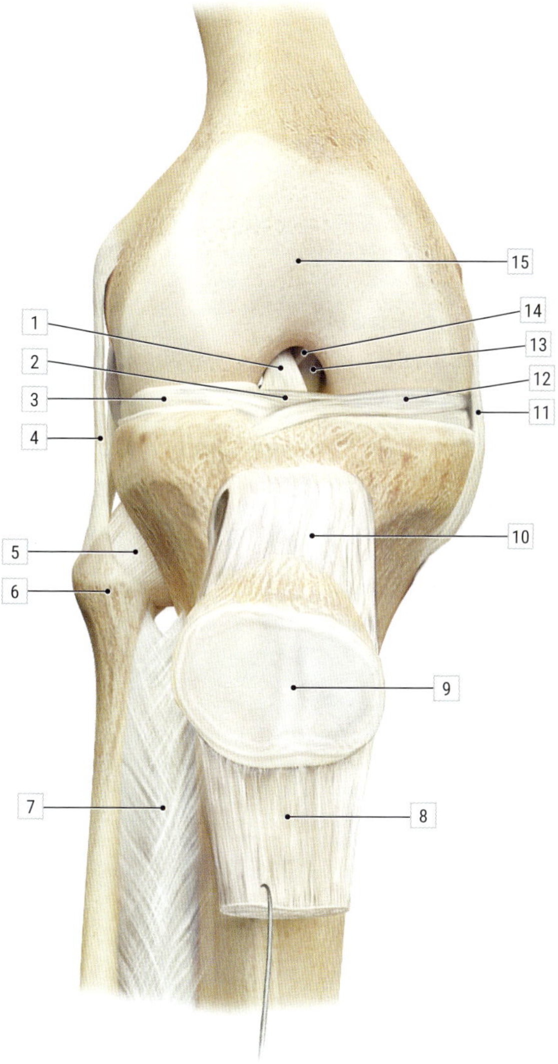

¿Qué ligamento limita el movimiento posterior de la tibia respecto al fémur?

Articulación de la rodilla.
Vista anterior.

1 Lig. cruzado anterior
2 Lig.transverso de la rodilla
3 Menisco lateral
4 Lig. colateral peroneo
5 Lig. anterior de la cabeza del peroné
6 Cabeza del peroné
7 Membrana interósea de la pierna
8 Tendón del M. cuádriceps
9 Carilla articular de la rótula
10 Lig. rotuliano
11 Lig. colateral tibial
12 Menisco medial
13 Lig. cruzado posterior
14 Lig. meniscofemoral anterior
15 Carilla rotuliana del fémur

El ligamento cruzado posterior.

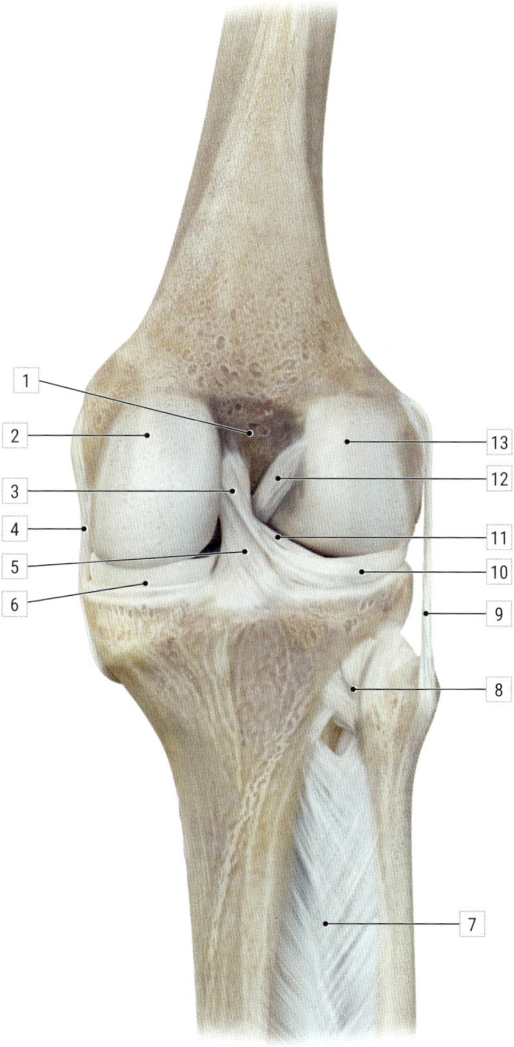

¿Qué ligamento tiene conexiones con el menisco medial?

Articulación de la rodilla.
Vista posterior.

1	Escotadura intercondílea
2	Cóndilo medial del fémur
3	Lig. meniscofemoral posterior
4	Lig. colateral tibial
5	Lig. cruzado posterior
6	Menisco medial
7	Membrana interósea de la pierna
8	Lig. posterior de la cabeza del peroné
9	Lig. colateral peroneo
10	Menisco lateral
11	Lig. meniscofemoral anterior
12	Lig. cruzado anterior
13	Cóndilo lateral del fémur

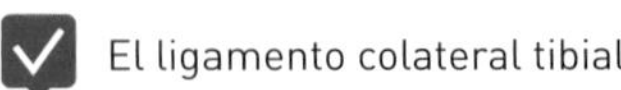

El ligamento colateral tibial.

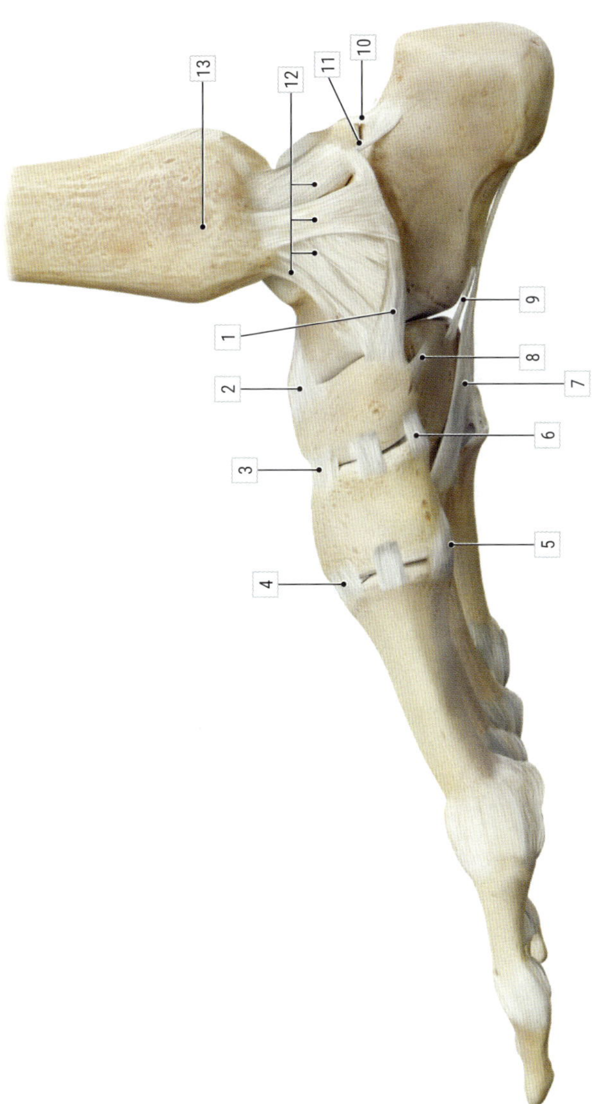

¿Qué tipo de articulación es la talocrural?

Ligamentos del tobillo y el pie.
Vista medial.

1	Lig. calcaneonavicular plantar
2	Lig. talonavicular
3	Lig. cuneonavicular dorsal
4	Lig. tarsometatarsiano dorsal
5	Lig. tarsometatarsiano plantar
6	Lig. cuneonavicular plantar
7	Lig. plantar largo
8	Lig. cuboideonavicular plantar
9	Lig. calcaneocuboideo plantar
10	Lig. talocalcáneo posterior
11	Lig. talocalcáneo medial
12	Lig. colateral medial (deltoideo)
13	Maléolo medial

✔ Es una sinovial de tipo tróclea.

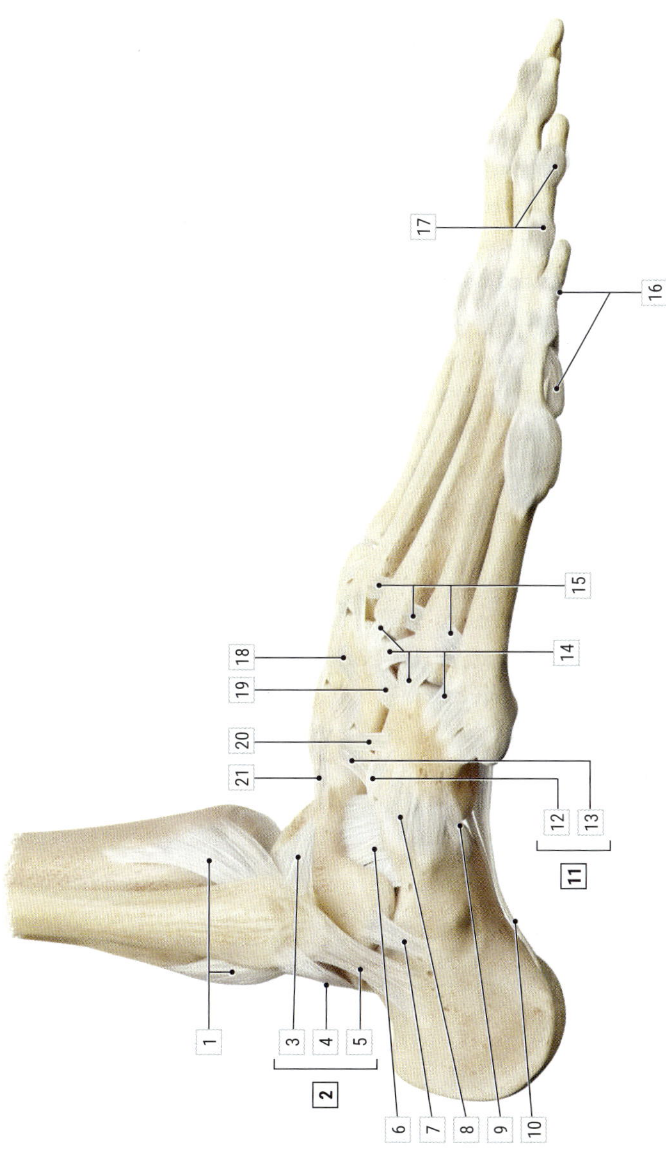

¿Dónde se localiza el ligamento talocalcáneo interóseo?

Ligamentos del tobillo y el pie.
Vista lateral.

1	Art. tibioperonea distal, sindesmosis tibioperonea
2	Lig. colateral lateral
3	Lig. taloperoneo anterior
4	Lig. taloperoneo posterior
5	Lig. calcaneoperoneo
6	Lig. talocalcáneo interóseo
7	Lig. talocalcáneo lateral
8	Lig. calcaneocuboideo dorsal
9	Lig. calcaneocuboideo plantar
10	Lig. plantar largo
11	Lig. bifurcado
12	Lig. calcaneocuboideo
13	Lig. calcaneonavicular
14	Ligs. tarsometatarsianos dorsales
15	Ligs. metatarsianos dorsales
16	Ligs. plantares
17	Ligs. colaterales
18	Lig.intercuneiforme dorsal
19	Lig. cuneocuboideo dorsal
20	Lig. cuboideonavicular dorsal
21	Lig. talonavicular

✓ Entre el calcáneo y el astrágalo en el seno del tarso.

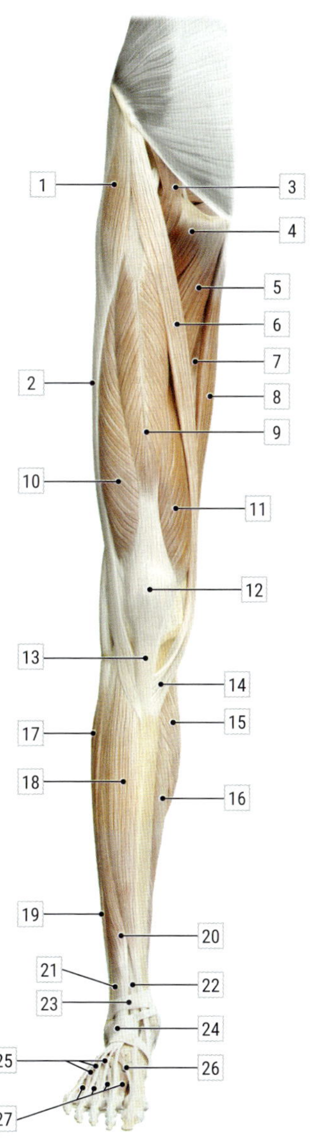

? ¿Qué músculos forman el compartimiento medial del muslo?

Musculatura superficial del miembro inferior.
Vista anterior.

1	M. tensor de la fascia lata	16	M. sóleo
2	Tracto iliotibial	17	M. peroneo largo
3	M. iliopsoas	18	M. tibial anterior
4	M. pectíneo	19	M. peroneo corto
5	M. aductor largo	20	M. extensor largo de los dedos
6	M. sartorio	21	M. tercer peroneo
7	M. aductor mayor	22	M. extensor largo del dedo gordo
8	M. grácil	23	Retináculo superior de los Mm. extensores
9	M. cuádriceps, recto femoral	24	Retináculo inferior de los Mm. extensores
10	M. cuádriceps, vasto lateral	25	M. extensor corto de los dedos
11	M. cuádriceps, vasto medial	26	M. extensor corto del dedo gordo
12	Rótula	27	Mm. interóseos dorsales
13	Lig. rotuliano		
14	Pata de ganso superficial		
15	M. gastrocnemio, cabeza medial		

El compartimiento medial o aductor está formado por los músculos pectíneo, aductor largo, aductor corto, aductor mayor (y aductor mínimo) y grácil.

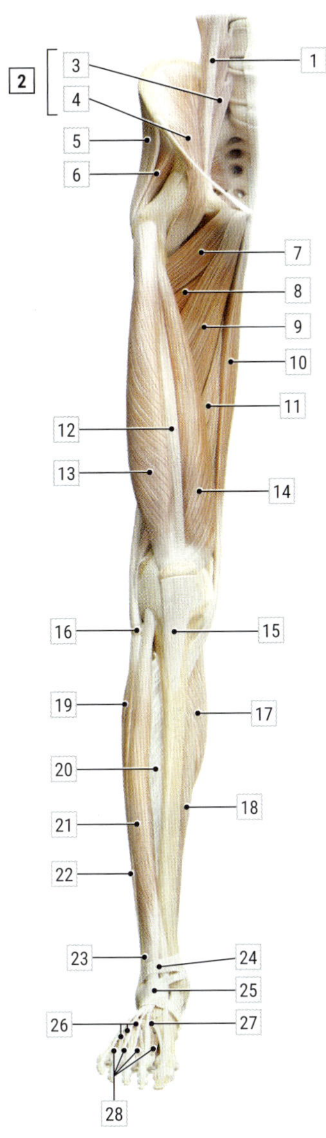

¿Cuántos compartimientos musculares hay en la pierna?

Vista general de los músculos del miembro inferior II

Musculatura profunda del miembro inferior.
Vista anterior.

1	M. psoas menor	16	Cabeza del peroné
2	M. iliopsoas	17	M. gastrocnemio, cabeza medial
3	M. psoas mayor	18	M. sóleo
4	M. ilíaco	19	M. peroneo largo
5	M. glúteo medio	20	Membrana interósea de la pierna
6	M. glúteo menor	21	M. extensor largo de los dedos
7	M. pectíneo	22	M. peroneo corto
8	M. aductor corto	23	M. tercer peroneo
9	M. aductor largo	24	Retináculo superior de los Mm. extensores
10	M. grácil	25	Retináculo inferior de los Mm. extensores
11	M. aductor mayor	26	M. extensor corto de los dedos
12	M. cuádriceps, vasto intermedio	27	M. extensor corto del dedo gordo
13	M. cuádriceps, vasto lateral	28	Mm. interóseos dorsales
14	M. cuádriceps, vasto medial		
15	Lig. rotuliano		

✔ El compartimiento anterior, el compartimiento posterior y el compartimiento lateral o peroneo.

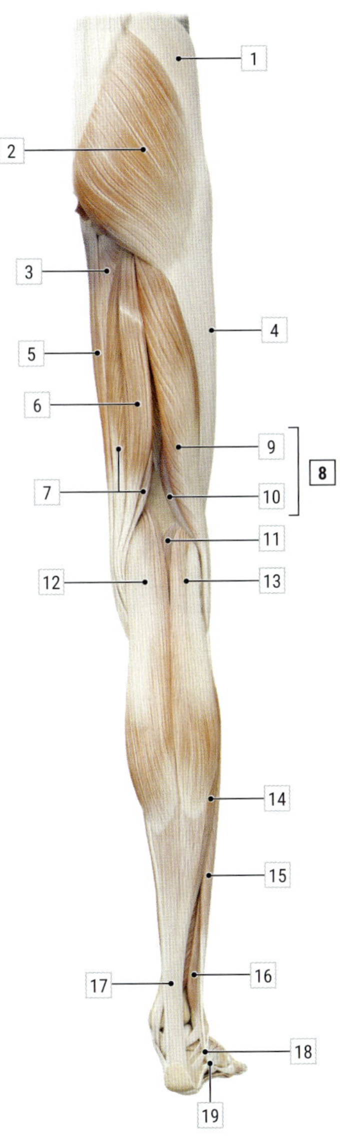

¿Qué músculos son los denominados isquiotibiales?

Musculatura superficial del miembro inferior.
Vista posterior.

1	Aponeurosis glútea
2	M. glúteo mayor
3	M. aductor mínimo
4	Tracto iliotibial
5	M. grácil
6	M. semitendinoso
7	M. semimembranoso
8	M. bíceps femoral
9	Cabeza larga del M. bíceps femoral
10	Cabeza corta del M. bíceps femoral
11	M. plantar
12	M. gastrocnemio, cabeza medial
13	M. gastrocnemio, cabeza lateral
14	M. sóleo
15	M. peroneo largo
16	M. peroneo corto
17	Tendón calcáneo
18	Retináculo superior de los Mm. peroneos
19	Retináculo inferior de los Mm. peroneos

 Los músculos semimembranoso y semitendinoso. Aunque en muchos libros se añade el bíceps femoral, este se inserta en el peroné, no en la tibia, y no es correcto denominarlo isquiotibial.

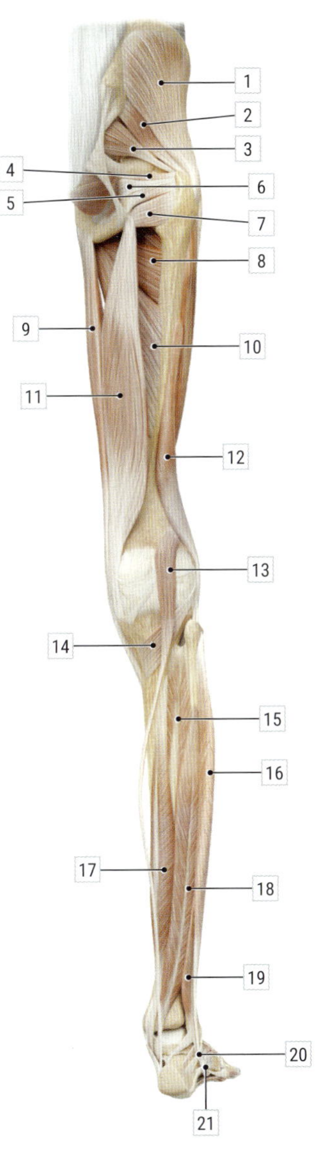

¿Qué músculos forman el tríceps sural?

Musculatura profunda del miembro inferior.
Vista posterior.

1	M. glúteo medio
2	M. glúteo menor
3	M. piriforme
4	M. gemelo superior
5	M. gemelo inferior
6	M. obturador interno
7	M. cuadrado femoral
8	M. aductor mínimo
9	M. grácil
10	M. aductor mayor
11	M. semimembranoso
12	M. bíceps femoral, cabeza corta
13	M. plantar
14	M. poplíteo
15	M. tibial posterior
16	M. peroneo largo
17	M. flexor largo de los dedos
18	M. flexor largo del dedo gordo
19	M. peroneo corto
20	Retináculo superior de los Mm. peroneos
21	Retináculo inferior de los Mm. peroneos

✓ Los músculos gastrocnemio (con sus dos cabezas) y el sóleo.

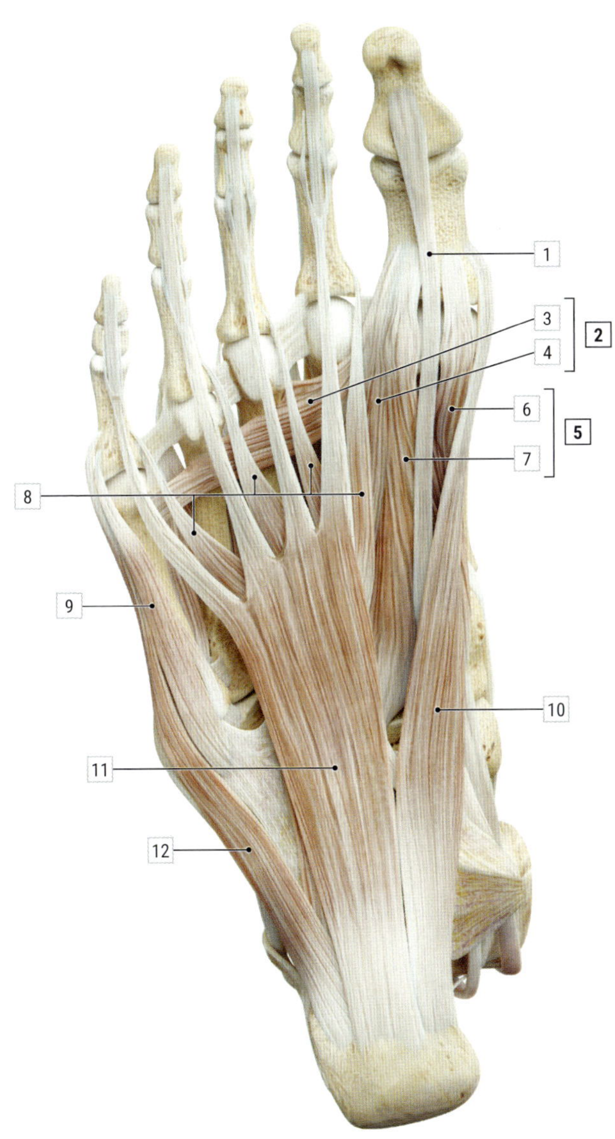

¿Qué estructura no representada en la imagen se localizaría superficial al flexor corto de los dedos?

Músculos plantares superficiales.
Vista plantar.

1	Tendón del M. flexor largo del dedo gordo
2	M. aductor del dedo gordo
3	Cabeza transversa
4	Cabeza oblicua
5	M. flexor corto del dedo gordo
6	Cabeza medial
7	Cabeza lateral
8	Mm. lumbricales
9	M. flexor corto del quinto dedo
10	M. abductor del dedo gordo
11	M. flexor corto de los dedos
12	M. abductor del quinto dedo

✓ La aponeurosis plantar.

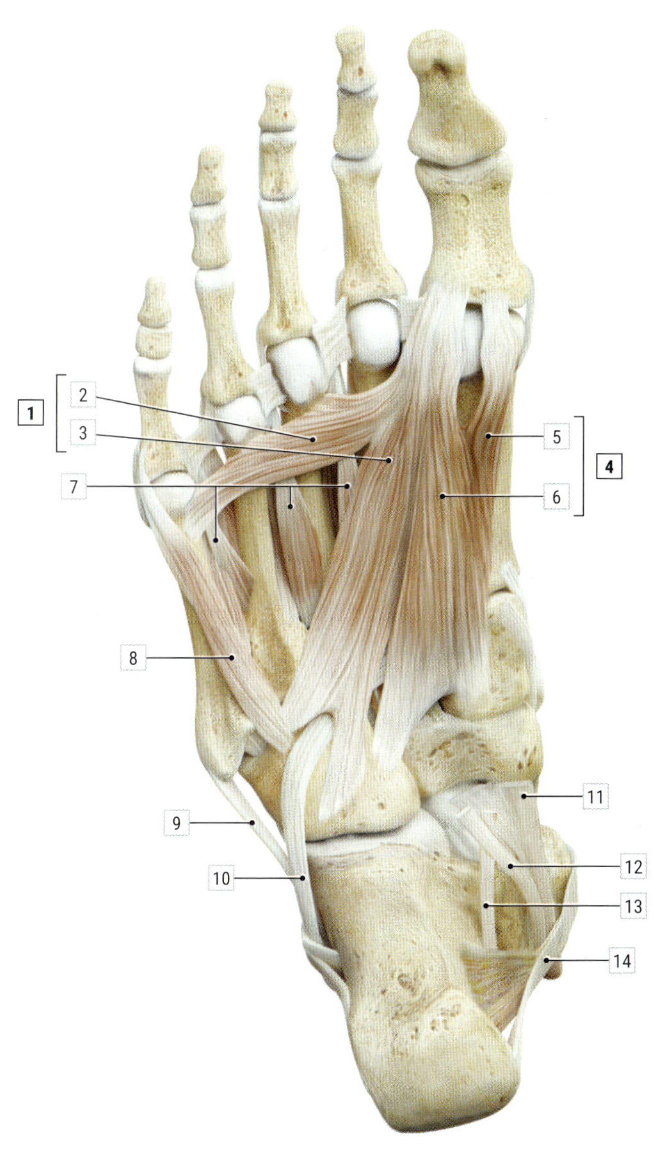

Músculos plantares profundos.
Vista plantar.

1   M. aductor del dedo gordo

2   Cabeza transversa

3   Cabeza oblicua

4   M. flexor corto del dedo gordo

5   Cabeza medial

6   Cabeza lateral

7   Mm. interóseos plantares I-III

8   M. flexor corto del quinto dedo

9   Tendón del M. peroneo corto

10   Tendón del M. peroneo largo

11   Tendón del M. tibial posterior

12   Tendón del M. flexor largo de los dedos

13   Tendón del M. flexor largo del dedo gordo

14   Retináculo de los músculos flexores

Tres interóseos plantares y cuatro interóseos dorsales.

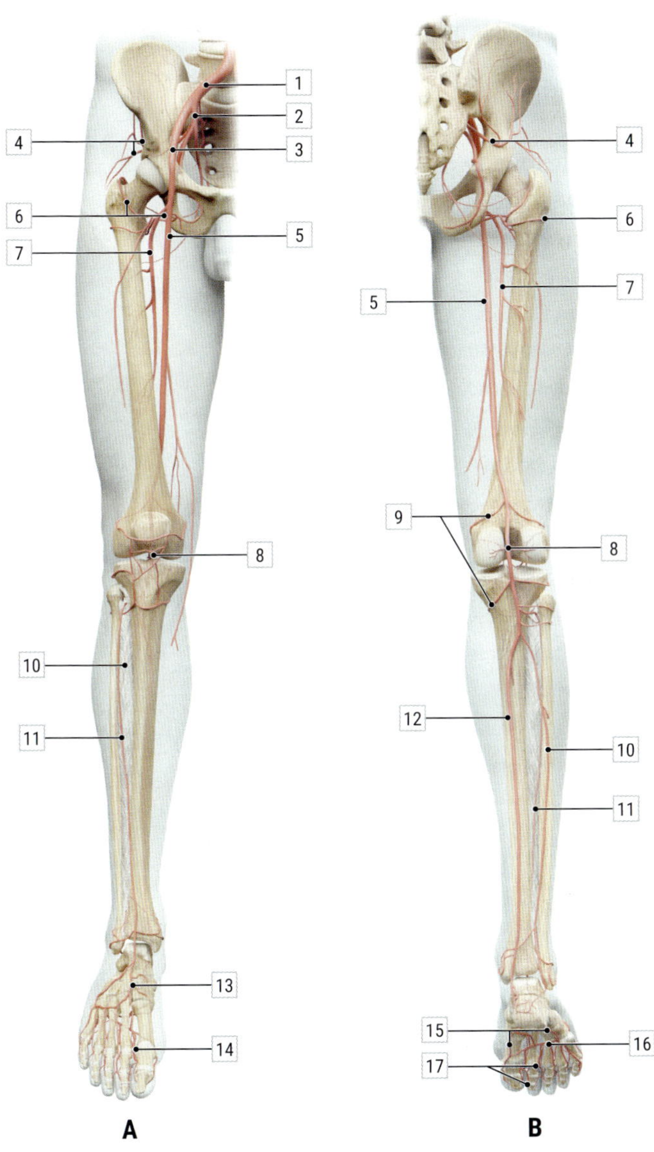

¿Cuándo la arteria femoral pasa a denominarse arteria poplítea?

Arterias del miembro inferior.
A. Vista anterior.
B. Vista posterior.

1	A. ilíaca común
2	A. ilíaca interna
3	A. ilíaca externa
4	A. glútea superior
5	A. femoral
6	Aa. circunflejas femorales
7	A. femoral profunda
8	A. poplítea
9	Aa. de la rodilla
10	A. peronea
11	A. tibial anterior
12	A. tibial posterior
13	A. dorsal del pie
14	Aa. digitales dorsales
15	Aa. plantares
16	Arco plantar profundo
17	Aa. digitales plantares

Cuando sale del hiato aductor y entra en la fosa poplítea.

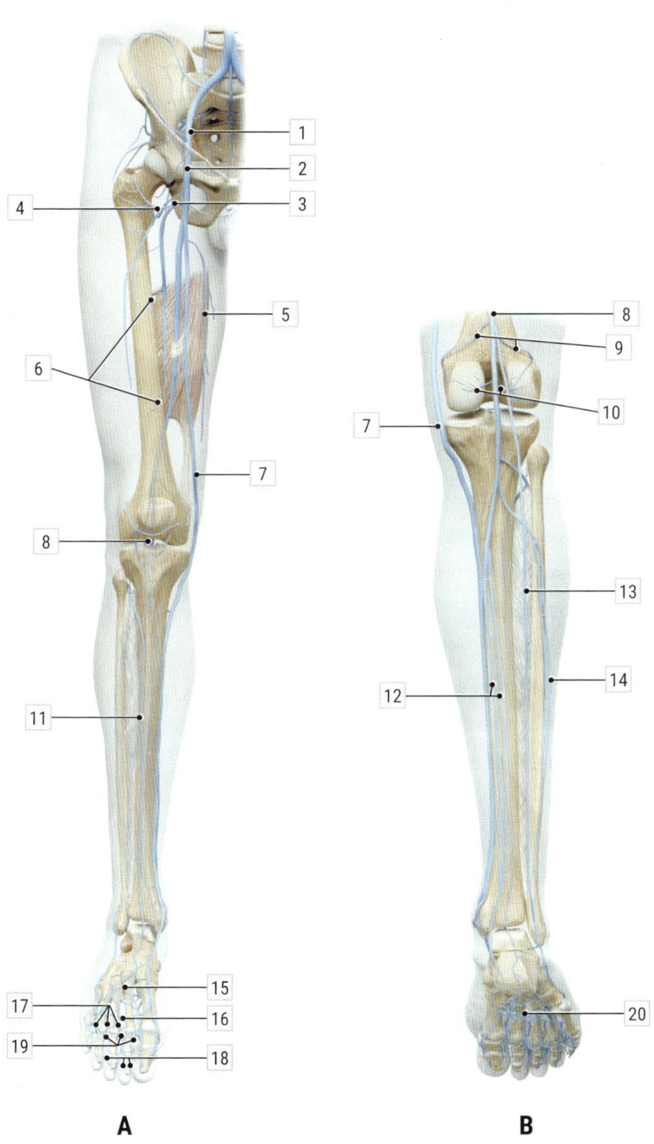

A

B

¿Cuáles son las dos principales venas superficiales del miembro inferior?

Venas del miembro inferior.
A. Vista anterior.
B. Vista posterior.

1	V. ilíaca externa
2	V. femoral
3	V. femoral profunda
4	Vv. circunflejas femorales mediales y laterales
5	V. safena accesoria
6	Vv. perforantes
7	V. safena mayor
8	V. poplítea
9	Vv. geniculares
10	Vv. surales
11	Vv. tibiales anteriores
12	Vv. tibiales posteriores
13	V. safena menor
14	Vv. peroneas
15	Red venosa dorsal del pie
16	Arco venoso dorsal del pie
17	Vv. metatarsianas dorsales
18	Vv. digitales dorsales del pie
19	Vv. intercapitulares
20	Red venosa plantar

✓ Las venas safenas mayor y menor.

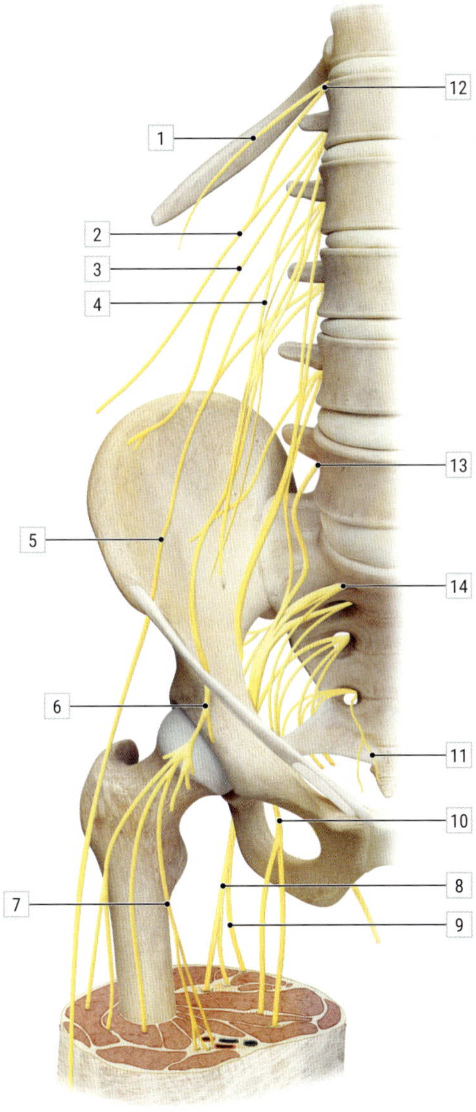

Relacione los nervios con los compartimientos musculares del muslo, como se ve en la imagen.

Plexos lumbar y sacro (plexo lumbosacro), principales nervios.
Vista anterior.

1	N. subcostal
2	N. iliohipogástrico
3	N. ilioinguinal
4	N. genitofemoral
5	N. cutáneo femoral lateral
6	N. femoral
7	N. safeno
8	N. ciático
9	N. cutáneo femoral posterior
10	N. obturador
11	N. coccígeo
12	T12
13	L5
14	S1

Compartimiento posterior-nervio ciático; compartimiento anterior-nervio femoral; compartimiento medial-nervio obturador.

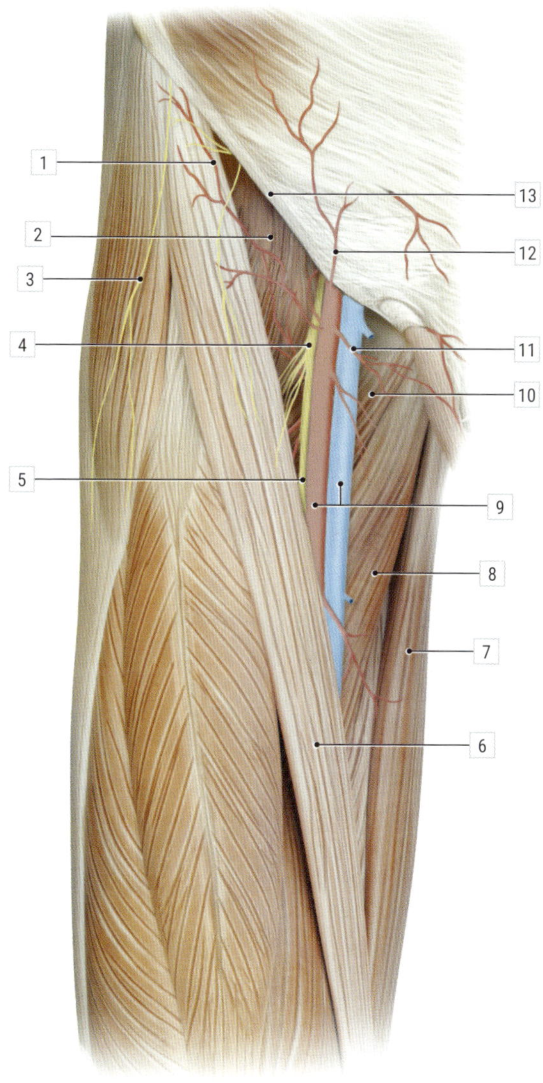

¿Cuáles son los límites del triángulo femoral?

Región anterior del triángulo femoral.
Vista anterior.

1	A. circunfleja ilíaca superficial
2	M. iliopsoas
3	N. cutáneo femoral lateral
4	N. femoral
5	N. safeno
6	M. sartorio
7	M. grácil
8	M. aductor largo
9	A. y V. femorales
10	M. pectíneo
11	Aa. pudendas externas
12	A. epigástrica superficial
13	Lig. inguinal

✓ El ligamento inguinal, el sartorio y el aductor largo.

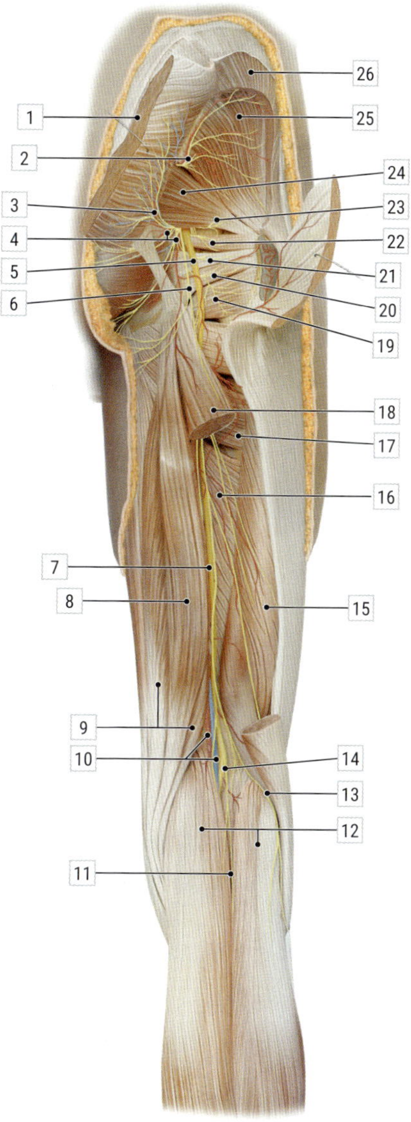

¿Por qué espacio salen los nervios ciático, cutáneo femoral posterior, pudendo y glúteos inferiores?

Región glútea y posterior del muslo.
Vista posterior.

1 M. glúteo mayor (rechazado)	14 N. tibial
2 A. y N. glúteos superiores	15 M. bíceps femoral, cabeza corta
3 N. y vasos sanguíneos glúteos inferiores	16 M. aductor mayor
4 N. pudendo y vasos sanguíneos pudendos internos	17 M. aductor mínimo
5 N. ciático	18 M. bíceps femoral, cabeza larga (seccionada)
6 N. cutáneo femoral posterior	19 N. y M. cuadrado femoral
7 N. ciático (*continuación*)	20 N. y M. gemelo inferior
8 M. semitendinoso	21 N. y M. obturador interno
9 M. semimembranoso	22 N. y M. gemelo superior
10 A. y V. poplíteas	23 N. del M. piriforme
11 N. cutáneo sural medial	24 M. piriforme
12 M. gastrocnemio	25 M. glúteo menor
13 N. peroneo común	26 M. glúteo medio (seccionado)

✔ Por el espacio infrapiriforme (inferior al músculo piriforme).

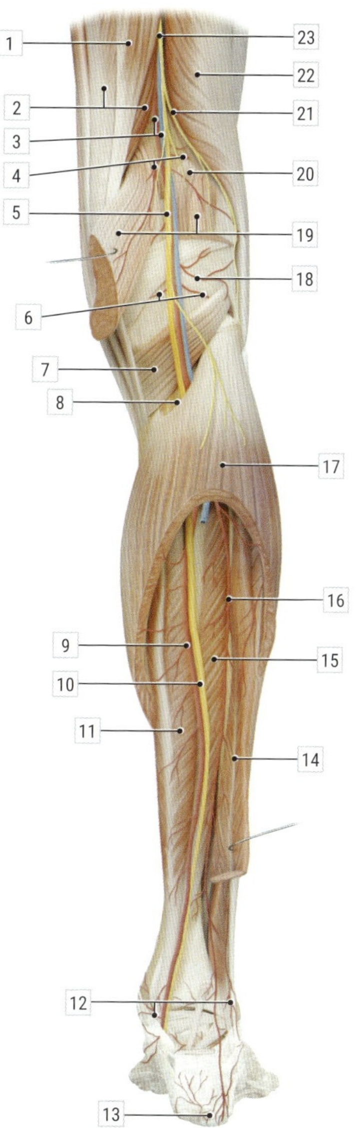

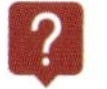

¿Cuál es el trayecto del nervio tibial desde la fosa poplítea a la planta del pie?

Anatomía topográfica profunda de la región posterior de la pierna.
Vista posterior.

1	M. semitendinoso
2	M. semimembranoso
3	A. y V. poplíteas
4	Aa. superiores de la rodilla
5	N. tibial
6	Aa. inferiores de la rodilla
7	M. poplíteo
8	Arco tendinoso del sóleo
9	A. tibial posterior
10	N. tibial
11	M. flexor largo de los dedos
12	Redes maleolares medial y lateral
13	Red calcánea
14	M. flexor largo del dedo gordo
15	M. tibial posterior
16	A. peronea
17	M. sóleo
18	A. media de la rodilla
19	M. gastrocnemio
20	M. plantar
21	N. peroneo común
22	M. bíceps femoral
23	N. ciático

 Abandona la fosa poplítea por su ángulo inferior, profundo al músculo gastrocnemio, pasa profundo al arco del sóleo y se sitúa entre las porciones superficial y profunda del compartimiento posterior de la pierna. Sigue un trayecto distal y medial, y pasa por el túnel tarsiano para entrar en la planta del pie.

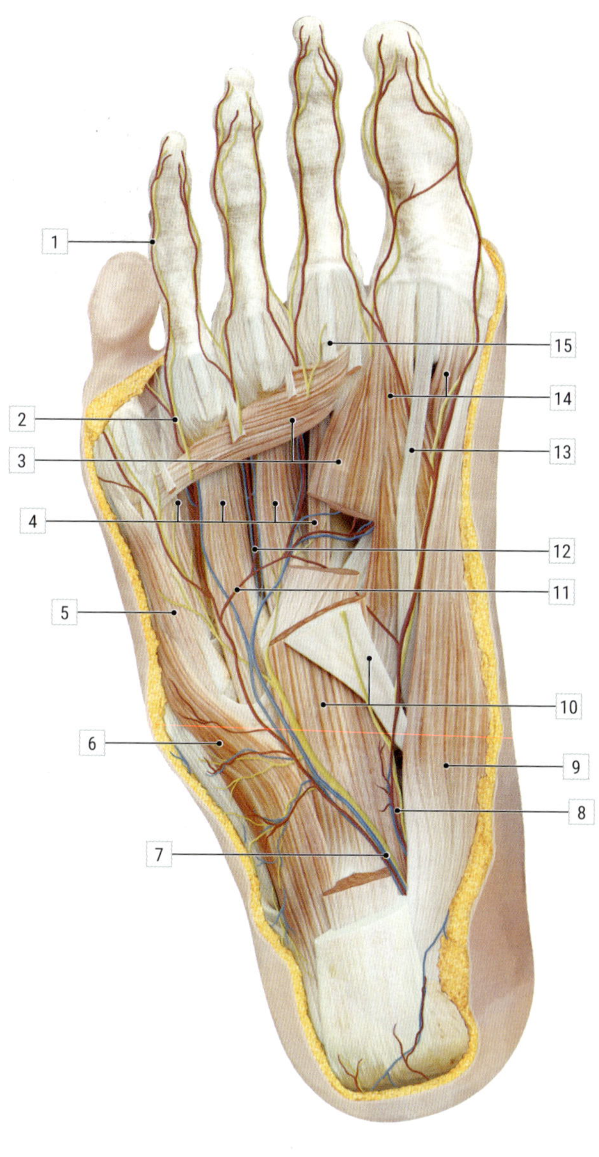

¿De qué nervio y arteria derivan los vasos plantares tras atravesar el túnel tarsiano?

Anatomía topográfica profunda del pie.
Vista plantar.

1	N. y A. digitales plantares propias
2	N. y A. digitales plantares comunes
3	M. aductor del dedo gordo
4	Mm. interóseos
5	M. flexor corto del quinto dedo
6	M. abductor del quinto dedo
7	N., A. y V. plantares laterales
8	N., A. y V. plantares mediales
9	M. abductor del dedo gordo
10	M. cuadrado plantar y tendón del M. flexor largo de los dedos (seccionados)
11	Arco plantar profundo
12	A. y V. digital plantar común
13	Tendón del M. flexor largo del dedo gordo
14	M. flexor corto del dedo gordo
15	Tendones de los Mm. flexores largo y corto de los dedos (seccionados)

✓ Del nervio tibial y de la arteria tibial posterior.